Fit, schlank und schön mit Gaby Just

Gaby Just, Prof. Dr. Michael Hamm

Fit, schlank und schön mit Gaby Just

humboldt

Die Autoren:
Gaby Just, die Selfmade-Powerfrau aus Düsseldorf, vielen bekannt aus Funk, Fernsehen (ARD, ZDF, RTL, SAT 1) und Presse, hat nach etlichen Jahren Modeltätigkeit Fitneß-Powertraining für sich entdeckt und durch Kurse, Videos und eigene Fernseh-Sendungen zur Perfektion gebracht. Sie macht heute Fitneß und Wellness durch ganzheitliche Seminare (Just-Konzept »Fitness, Beauty, Health«) und eigene Fitneß-Produkte breiten Kreisen zugänglich. Gaby Just gilt als »Deutschlands Fitneß-Frau Nr. 1« und lebt in München, im Allgäu und auf Mallorca.

Prof. Dr. Michael Hamm ist Dozent für Ernährungswissenschaft an der Fachhochschule Hamburg und zählt zu den renommiertesten Fachleuten auf diesem Gebiet in Deutschland. Er hat mehrere Bücher und etliche Beiträge in Fachzeitschriften verfaßt.

Wir danken Herrn Dr. M. Majewski, Sportklinik Stuttgart, für die Überprüfung der Nomenklatur zum Muskelsystem, Seite 10 und 11.

Umwelthinweis: gedruckt auf chlorfrei gebleichtem Papier

Umschlaggestaltung: Wolf Brannasky, München
Mit Fotos von Michael Leis, München, und einer Illustration von Karen Kuchar, Newbury Park, California.
Bildnachweis siehe Seite 218.

Auch erhältlich als praktisches Package: Buch, Gymnastikband, CD mit Total Body-workout-Musik, Trainingsposter mit Übungsanleitungen.

Druck: Appl, Wemding
Printed in Germany
ISBN 3-581-68500-0
1 * 96

Einleitung	Fitneß – Baustein für ein langes Leben	7
	Wohlfühl-Ernährung	25
	Schönmacher aus der Küche	58
Frühjahr	Problemzonentraining	74
	Jahreszeiten-Küche	100
	Beauty special: Die Frühjahrskur	106
Sommer	Total Body-workout mit Stock, Stein und Ball	112
	Jahreszeiten-Küche	142
	Beauty special: Erfrischende Bodycooler	146
Herbst	Herz-Kreislauf-Training im Herbst	152
	Jahreszeiten-Küche	170
	Beauty special: Duftende Stimmungsmacher	174
Winter	Total Body-workout im Winter	180
	Jahreszeiten-Küche	200
	Beauty special: Wintertime – Relaxtime	204
Stretch & Co.	Die wichtigsten Dehnübungen nach dem Sport	209
Infos und Adressen	Alles aus einer Hand	217
	Literatur · Bildnachweis	218
	Register	219
	Trainingspässe	221

Vorwort

Fitneß in Form von Herz-Kreislauf- und Muskelaufbau-Training hat sich, seit Beginn der Aerobicwelle 1983, immer weiter entwickelt und stark differenziert. Immer variationsreichere Gymnastikformen mit unterschiedlichsten Hilfsmitteln wie Gymnastikbändern (siehe Seite 12) oder Kleinhanteln (siehe Seite 21) erlauben es heute sowohl dem »Geübten« wie auch dem an Fitneß erstmals interessierten Einsteiger, ein effizientes und erfolgversprechendes Programm zu Hause und unterwegs durchzuführen.
Aber auch in der freien Natur läßt es sich herrlich trainieren (siehe Seite 151) oder sogar Gegenstände zur Unterstützung des Muskeltrainings finden (siehe Seite 111).
Wichtig ist lediglich die Tatsache, daß Sie alle hier vorgestellten Übungen, wann immer Sie die Lust dazu verspüren, allein oder im Kreis Ihrer Freunde durchführen können.

Natürlich ist nicht nur regelmäßiges Bewegungstraining verantwortlich für körperliches Wohlbefinden und seelische Zufriedenheit. Gesunde Ernährung wie auch regelmäßige Entspannung, wer mag mit Zubehör, wie beispielsweise Aromaölen oder Kräuteressenzen, gehören ebenfalls dazu.
Hierbei war uns wichtig, vor allem auf Gemüse, Kräuter und Früchte der Saison hinzuweisen, die jeweils in der angegebenen Jahreszeit in unseren Regionen wachsen, den kürzesten Weg zum Tisch haben (ohne große Nährstoffverluste durch Transport und Lagerung) und ohne großen Aufwand zu besorgen sind.
Alles in allem soll dieses Buch deutlich machen, daß es auch auf einfache Art, ohne radikale Diäten und kräfteverschleißende Trainingsprogramme, möglich ist, einen gesunden und schönen Körper zu bekommen oder zu erhalten – und sich so die Lust am »bewußten und ganzheitlichen Leben« für immer zu garantieren.

Fitneß – Baustein für ein langes Leben

Fitneß, Fitsein und Fitneßtraining gilt längst nicht mehr als übertriebenes Programm für »Bewegungs-Freaks« oder als die Zauberformel für sportliche Höchstleistung, im Gegenteil. In unserer heutigen, sehr schnellebigen und oftmals hektischen Zeit und des damit verbundenen Bewegungsmangels muß ein gezieltes Muskelaufbau-Training, insbesondere für Nichtsportler, als eine der tragenden Säulen zur Aufrechterhaltung des körperlichen Gleichgewichtes – Gesundheit und allgemeines Wohlbefinden – betrachtet werden.

Gesundes, gutes Aussehen, Vitalität bis ins hohe Alter und körperliche Beweglichkeit stehen ganz oben auf der Wunschliste der Menschen.

Als unumstritten gilt heute, daß gezieltes Muskelaufbau–Training die Gesundheit fördert und erhält, sofern seriös aufgebaute Trainingskonzepte als Grundlage dienen und qualifiziert umgesetzt werden. Einem funktionellen Muskeltraining kommt daher, unter Einsatz verschiedener Hilfsmittel, wie Gymnastikband und Gewichten, im Rahmen eines komplexen Fitneßtrainings neben dem Herz-Kreislauf-Programm eine zentrale Bedeutung zu.

Just do it! – Ein Motivationsgespräch

Nehmen Sie sich schon seit langem vor, endlich etwas für sich und Ihren Körper zu tun? Fit zu werden durch sinnvolle und effektive Trainingsprogramme, durch die Sie endlich die schon längst fälligen, überschüssigen Pfunde verlieren, Muskulatur an den richtigen Stellen aufbauen, Flexibilität erzielen und somit Ihr gesamtes Wohlbefinden steigern? Die Gründe, warum viele Menschen den Entschluß, regelmäßiges Fitneßtraining so selbstverständlich wie Essen und Trinken in ihren Alltag zu integrieren, noch nicht in die Tat umgesetzt haben, sind bekannt: Der Stundenplan ihres Studios um die Ecke paßt ganz und gar nicht in ihren persönlichen Zeitplan, oder sie wollen unbedingt vorher noch ein paar Kilos verlieren, bevor sie sich beim Training unter die bereits durchtrainierten Kollegen mischen. Auch Sätze wie: »In meinem Alter noch anfangen? Ich bin doch schon viel zu steif und unbeweglich, aus mir läßt sich eben keine Jane Fonda mehr machen« habe ich oft genug zu Ohren bekommen.

Fangen Sie einfach an!

Werfen Sie all diese selbstbetrügerischen Argumente über Bord, und warten Sie keinen Tag länger. Beginnen Sie heute noch mit dem Programm, das wir Ihnen auf den nächsten 200 Seiten vorstellen. Wenn Sie außerdem bereit sind, ab sofort die größten »Body-Killer« – Fette in jeglicher Form, Alkohol, Salz, Zucker, Süßigkeiten sowie Mehlspeisen im Übermaß (Rauchen sowieso) – zu reduzieren, steht Ihrem Erfolg, egal wie alt oder untrainiert Sie sind, nichts mehr im Wege. Sie werden feststellen, jeden Tag, den Sie etwas für sich getan haben, fühlen Sie sich wohler, schöner und leichter.

Wichtige Fitneß-Tips zum Muskelaufbau-Training

1 Aufwärmen
Vor Beginn des Trainings den Körper vorher immer mindestens 5 Minuten aufwärmen. Durch strammes Gehen auf der Stelle oder leichtes Joggen am Platz wird eine schrittweise Steigerung der Herzfrequenz wie auch eine Aufwärmung der Bänder, Muskeln, Sehnen und Gelenke erreicht.

2 Atmung
Niemals bei Anstrengung den Atem anhalten, sondern gleichmäßig mit der Übung einatmen bei *Muskelentspannung*, ausatmen bei *Muskelanspannung*.

3 Trainingsintensität (Stufe I, II und III)
Je nach Konstitution und Trainingsstufe werden hier jeweils 3 Schwierigkeitsgrade vorgestellt:
Stufe I = Anfänger bzw. Einsteiger, die bisher noch nicht trainiert haben.
Stufe II = Mittelstufe bzw. Geübte, die mindestens ein halbes Jahr regelmäßig zu Hause oder in einem Studio 2- bis 3x wöchentlich trainieren.
Stufe III = Fortgeschrittene bzw. Profis, die mehr als 1 Jahr regelmäßig zu Hause oder in einem Studio 3- bis 4x wöchentlich trainieren.

4 Wiederholungen einer Übung (Set)
Je nach Schwierigkeit der Übung sind die Wiederholungen einer Übung unterschiedlich berechnet. Eine bestimmte Anzahl von Wiederholungen ohne Unterbrechung wird hier als Set bezeichnet. Beispiel: 1 Set mit 15 Wiederholungen einer Übung ohne Unterbrechung wird mit 1x15 angegeben. Also heißt beispielsweise »Stufe II: 2x15« soviel wie »Mittelstufe absolviert 2 Sets 15x, mit kurzer Unterbrechung nach 15 Wiederholungen 1 Übung insgesamt also 30x«. Die Wiederholungsrate von 15x pro Set ist physiologisch begründet: Die meisten Muskeln fangen erst nach einer 15maligen Aktivierung an zu arbeiten.
Wichtig: Nach jedem Set sollte eine Pause von etwa 30 bis 60 Sekunden stattfinden!

5 Trainingskontrolle
Für Ihre persönliche Kontrolle ist das Führen eines Trainingsplans notwendig. Notieren Sie nach jedem Training die Übung mit jeweiliger Stufe, der Set- und Wiederholungszahl (Workout-Paß), den Ruhepuls, Trainingspuls und die Länge des Herz-Kreislauf-Trainings (Konditions-Paß) ebenso wie die Qualität Ihres allgemeinen Wohlbefindens an diesem Tag (müde, gestreßt, krank oder besonders gut drauf). Kontrollieren Sie jede Woche Ihren Paß, und erhöhen Sie wöchentlich die »Dosis«.

6 Kontinuität
Trainieren Sie regelmäßig 2x (Minimum) bis 4x (Maximum) in der Woche mindestens 30 Minuten.

7 Stretching
Nicht vergessen! Die Dehnung des einzelnen Muskels nach der jeweiligen Übung gehört zu jedem guten Workout- bzw. Fitneßprogramm.

8 Nahrung und Flüssigkeit
2 bis 3 Stunden vor dem Training sollten Sie keine größere Mahlzeit mehr zu sich nehmen. Flüssigkeit (stilles Wasser) jedoch dafür in ausreichenden Mengen vor, während und nach dem Training.

9 Bekleidung
Tragen Sie enganliegende Gymnastikbekleidung, um so eine bessere Eigenkontrolle zu haben, und feste, knöchelhohe Aerobicschuhe, um einen sicheren Stand während des Fitneß-Trainings zu garantieren.

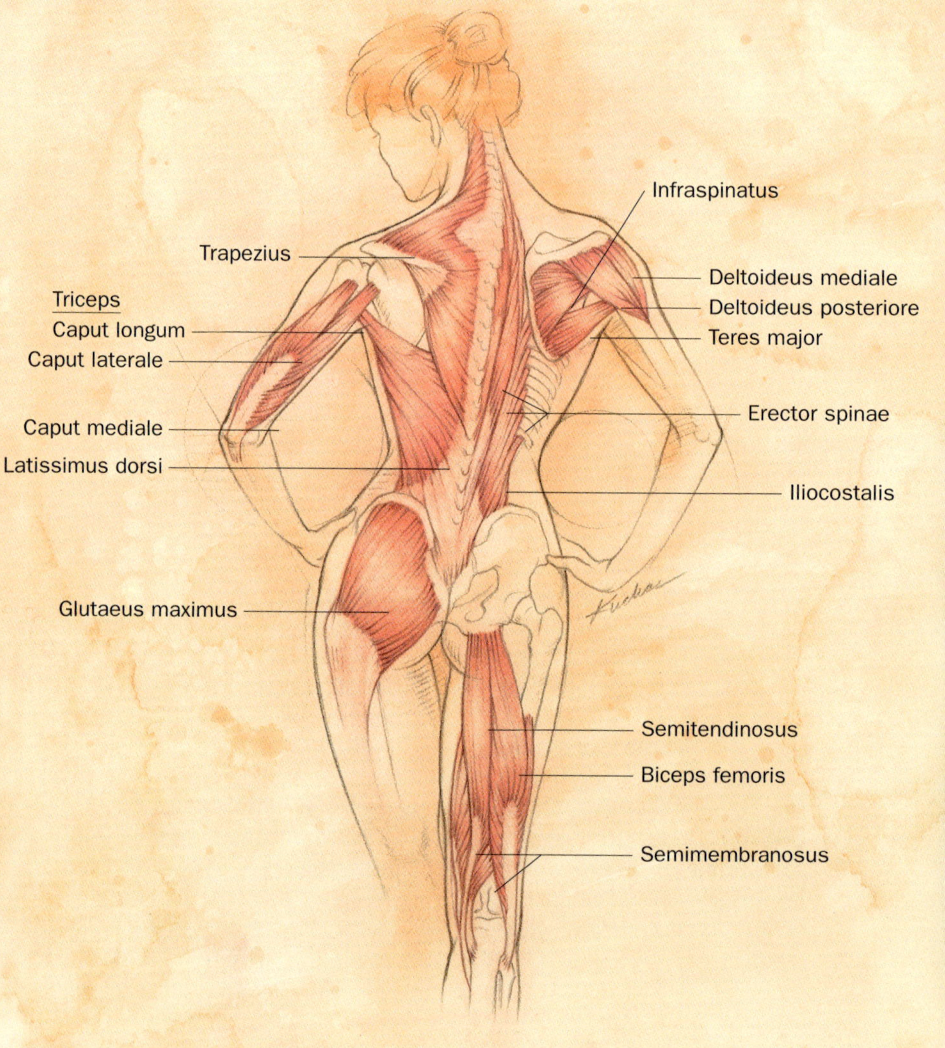

Rückansicht:

Trapezius	Kappenmuskel
Triceps	Armstrecker (dreikopfiger Oberarmmuskel)
– Caput longum	langer Kopf des Armstreckers
– Caput laterale	äußerer Kopf des Armstreckers
– Caput mediale	mittlerer Kopf des Armstreckers
Latissimus dorsi	breiter Rückenmuskel
Glutaeus maximus	großer Gesäßmuskel
Infraspinatus	Untergrätenmuskel
Deltoideus mediale	– mittlerer Deltamuskel
Deltoideus posteriore	– hinterer Deltamuskel
Teres major	großer Rundmuskel
Erector spinae	Wirbelsäulenaufrichter
Iliocostalis	Darmbein-Rippenmuskel
Semitendinosus	Halbsehnenmuskel
Biceps femoris	zweiköpfiger Schenkelmuskel
Semimembranosus	Plattensehnenmuskel

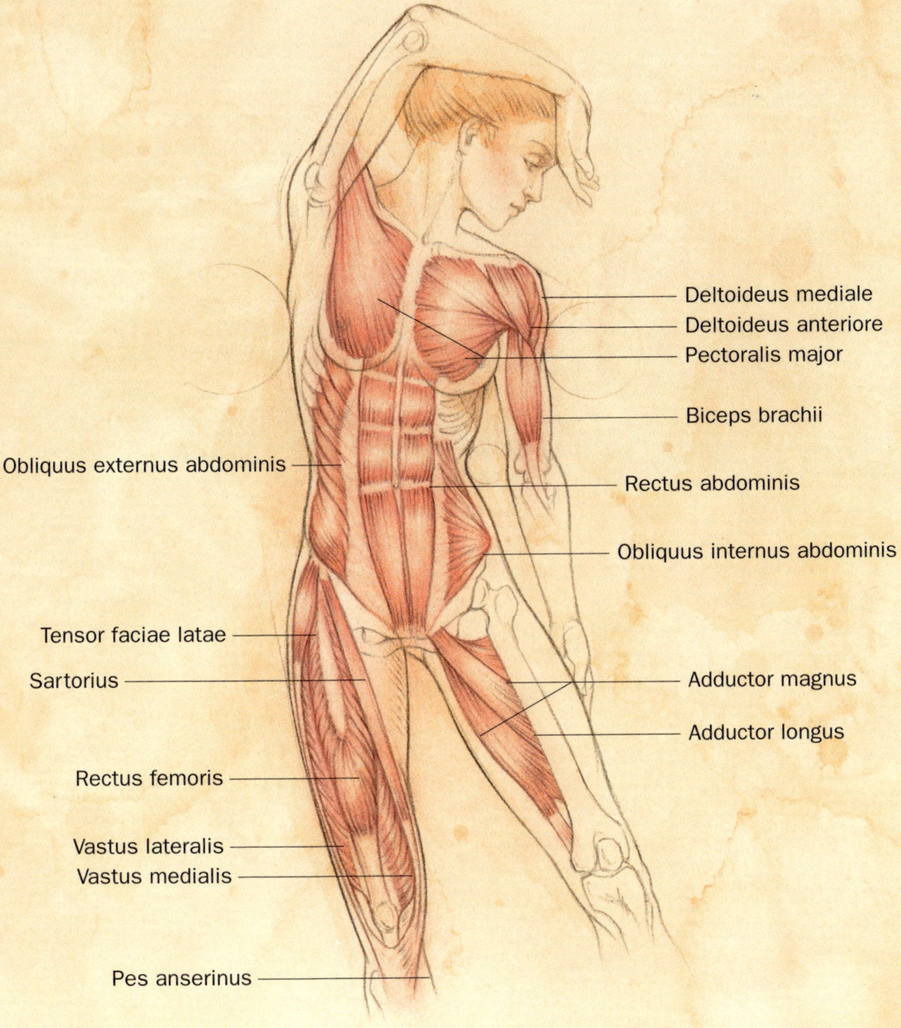

Abb. 1: Das Muskelsystem

Vorderansicht:

Obliquus externus abdominis	äußerer schräger Bauchmuskel
Tensor faciae latae	Schenkelbindenspanner
Sartorius	Schneidermuskel
Rectus femoris	gerader Schenkelmuskel
Vastus lateralis	äußerer Schenkelmuskel
Vastus medialis	innerer Schenkelmuskel
Pes anserinus	Gänsefuß

Deltoideus mediale	– mittlerer Deltamuskel
Deltoideus anteriore	– vorderer Deltamuskel
Pectoralis major	großer Brustmuskel
Biceps brachii	zweiköpfiger Oberarmmuskel
Rectus abdominis	gerader Bauchmuskel
Obliquus internus abdominis	innerer schräger Bauchmuskel
Adductor magnus	großer Schenkelanzieher
Adductor longus	langer Schenkelanzieher

Frühlingsfit mit dem GymBand

Wer kennt sie nicht, die Problemzonen an Oberschenkeln, Bauch und Po? Spätestens ab 30 verliert die Haut langsam an Elastizität. Fettzellen bilden sich schneller als in der Jugend, Hängepos, schlaffe Oberarme und ein rundes Bäuchlein sind oft die Folgen. Das muß nicht sein! Ein gezieltes und kontinuierliches Muskelaufbau-Training an besagten Stellen läßt Muskeln wachsen und überschüssiges Fett bald verschwinden. Am schnellsten und zuverlässigsten geht das natürlich mit kleinen Hilfsmitteln, wie beispielsweise dem GymBand, welches ich vornehmlich bei dem Problemzonentraining verwendet habe (Bezugsquelle siehe Seite 217).

Sanft und dehnbar

Unglaublich, wie solch ein kleines Gymnastikband ein Workout-Programm verändern und intensivieren kann! Selbst sehr gut trainierte Männer, die in meinen Unterrichtsstunden mit dem Band trainierten, waren am Ende der Stunden total überzeugt und sind seitdem begeisterte Anhänger dieses kleinen Fitneßutensils. Aber es ist nicht nur die Handlichkeit des Bandes allein (lieber ein federleichtes GymBand mit auf die Reise nehmen als zwei 3-Kilo-Hanteln!), die zu Begeisterung führt. Das Band formt die Muskulatur auf sehr schnelle Weise und zu angenehmen Proportionen, da bei jeder Übung in zwei Phasen trainiert wird:

Auch daß drei unterschiedliche Stärken angeboten werden, ermöglicht Anfängern (leicht/Rosé) wie Profis (schwer/Lila) gleichermaßen das Einsetzen des Bandes. Und: Je dichter die Hände zusammen sind und je enger das Band geknotet ist, um so stärker der Widerstand und die Wirkung! Eine zusätzliche Schwierigkeitsstufe, die, ohne das Band zu wechseln, ganz nach Belieben und Bedarf variiert werden kann.

Versuchen Sie unser Problemzonentraining mit dem GymBand, am besten 3x wöchentlich 30 bis 45 Minuten oder alternativ täglich ein 15-Minuten-Schnellprogramm (darauf achten, daß die Übungen täglich wechseln und immer 1 Übung pro Oberkörper, Bauch und Po/Beine enthalten), und Sie werden den sichtbaren Erfolg bald erkennen.

Ziehen = positive Kraft (bei Ausführung der Übung), und Zusammenführen = negative Kraft (beim langsamen Zurückführen des Bandes in die Ausgangsstellung).

Wichtige Tips zum GymBand

1 Vermeiden Sie schnelles und ruckartiges Dehnen oder Federn des Bandes (uneffektiv!), üben Sie die Bewegung langsam und konzentriert aus, bei maximal 60 bis 70 Prozent der Dehnungskraft des Bandes.
2 Brennende Zigaretten, spitze Fingernägel und scharfe Gegenstände nicht in die Nähe des Bandes bringen – Reißgefahr!
3 Intensives Sonnenlicht und starke Hitze schaden der Elastizität des Bandes, bei Nichtbeachtung das Band in kaltes Wasser tauchen und erst nach vollständiger Abkühlung wieder benutzen.
4 Sollte eine Reinigung des Bandes nötig sein, so waschen Sie es mit lauwarmem Wasser und milder Seife und trocknen es anschließend an der Luft.
5 Bei körperlichen Einschränkungen, wie nach Operationen, Schwangerschaften, Herzschwäche usw., bitte unbedingt vor Beginn des Trainings Ihren Arzt oder Physiotherapeuten konsultieren.

Fit in den Sommer

Endlich ist es wieder soweit. Der langersehnte Sommer ist da und lockt uns, außer mit langen Abenden im Freien, Grill-Partys und warmen Badetagen mit Freunden auch mit zahlreichen und attraktiven Outdoor-Sportarten, wie Tennis, Beach-Volleyball, Rollschuhlaufen oder Mountainbiken, vor die Tür.
Warum also nicht auch sein persönliches Fitneßstudio nach draußen verlagern und nach einem Spaziergang, zwischen den Sonnenstunden am Strand oder vor einer Bootsfahrt ein 15- bis 30minütiges, gezieltes »Total Body-workout« einlegen?
Neben viel frischer Luft, die wichtig für kräftige Lungen und eine schöne, gut durchblutete Haut ist, sowie ausreichend Platz für alle Übungen bietet dieses Outdoor-Programm auch noch einen anderen Vorteil: Das Mitschleppen von Trainingsutensilien wird unnötig, denn Ihre Fitneßaccessoires liegen buchstäblich am Wegesrand. Mit Stock und Stein läßt es sich effektiv und gezielt trainieren, und so ganz nebenbei bringt dieses Sommerprogramm auch noch einen Riesenspaß.

Total Body-workout mit Ball, Stock und Stein

Die Geschichte des Gymnastikballs, früher auch Medizinball genannt, begann bereits Ende des 19. Jahrhunderts. Namhafte Ärzte verwendeten den schweren Lederball damals als Bestandteil eines Rehabilitierungs-Programmes nach Operationen oder Krankheiten und erzielten bei den Patienten damit große Erfolge. In den ersten drei Dekaden des 20. Jahrhunderts wurde der Ball beinahe ausschließlich in Gymnastikstunden von Frauen benutzt, bis er dann irgendwann in der Ecke einer Turnhalle und schließlich ganz von der Bildfläche verschwand.

Total Body-workout auf Mallorca

(Seminare nach dem Ganzheitskonzept)

Wer Lust auf praktische Einführung in das Workout-Training unter der Leitung von Gaby Just hat, der kann über jedes Reisebüro (Spezialprospekt »Kuren und Fitneß« der TUI) Informationen bekommen. Und das erwartet Sie unter anderem:

- Tägliches 3-Stunden-Fitneßtraining
- Vollwerternährung
- Schönheitspflege (Ganzkörpermassage, Kosmetikbehandlung) mit Aromatherapie

Im neuen Zeitalter des Körperbewußtseins wurden die effizienten Trainingserfolge des »body balls« wieder neu entdeckt; handliche Gummibälle mit verschiedenen Farben und Gewichten ermöglichen heute ein ungewöhnliches Workout. Bei der Unterstützung von vielen Dehn- und Streckübungen wie auch bei der Muskelstärkung hat der »body ball« eine Doppelfunktion, denn er vereinfacht immer auch eine korrekte Übungsausführung. Trainingsprogramme, die den Ball integrieren, erleben seither nicht nur in den USA einen neuen Aufschwung und bewegen sich in der Skala der beliebtesten Fitneßstunden ganz oben.

Wichtige Fitneß-Tips zum Sommer-Workout

Auch draußen und unterwegs müssen ein paar Dinge beachtet werden, die von großer Wichtigkeit sind und die nur allzugern mißachtet werden:

1 Auch im Freien muß der Körper vor Beginn des Workouts 5 bis 7 Minuten aufgewärmt werden. Gehen, Laufen, Fahrradfahren oder Steppen (Baumstamm oder Bank) eignen sich hervorragend dafür. Dehnen Sie danach Oberschenkel vorn und hinten, Brust, Rücken und Schultern (Dehnübungen siehe S. 208), und halten Sie die Dehnung jeweils 10 bis 15 Sekunden, ohne zu federn.

2 Je wärmer die Außentemperatur, um so mehr müssen Sie trinken. Auch wenn Sie keinen Durst verspüren, sollten Sie kontinuierlich während und nach dem Training viel Flüssigkeit, am besten in Form von stillem oder kohlensäurefreiem Mineralwasser, zu sich nehmen.

3 Auf richtiges Schuhwerk achten! Barfuß am Strand oder auf weichem Boden ist absolut verboten, auch wenn der weiche Sand dazu verlockt. Grundsätzlich gilt: Wer keine Schuhe während des Trainings trägt, belastet Bänder, Sehnen und Gelenke und gefährdet durch instabilen Stand eine korrekte Ausgangsposition.

4 Mit Musik geht alles leichter, gerade während des Trainierens im Freien; deshalb den Walkman nicht vergessen und Ihre Workout-CD oder -MC (Info siehe S. 217) einlegen.

5 Mehr Spaß und Motivation mit einem Workout-Partner! Überreden Sie Ihren Freund oder Ihre Freundin, und trainieren Sie gemeinsam im Park oder am Strand. Wenn Sie schon geübter sind, geben Sie die Kommandos, und zählen Sie bei den Übungen laut mit. (Achtung: Unbedingt die vorgegebenen Stufen und Wiederholungsanzahl einhalten!)

6 Ohne Fleiß kein Preis! Um wirklich fit zu werden, muß Ihr Trainingsplan konsequent eingehalten werden (2- bis 4x wöchentlich). Auch wenn manchmal die nötige Lust dazu fehlt, überwinden Sie diese »träge Phase«. Bedenken Sie, daß es wirklich nicht zuviel verlangt ist, den Körper 3x die Woche 1 Stunde zu bewegen, um dafür Vitalität und Wohlbefinden zu erhalten.

Fit in den Herbst

Konditions- und ausdauerfördernde (aerobe) Sportarten, wie Fitneß-Gehen, Laufen, Fahrradfahren, Stufensteigen (Step) oder Boxing, stellen hohe Anforderungen an Herz und Lunge, versorgen den Körper optimal mit Sauerstoff, wandeln gespeicherte Kohlenhydrate und Fette in Energie um und schaffen körperliche Fitneß.
Durch die Kräftigung des Herzmuskels wird seine Fähigkeit verbessert, mit jedem Schlag mehr Blut zu pumpen und dadurch einen schnelleren Transport des Sauerstoffs zu den verschiedenen Körperteilen zu gewährleisten. Ein aerob gut funktionierendes Herz-Kreislauf-System bietet dem einzelnen den Vorteil, länger und intensiver trainieren zu können und sich anschließend auch schneller wieder zu erholen.

Gesundheits-Check

1 Sind Sie herzkrank, oder ist Ihr Blutdruck zu hoch? ○

2 Haben Sie Arthrose? ○

3 Waren Sie in der letzten Zeit krank oder verletzt? ○

4 Fühlen Sie sich zur Zeit unwohl? ○

5 Nehmen Sie starke Medikamente? ○

Sollten Sie eine der Fragen mit »Ja« beantworten, konsultieren Sie bitte vor Beginn des Trainings Ihren Arzt.

Wie wir alle wissen, zählt letztlich nicht das kalendarische Alter eines Menschen, sondern sein biologisches Alter, und dies wiederum richtet sich nach dem Trainingszustand (Kondition und Ausdauer) des Herz-Kreislauf- und Gefäßsystems. Es ist also durchaus möglich, sich als 60jähriger Durchtrainierter so fit wie ein Enddreißiger und als untrainierter 40jähriger alt und müde zu fühlen. Grund genug, um sofort mit dem täglichen Herz-Kreislauf-Programm zu beginnen, zumal Forscher aus den USA vor einiger Zeit zu einem erstaunlichen Ergebnis kamen: Man fand heraus, daß ein Herz-Kreislauf(HK)-Training mit sehr hoher Intensität für erfolgreiche Fettverbrennung nicht notwendig ist, sondern lediglich ein Trainingspulsschlag von 110 bis 130 Schlägen pro Minute während eines 30minütigen Trainings ausreicht, um Gewicht zu reduzieren bzw. bereits erzieltes Idealgewicht zu erhalten. Als Faustregel kann somit davon ausgegangen werden, daß eine aerobe Aktivität von niedriger Intensität (60 bis 70 Prozent maximaler Herzfrequenz) mindestens 30 Minuten erfolgen muß, um Fette zu verbrennen. Statistiken ergaben, daß bei 45 Minuten forschen Gehens 300 Kalorien verbrannt werden, was bei täglichem Training zu einem Verlust von 15 bis 20 Pfund Übergewicht pro Jahr führt, und das, ohne die Kalorienaufnahme zu verringern.

Also sollte, um spürbare Verbesserung im Herz-Kreislauf-Bereich zu erzielen und überflüssige Kalorien erfolgreich zu verbrennen, täglich, mindestens jedoch 3x wöchentlich 30 Minuten konstant und ohne Unterbrechung innerhalb Ihrer idealen Herzfrequenz (siehe Seite 20) eine aerobe Sportart ausgeübt werden.

Fitneß-Gehen

Wie bereits erwähnt, ist es nicht unbedingt erforderlich, schweißtreibende aerobe Sportarten zu wählen, um maximale Erfolge im Herz-Kreislauf-Bereich zu erzielen. Für die Mehrheit der Amerikaner, inzwischen auch bei uns, gilt Walking (to walk = gehen) als die leichteste und einfachste Konditionsübung; sie bietet neben dem hohen kardiovaskulären Trainingseffekt auch ein ausgeglichenes Training zur Muskelstärkung für Po und Beine. Gehen kann fast jeder, und zwar unabhängig von Alter und physischer Verfassung. Es erfordert kaum Anweisung und kann überall und jederzeit ausgeübt werden.

Seilspringen

Das Seilspringen zählt zu den intensivsten aeroben Sportarten, deshalb läßt es sich auch kaum länger als einige Minuten ohne Unterbrechung ausüben. Ein Intervall-Programm, bestehend aus anfänglich 1 Minute Seilhüpfen und 1 Minute Auf-der-Stelle-stramm-Gehen (Stufe I), 2 bis 3 Minuten Seilspringen und 2 bis 3 Minuten leicht Joggen (Stufe II), 3 bis 5 Minuten Seilspringen und 3 bis 5 Minuten Joggen, reicht aus, um einen hohen Trainingseffekt zu erzielen, ohne sich gleich zu überfordern. Eine allmähliche Steigerung auf ein 20- bis 30minütiges Training, bei dem je nach Bedarf der Lauf- oder Springteil überwiegt, ist zu empfehlen. Achtung: Unbedingt alle 3 bis 5 Minuten den Puls kontrollieren, um in der idealen Herzfrequenz zu bleiben.

Mein persönlicher Tip:

Trainieren Sie im Intervall-Rhythmus! Abwechselnd 5 Minuten Laufen und 5 Minuten Fitneß-Gehen bringen neben dem höheren Trainingseffekt auch ausreichend Abwechslung in das manchmal etwas eintönige HK-Training.

Stufensteigen (Step)

Vor einigen Jahren wurde die Fitneßindustrie auf ein Übungsgerät, eine Stufe, die sich »The Step« nennt, aufmerksam.
Das Step-Training, in Fachkreisen als hochintensives HK-Training oder Total Body-workout bezeichnet, kann aber nicht nur im Studio, sondern durchaus auch im Freien, zum Beispiel auf einer (nicht zu hohen) Bank oder kleinen Mauer praktiziert werden. Steppen verbessert nicht nur die Kondition und Ausdauer, sondern trainiert zusätzlich die Bein- und Po-Muskulatur, und wenn Sie in beiden Händen Hanteln oder Steine halten, auch die Rücken-, Arm- und Brustmuskulatur. Je höher die Stufe, um so intensiver natürlich die Wirkung, deshalb rate ich Anfängern, unbedingt mit niedrigen »Hindernissen« zu beginnen, um sich dann langsam zu steigern.
Untersuchungen haben ergeben, daß diese Art des Stufensteigens von der Beanspruchung des Körpers den relativ geringen Anstrengungen des Fitneß-Gehens sehr ähnlich ist, dabei jedoch der aerobe Erfolg fast gleichzusetzen ist mit einem 10-km-Lauf. Das beweist, daß dies ein ausgezeichnetes und wirkungsvolles Übungsprogramm ist, welches, ohne sich größeren Gefahren von Knochen- und Muskelverletzungen auszusetzen, eine einzigartige Alternative darstellt.

Achtung:

Ein allzu intensives Training wird durch folgende Anzeichen verraten: extrem schweres Atmen, Schwindelgefühle, Übelkeit oder der Anschein, daß jede Bewegung einen besonders hohen Kraftaufwand erfordert, und plötzlich auftretende, helle Flecken im Gesicht, die vornehmlich über der Oberlippe sichtbar werden. In diesem Falle das Training sofort mäßigen (nicht abrupt abbrechen) und langsam durch immer schwächer werdende Bewegungen beenden.

High-Impact-Kicks

Entwickelt wurden diese Kombinationen für den intensiven Herz-Kreislauf-Teil einer Fortgeschrittenen-Aerobicstunde, um die maximale Herzfrequenz (85 Prozent) für kurze Zeit zu erreichen. Aber auch als »Pausensnack« (für alle, die sich während des Fitneß-Gehens unterfordert fühlen) oder Endspurt eignen sich diese hochintensiven Kicks und Turns außerordentlich gut, um die Herzfrequenz zu steigern. Damit diese überaus anstrengende Bewegungsform jedoch auch für den Anfänger praktizierbar ist, gilt folgende Regel: Kleine Schritte, Sprünge oder Drehungen mit ebenso kleinen Armbewegungen bedeuten weniger Kraftaufwand für die einzelnen Bewegungen, also niedrige Herzfrequenz (Stufe I). Große Schritte, Sprünge oder Drehungen mit großen, ausladenden Armbewegungen benötigen mehr Kraftaufwand und eine höhere Herzfrequenz (Stufe II und III).

Fitneß-Boxen

Ein neuer Trend formiert sich seit einiger Zeit am kunterbunten Fitneßhimmel: Boxing oder Fitneß-Boxen, seit Jahren in den USA erfolgreich etabliert, seit neuestem auch bei uns in den Studios einiger wenigen Städte vertreten, bietet es eine optimale Kombination von Herz-Kreislauf- sowie Muskelaufbau-Training für den gesamten Körper. Durch das ständige Vor- und Zurückhüpfen trainiert man die Beinmuskulatur und gleichzeitig das Herz-Kreislauf-System, durch die lockeren Stoßbewegungen der Arme die Brust- und Armmuskulatur. Nicht umsonst besitzen Boxer im allgemeinen schöne Körper, die eine ästhetische und wohlproportionierte Muskulatur aufweisen. Aber nicht nur optische Gründe veranlassen die Menschen zu boxen, auch als Streßabbau-Programm hat sich das Fitneß-Boxen bereits erfolgreich einen Namen gemacht. Allerdings besitzt nicht jeder einen Sandsack zu Hause, und gleich immer einen Partner zu finden, der Bereitschaft zeigt, mit einem zu trainieren, ist auch nicht so leicht. Die Profi-Boxer haben da eine gute Methode: die imaginäre Vorstellung eines Gegners, der um einiges größer und schwerer ist als sie selbst und gegen den sie antreten.

Taekwondo

Eigentlich ein uralter, aber dennoch immer aktueller Kampfsport aus Korea – Taekwondo bietet viele Reize, hilft Aggressionen abzubauen und macht ungemein gelenkig. Einige Bewegungsabläufe können problemlos in das regelmäßige Fitneß-Training eingebaut werden.
Beim ursprünglichen Taekwondo werden Fuß- (Tae) und Handtechniken (Kwon) eingesetzt; es unterscheidet sich jedoch deutlich von Karate, weil der Schwerpunkt auf variablen Fußtechniken liegt. Getreten wird bei dieser Sportart übrigens nie, der Kämpfer stoppt seine Bewegungen immer kurz vor dem Ziel.

So messen Sie Ihren Puls

Mit den Fingerspitzen des Zeige- und Mittelfingers leicht auf die äußere Innenkante des Handgelenks drücken, den Pulsschlag 10 Sekunden lang zählen und das Ergebnis mit 6 multiplizieren.

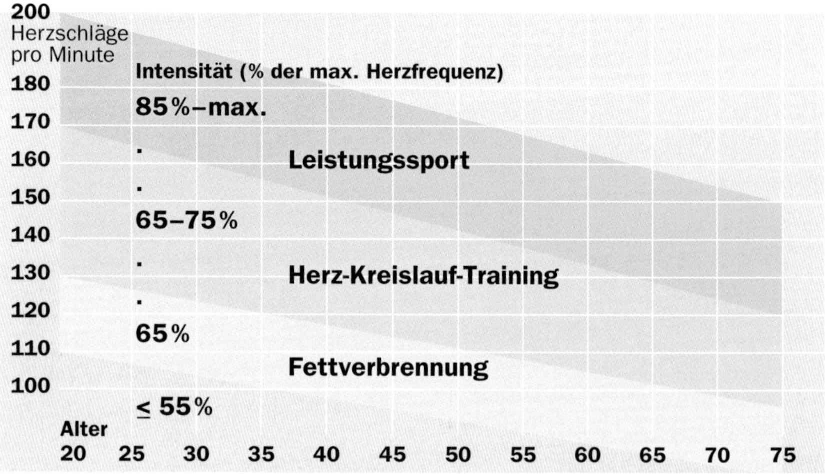

frei nach American Heart Association

- *Zur Stärkung des Herz-Kreislauf-Systems sollte Ihre Pulsfrequenz innerhalb der mittleren Zone liegen.*
- *Für eine optimale Fettverbrennung genügt es, wenn sich Ihre Pulsfrequenz an der Obergrenze der unteren Zone bewegt.*
- *Die Leistungssport-Frequenz ist nur für professionelle Athleten wichtig.*

Tips zum Herz-Kreislauf-Training:

1 Die Schritte sollten lang und kräftig (Fitneß-Gehen) oder klein und schnell (Wettkampf-Gehen) sein. Der Fuß setzt mit der ganzen Fläche auf und rollt dann von der Ferse zu den Zehen ab.

2 Dehnen Sie speziell nach dem HK-Training Ihre Bein-, Waden- und Po-Muskeln (siehe Seite 208ff.).

3 Anfänger sollten mit einem 15minütigen Konditions-Training beginnen, welches sich langsam, je nach Befinden und Kondition, steigert auf 30 (Mittelstufe) bis 60 Minuten (Fortgeschrittene).

4 Messen Sie regelmäßig vor Beginn des HK-Trainings Ihren Puls (Ruhepuls), zwischen und nach dem Training (Trainingspuls) sowie 1 bis 3 Minuten nach Beendigung des Trainings den »Erhol-Puls«, welcher Aufschluß darüber gibt, in welcher Trainingsverfassung Sie sind bzw. mit welcher Intensität trainiert wurde. Bei einem gut Trainierten wird diese Erholzeit bedeutend kürzer sein als bei einem weniger Trainierten. Deshalb bitte in beiliegenden Konditions-Paß auch die Erholzeit notieren. Nur durch die regelmäßige Kontrolle ist eine verläßliche Überprüfungsmöglichkeit des individuellen Fortschritts und verbesserten Trainingszustands möglich.

5 Achten Sie während des HK-Trainings darauf, Ihre Herzfrequenz im idealen Bereich (mittlere Zone) zu halten, kontrollieren Sie dazu zwischendurch Ihren Puls.

6 Sprechen während des Trainings ist verpönt. Atmen Sie tief und regelmäßig »in den Körper« (falsches Atmen verursacht Seitenstiche!).

7 Am besten läßt es sich auf Sand, weichem Erdboden, Aschebahn oder fester Schneedecke gehen oder laufen. Tragen Sie auch hier das richtige Schuhwerk. Mittlerweile gibt es von namhaften Firmen spezielle Walking- oder Laufschuhe, in die sich eine Investition sicher lohnt.

Fit im Winter mit Hanteln

Kraft- oder Hanteltraining galt bis vor einigen Jahren als Domäne der Männer und war für die meisten Frauen äußerst unattraktiv. In den letzten Jahren jedoch hat sich diese Art des Trainings enorm fortentwickelt und in den Fitneßstudios weltweit mehr und mehr Anhänger gefunden. Nicht zuletzt deshalb, weil verlockende Namen wie »Body Tone«, »P.U.M.P.« oder »Body-Styling« auf den Stundenplänen der Studios auftauchten und – damit verbunden – neue Programmkonzepte entwickelt wurden. In erster Linie jedoch fördert das Hanteltraining schnelle Muskelbildung, insbesondere nach Verletzungen und Operationen (Reha-Bereich), und gilt als wichtig für die Entwicklung der Muskelsehnen und Bänderstärke, welche wiederum zur Entlastung der Knochen und Gelenke sowie für einen ausgeglichenen Körperaufbau nötig ist. Das beste Beispiel dafür sind die unzähligen Wirbelsäulen- und Rückenerkrankungen, die auf zuwenig Bewegung, sprich eine unterentwickelte Bauch- und Rückenmuskulatur zurückzuführen sind. Der Bauch aber stellt das Zentrum unseres Körpers dar und soll, gekräftigt und gestärkt, nicht nur für ein schönes Äußeres (flacher Bauch und schlanke Taille), sondern als Stütze für Rumpf und Unterbau dienen, um so potentiell schädliche mechanische Belastungen mit einer ausgeprägten Muskulatur besser auffangen zu können (Muskelstärke gleich maximale Kraft).

Welche Muskelgruppen werden trainiert?

Mit dem hier vorgestellten Hanteltraining werden alle Hauptmuskelgruppen, wie Oberschenkel, Kniesehnen, untere und obere Rückenmuskulatur, Bauch, Bandmuskeln, Brust, Schultern, Bizeps und Trizeps, trainiert. Eine richtige Technik ist auch hier viel wichtiger als der Versuch, schnell viel zu erreichen. In dem Moment, wo die Technik nicht mehr stimmt und das Anheben der Gewichte nicht mehr einwandfrei funktioniert (Schwung oder Fehlbelastung anderer Körperteile), sollte man die Übung unterbrechen und einen Moment pausieren. Dieses Phänomen nennt man Muskelermüdung oder Muskelversagen. Beginnen Sie mit leichten Gewichten bis 2 Kilogramm, auch wenn Sie sich als fortgeschritten bezeichnen, um eine korrekte Ausführung der Übung zu erlernen, und steigern Sie erst die Set- mit Wiederholungszahl, bevor Sie die Gewichte erhöhen. Wichtig ist auch, daß jede Übung bis zur vollständigen Muskelkontraktion ausgeübt wird – daraus ergibt sich eine optimale Belastung für den Ziehmuskel sowie die richtige Spannung für die entgegengesetzte Muskelgruppe. Eine verkürzte Bewegung wird nur begrenzte Erfolge bewirken und kann zu reduzierter Gelenkmobilität führen.

Tips zum Muskeltraining mit Hanteln

1 Wärmen Sie sich wie immer vor Beginn des Muskelaufbau-Trainings durch Stufensteigen, Gehen oder Laufen auf der Stelle mindestens 5 Minuten auf. Beginnen Sie zuerst mit den Übungen im Stand (Oberkörper oder Po-/Beine-Bereich), um dann in der Hocke bzw. auf dem Boden die weiteren Übungen zu praktizieren.

2 Isometrische »holds« während der Übungen einfügen. Halten Sie dazu 4 bis 6 Sekunden in der Mitte einer vollen Bewegung. Das hilft, kleinere Muskeln bzw. Muskeln, die sonst nicht gefordert werden, zu beanspruchen.

3 Verbinden Sie aerobe Bewegungen (Step oder Gehen auf der Stelle) mit Armübungen aus unserem Hantelprogramm.

4 Verändern Sie die Belastung von Beinen und Armen durch die Ausführung derselben Übung mit gestreckten (schwerer) oder gebeugten Gliedern (leichter). Wenn Sie mit gebeugten Armen trainieren, können schwerere Gewichte eingesetzt werden (beispielsweise seitliches Heben).

5 Ändern Sie zur Abwechslung auch mal die Ausgangsposition. Zum Beispiel können Liegestützen unterschiedlich praktiziert werden; sind die Hände dicht beieinander, werden hauptsächlich Trizeps und Schulter beansprucht, dagegen mehr die Brustmuskeln, wenn die Hände weiter auseinander sind.

6 Variieren Sie auch mal das Tempo der Übung. Wenn durchgehend ein Übungstempo eingehalten wird, paßt sich der Körper schnell an und arbeitet effizient. Bei der Veränderung des Tempos wird der Körper neu herausgefordert (Beispiel: Bauchübung Nr. 22, S. 195), nach Ausführung eines Sets den Oberkörper oben halten und ein Set mit minimalen Pushs bzw. Liftings (Oberkörper anheben und leicht senken) durchführen.

7 Auch hier auf richtiges Atmen achten. Bei *Muskelanspannung* ausatmen, bei *Muskelentspannung* einatmen.

8 Wenn Sie die Grundtechnik beherrschen und Sie bei Stufe III angelangt sind, können die Gewichte jeweils um 0,5 bis 1 Kilogramm erhöht werden, und zwar soweit, bis die entsprechende Herausforderung erreicht wird.

9 Dehnen Sie immer entweder nach Beendigung einer einzelnen Übung gleich den soeben bearbeiteten Muskel, oder führen Sie als Abschluß des kompletten Workout-Programmes ein 5minütiges Dehnprogramm durch. Legen Sie sich dazu eine Entspannungsmusik auf, und atmen Sie während der Dehnung tief in den Bauch ein. Sodann halten Sie die Dehnung für mindestens 10 Sekunden, ohne zu federn.

10 Zum Schluß noch ein kleiner Tip: Alle hier vorgestellten Übungen können selbstverständlich auch ohne Hanteln durchgeführt werden, was vielleicht gerade für die Stufe I am Anfang hilfreich ist.

Alles über Stretching

Die Dehnphase ist als Abschluß eines Workout- oder Herz-Kreislauf-Trainings von entscheidender Bedeutung, um den Körper allmählich wieder in die Ruhephase zu bringen, nach anstrengender Körperarbeit zu regenerieren und in Ruhe »auszuschwitzen«. Auf diese Art werden die Muskeln geschmeidiger, locker und elastisch, normalisieren den Spannungszustand der Muskulatur und dienen insgesamt der Flexibilität sprich Beweglichkeit. Die Dehnung nach Beendigung des Trainings ist durch die Erwärmung der Muskeln und Bänder am wirksamsten und am ungefährlichsten, was Verletzungen in Form von Überdehnungen und dergleichen betrifft.

Auch fördert die richtige Dehntechnik den Trainingseffekt, und so ganz nebenbei können wir lernen, intensiv, und vor allem richtig zu atmen.

Die letzten 5 Minuten eines jeden Workouts oder Herz-Kreislauf-Programms sollten daher dem statischen Stretching gewidmet werden. Beachten Sie bitte auch die Grundregel, daß die während des Trainings am meisten beanspruchten Muskeln vorwiegend und ausgiebig gestreckt werden. Dazu zählt unbedingt der vordere Oberschenkelmuskel, da er sehr häufig belastet wird, sowie der große Rückenmuskel.

Die Reihenfolge der Übungen sollte ebenfalls beachtet werden. Mit dem Kopf beginnend zu Oberkörper und Bauch bis hin zu den Beinen, Po, Waden und Füßen. Verschiedene Stretching-Übungen können aus derselben Grundposition ausgeführt werden, wobei die Übergänge so weich wie möglich sein sollten. Da beim abschließenden Stretching die Dehnfähigkeit der Muskeln überaus gut ist, sollte zu diesem Zeitpunkt auch auf eine Steigerung der Flexibilität hin gearbeitet werden. Die Muskeln können jetzt stärker gedehnt werden, und in der Dehnung kann 10 bis 30 Sekunden verharrt werden.

Sollten Sie einen Tag keine Zeit für ein HK- oder Muskelaufbau-Training haben, versuchen Sie zumindest einige Minuten, bevor Sie morgens aufstehen, einige Ihrer Lieb-

So atmen Sie richtig:

Tief einatmen, dabei die Luft so weit bis in den Bauch führen, bis sich der Bauch wölbt. Einen Augenblick die Luft dort halten, und dann langsam ausatmen, bis die Luft wieder draußen und der Bauch wieder ganz flach und eingezogen ist. Vielen Menschen ist diese Art des Atmens völlig neu, und sie empfinden es anfangs als sehr ungewöhnlich, sich auf diese neue Technik, so und nicht anders zu atmen, umzustellen.

lings-Stretchings mit intensivem Atemprogramm zu absolvieren. So haben Sie das Gefühl, den Tag nicht »ganz ohne« verbringen zu müssen, fühlen sich gleich wohler und vielleicht sogar schon ein bißchen fit…

Tips zum Stretching

1 Legen Sie eine Entspannungs- oder Meditationsmusik auf.
2 Dehnen Sie nie kalte Muskeln: hohe Verletzungsgefahr! Wärmen Sie sich vorher mit einer HK-Bewegungsart (siehe Seite 152ff.) auf.
3 Federn oder wippen Sie nicht nach.
4 Verharren Sie in der Dehnung zwischen 10 und 30 Sekunden, und wiederholen Sie die Dehnung, sooft Sie möchten.
5 Steigern Sie die Dehnung langsam bis zu einem Bereich, in dem Sie eine deutliche Muskelanspannung, jedoch keinen Schmerz verspüren.
6 Schließen Sie die Augen während des Stretchings, und denken Sie nur an etwas sehr Schönes.
7 Atmen Sie tief in den Körper durch die Nase ein und laut durch den Mund wieder aus.

Musik

Die Musik ist ein wichtiges Basiselement für jegliche Art von Bewegungstraining. Sie unterstützt nicht nur die Bewegung durch den Takt, sondern stellt auch eine motivierende Komponente dar. Zu den musikalischen Grundlagen gehört in erster Linie das Tempo (tempi = Schläge pro Minute oder bpm – beat per Minute). Das Tempo zeigt die Geschwindigkeit der Musik an. Die Tempoangaben erfolgen durch das Zählen der Schläge pro Minute (regelmäßiges Pulsieren bei gleichmäßigem Rhythmus).
Die Geschwindigkeit bestimmt aber auch den Übungsfortschritt. Durch schnellere Musik wird der Belastungsreiz erhöht und somit automatisch die Intensität gesteigert. Da es beinahe unmöglich ist, eine 30- oder 60minütige Workout-Musik mit idealer Tempi-Angabe und konstantem Rhythmus zu bekommen, wurden von uns verschiedene fetzige Workout-Musiktitel (CDs und MCs) entwickelt, die ein kontinuierliches Training zu gleichbleibendem Rhythmus garantieren (Info siehe Seite 217).

Wichtig: Ein flexibler Körper ist für Verletzungen wie Muskelzerrungen, Bänder- oder Sehnenüberdehnungen weitaus weniger anfällig als ein ungedehnter Körper!

Wohlfühl-Ernährung

Wir benötigen Nährstoffe für Gesundheit, Fitneß und Wohlbefinden und genießen Lebensmittel in Form von Speisen und Getränken. Essen und Trinken sind bekanntlich mehr als Kalorien- und Nährstoffaufnahme. Die Begriffe »Essen« und »Ernährung« haben auch eine unterschiedliche Bedeutung. Mit »Essen« werden eher die angenehmen Seiten der Nahrungsaufnahme verbunden, wie »Lieblingsgericht«, »Ausgehen«, »Genuß«, »guter Geschmack«, »angenehme Atmosphäre bei Tisch«, »Geselligkeit«. Das Wort »Ernährung« läßt dagegen viele an »Kalorien«, »Nährstoffe«, »Gesundheit« oder auch an »Chemie« denken.

Für Körper, Geist und Seele

Auf den Punkt gebracht, bedeutet dies: »Essen« betrifft mehr den »Bauch«, das Gefühl, während »Ernährung« eher den »Kopf«, den Verstand, anspricht. Je nach persönlicher Situation und Zielsetzung ergeben sich dann eher durch Gefühle oder Verstand geprägte Verhaltensweisen. Der (fitneß-)bewußte Genießer könnte das gesunde Gleichgewicht von beiden verkörpern – also eine Art Idealtyp. Für die Ernährungsberatung folgt daraus: Alle Ernährungsempfehlungen müssen Lebensmittelempfehlungen sein, und individuelle Ernährungsratschläge müssen am jeweiligen Eßtyp orientiert sein. Ziel ist ein persönlich zufriedenstellendes Eßverhalten – Ihre persönliche Wohlfühl-Ernährung.

Genießen und gesund bleiben

Genuß und Gesundheit sind die neue Einheit beim Essen und längst keine unvereinbaren Gegensätze mehr. Die Vielfalt der Gemüse, Früchte, Kräuter und Gewürze ermöglicht mit ihren natürlichen Duft-, Farb- und Geschmacksstoffen abwechslungsreiches Genießen und versorgt uns mit Vitaminen und Mineralstoffen. Und wer mit Genuß ißt und trinkt, fördert das optimale Zusammenspiel aller Stationen der Verdauung und damit die Verwertung der Nährstoffe.

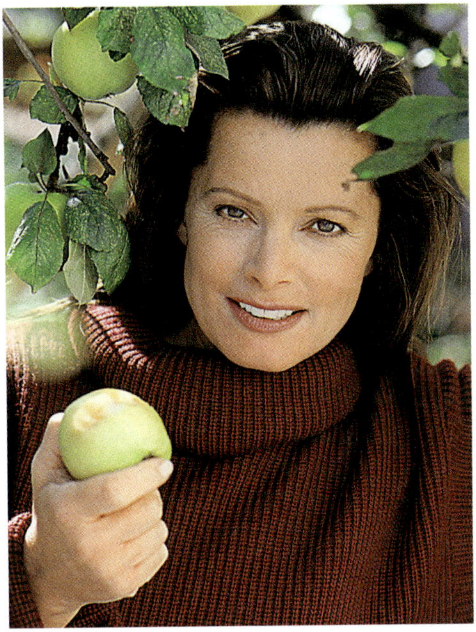

Freude an einer schmackhaften Mahlzeit verbessert die Bekömmlichkeit der Speisen. So ist es sicherlich besser und gesünder, bewußt und in Ruhe das Richtige zu genießen, als ständig überängstlich auf alles zu verzichten. In diesem Zusammenhang spielen das fantasievolle Würzen und appetitliche Anrichten der Speisen sowie die Schaffung einer entspannten Wohlfühlatmosphäre beim Essen eine ganz entscheidende Rolle.

Flexible, statt starre Kontrolle

Anstatt der ständigen »Du-darfst-nicht-Stimme« und dem Befolgen von strengen Verbotslisten ist es wesentlich sinnvoller und auch gesünder, eine positive Einstellung gegenüber Essen und Lebensmitteln zu entwickeln nach dem Motto: *»Das darf ich gerne und mit Genuß essen.«* Dabei geht es nicht um haltlose Völlerei, sondern um bewußtes Genießen: essen, was einem wirklich schmeckt und bekommt, ohne das ewig schlechte Gewissen. Wir dürfen alles genießen, aber von allem das persönlich richtige Maß.

»Bewußt essen« heißt die Devise

Und wer nicht ständig mit der »Kalorientabelle im Kopf«, sondern bewußt ißt, wird auch eher die persönlich richtige Menge beim Essen und Trinken herausfinden und lernen, auf seine innere Hunger-Sättigungs-Regulation zu achten. Dagegen besteht bei denjenigen, die sich immer alles verbieten, aufgrund von Frust über den selbstauferlegten Verzicht viel eher die Gefahr, dann schließlich doch über die Stränge zu schlagen.

Übrigens:

Je vielseitiger der Speiseplan ist, desto sicherer wird die Nährstoffversorgung und desto mehr kommt das auch dem Wunsch nach Abwechslung beim Essen entgegen.

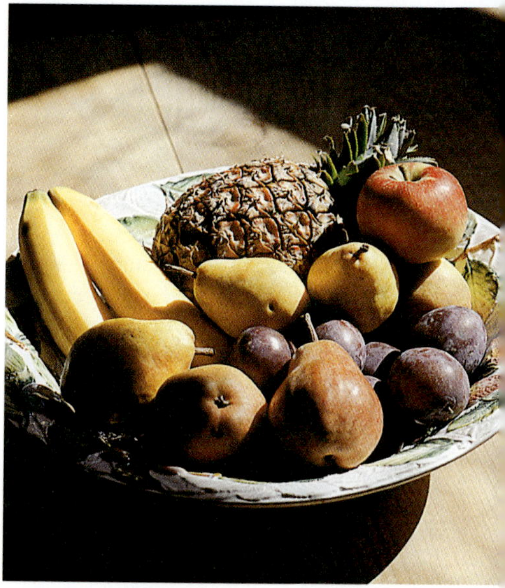

Man müßte Verbote verbieten

Schließen Sie die Augen, und versuchen Sie, sich *kein* lila Flußpferd vorzustellen. Genau das aber wird passieren. Das Fabeltier taucht vor Ihrem inneren Auge auf ebenso wie die verbotene Schokolade oder Sahnetorte, an die Sie ja bei einer strengen Schlankheitsdiät auch nicht denken dürfen. Diätvorschriften bedeuten meistens, sich auf das zu konzentrieren, was man nicht essen darf. Schließlich kreisen Ihre Gedanken unweigerlich um diese nicht erlaubten Genüsse. Psychologen empfehlen uns in diesem Zusammenhang einen Verzicht auf starre Kontrollmaßnahmen beim Essen. Was ist damit gemeint?

Weg vom Joch des Muß

Zur starren Kontrolle gehören unflexible Diätpläne, stures Kalorienzählen, Essen nach dem »Alles-oder-nichts-Prinzip«, Verbote von und Verzicht auf bestimmte angeblich dickmachende Lebensmittel, das Ausfallenlassen einzelner Mahlzeiten usw. Oft sind damit übertriebene Erwartungshaltungen im Hinblick auf den Abnahmeerfolg verbunden. Diese Art von kontrolliertem Eßverhalten nimmt auf eigene Bedürfnisse keine Rücksicht mehr. »Diätfehler« und »Pflichtverletzungen« führen zwangsläufig zu schlechtem Gewissen und nicht selten zu Eßstörungen wie der Bulimie. Es kann und darf doch nicht wahr sein, daß der Erfolg einer Diät an der bangen Frage gemessen wird: »Habe ich gesündigt oder nicht?«

Variieren und genießen

Flexible Maßnahmen berücksichtigen dagegen persönliche Eßsituationen und Eßbedürfnisse, ermöglichen einen individuellen Ausgleich von unterschiedlichem Eßverhalten an einzelnen Tagen und werden nicht so sehr als zeitlich begrenzte Diätanwendung verstanden. Wenn aus irgendeinem Grund (Feier, Einladung, Gourmet-Menü im Lieblingsrestaurant) einmal mehr gegessen wird, kann dies bei den nächsten Mahlzeiten oder durch entsprechende »Vorbereitung« sowie mehr

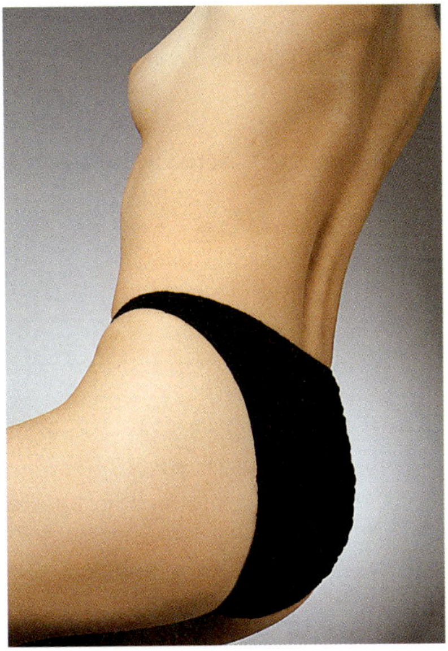

Bewegung ohne Mühe wieder ausgeglichen werden. Nur mit einem genußvollen, abwechslungsreichen Speiseplan wird eine langfristige Änderung des Ernährungsverhaltens gelingen. Lieblingslebensmittel werden bewußt eingeteilt und dann auch ohne schlechtes Gewissen gegessen. Ein totaler (Süßigkeiten-) Verzicht provoziert dagegen das bekannte »Nachholverhalten«.

Genuß und richtige Ernährung

Die Nahrung ernährt Körper und Geist und erfüllt drei lebenswichtige Aufgaben:

- die Bereitstellung von Energie für die verschiedenen Arbeitsleistungen unseres Körpers,
- den Aufbau und Erhalt von Körpersubstanz (Zellen, Organe und Muskeln) und körpereigenen Wirkstoffen, wie Enzymen und Hormonen,
- die Steuerung von Stoffwechselabläufen und den Schutz unserer Gesundheit.

Für diese verschiedenen Ernährungsaufgaben brauchen wir immerhin rund 45 Nährstoffe. Nährstoffe sind alle Stoffe, die für die Ernährung von Pflanze, Tier und Mensch notwendig sind. Mit dem Begriff Nährstoffe verbinden viele in erster Linie die energiehaltigen Nahrungssubstanzen Kohlenhydrate, Fett und Eiweiß. Diese energieliefernden Nährstoffe werden wegen ihrer mengenmäßigen Bedeutung auch als Hauptnährstoffe oder Makronährstoffe bezeichnet. Doch der Mensch lebt bekanntlich nicht von Kalorien allein.

Mineralstoffe, Vitamine & Co.

Zu den nicht energieliefernden Nährstoffen zählen Wasser und die Mikronährstoffe: Mineralstoffe, das heißt Mengen- und Spurenelemente, sowie 13 Vitamine. Sie haben lebenswichtige Aufgaben im Stoffwechsel und schützen die Gesundheit. Ein weiterer wichtiger Bestandteil der Nahrung sind die Ballaststoffe. Nährstoffe, die der Körper nicht selbst (in ausreichender Menge) synthetisieren kann, werden als lebensnotwendige bzw. essentielle Nährstoffe bezeichnet. Dazu zählen neben Wasser, Vitaminen, Mineralstoffen und Spurenelementen übrigens auch 8 bis 10 Aminosäuren (Eiweißbausteine) und mindestens 2 mehrfach ungesättigte Fettsäuren. Wer es genauer wissen will, findet die komplette Nährstoffauflistung in der folgenden Tabelle.

Übrigens:

Mehr Bewegung und Fitneßaktivitäten vergrößern den Spielraum für Essen-Können und Genießen-Dürfen.

45 Nährstoffe

Kohlenhydrate

Ballaststoffe

Fette
(Lipide)

Eiweißstoffe
(Proteine)

Wasser

Vitamine
Vitamin B 1
Vitamin B 2
Vitamin B 6
Vitamin B 12
Folsäure
Biotin
Niacin
Pantothensäure
Vitamin C
Vitamin A
Vitamin D
Vitamin E
Vitamin K

Essentielle Fettsäuren
Linolsäure
alpha-Linolensäure

Aminosäuren
Valin
Leucin
Isoleucin
Threonin
Methionin
Phenylalanin
Tryptophan
Lysin
Histidin
Arginin

Mineralstoffe (Mengenelemente)
Natrium
Chlorid
Kalium
Calcium
Phosphor
Magnesium

(Spurenelemente)
Eisen
Jod
Fluorid
Zink
Kupfer
Mangan
Selen
Chrom
Molybdän

Die etwa 45 Nährstoffe, die wir benötigen, um fit und gesund zu bleiben, stecken in unterschiedlichen Lebensmitteln. Jede Lebensmittelgruppe weist allerdings eine typische Nährstoffausstattung auf. So enthalten Obst und Gemüse neben Kohlenhydraten vor allem Vitamin C, Beta-Carotin und Kalium, während Milchprodukte günstige Quellen für Eiweiß, B-Vitamine und Calcium sind. Nur die richtige Kombination verschiedener Lebensmittel garantiert eine optimale Versorgung mit allen Nährstoffen. Ein abwechslungsreicher Speiseplan, zu dem auch pflanzliche und tierische Lebensmittel gehören, ist also gerade richtig für uns. Jede einseitige Ernährung birgt dagegen die Gefahr, daß es über kurz oder lang zum Nährstoffmangel kommt. Strenge Vegetarier bzw. Veganer, die nicht genügend Kenntnisse über die Lebensmittelzusammensetzung haben, sind besonders gefährdet.

Welche Aufgaben haben eigentlich die Nährstoffe?

Wir genießen Lebensmittel in Form von Speisen und Getränken. Lebensmittel enthalten Nährstoffe, die im Laufe der Verdauungsvorgänge freigesetzt werden und im Körper unterschiedliche Aufgaben haben. Kohlenhydrate, der Fachname für Stärke und Zucker, sowie Fette sind Energiespender. Bei Kohlenhydratmangel (beispielsweise beim Fasten, infolge strenger Schlankheitsdiäten oder bei hohem Energieverbrauch durch Leistungssport) kann auch Eiweiß (Protein) zur Energiegewinnung herangezogen werden. Es hat allerdings eine wichtigere Aufgabe beim Aufbau und Erhalt von Körpersubstanz.

Regler- und Schutzfunktionen

Protein in Form von Muskeln formt unseren Körper. Eiweiß, Wasser und einige Mineralstoffe, wie Calcium, Phosphat und Magnesium, sind Aufbaustoffe für Zellen, Knochen und Zähne. Vitamine, Mineralstoffe und Spurenelemente, etwa Eisen, Zink, Selen (Fleisch) und Jod (Fisch), halten den Stoffwechsel in Schwung, regulieren den Energiehaushalt, sind wichtig für das gesunde Aussehen von Haut und Haaren und stärken die Abwehrkräfte. Kurzum: Vitamine, Mineralstoffe und Spurenelemente sind lebensnotwendige Regler- und Schutzstoffe für die Gesundheit.
Ohne diese Mikronährstoffe läuft nichts in unserem Stoffwechselbetrieb. Darüber hinaus dient Wasser als Transport- und Kühlmittel, während Ballaststoffe für eine gute Sättigung und Verdauung sorgen.

Übrigens:

Mengenmäßig ist Wasser unser wichtigster Nährstoff. Immerhin benötigen wir täglich mindestens 2 Liter davon, beim Sporttreiben und Abnehmen sogar noch mehr!

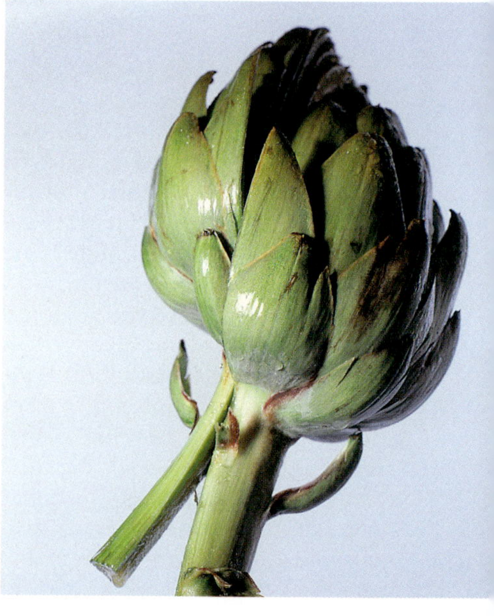

Welche Nährstoffe stecken in welchen Lebensmitteln?

Unsere Lebensmittel sind hinsichtlich der Nährstoffe ganz unterschiedlich ausgestattet. Einige – wie Gemüse, Obst, Vollkornprodukte, Milch und Milchprodukte sowie Fleisch und Fisch – enthalten eine breite Palette von energieliefernden Nährstoffen, Aufbaustoffen, lebensnotwendigen Vitaminen und Mineralstoffen. Diese Lebensmittel sind die gute Basis einer vollwertigen Ernährung. Andere Nahrungsmittel, wie Zucker, bestehen nur aus einem einzigen Nährstoff und sind reine Energielieferanten. Innerhalb eines abwechslungsreichen Speiseplans ergänzen sich die unterschiedlichen Nahrungsbestandteile – die Kombination macht's. Essen Sie nach dem Lebensmittelkreis, und wählen Sie abwechslungsreich aus – allerdings mengenmäßig deutlich mehr pflanzliche Lebensmittel und weniger tierische Produkte.

Übrigens:

Nur Ausgewogenheit im Speiseplan führt zum Ziel, denn kein einzelnes Lebensmittel kann die Vielfalt der benötigten Nährstoffe allein bereitstellen.

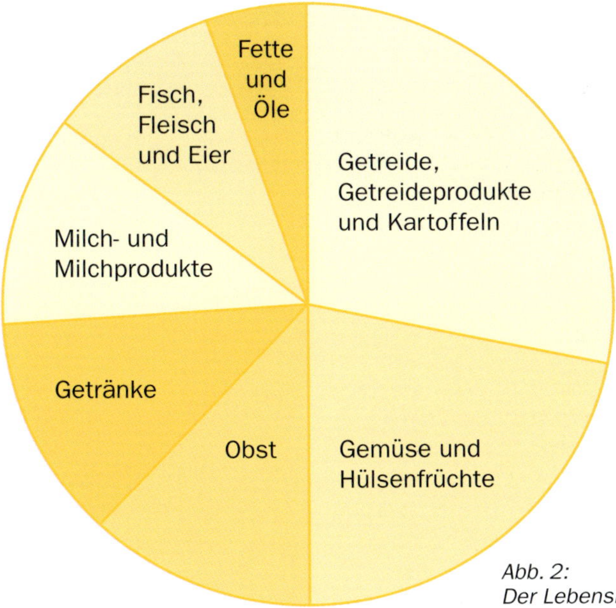

Abb. 2: Der Lebensmittelkreis

Die nachfolgende Übersicht zeigt, wie die Nährstoffe wirken und welche Lebensmittel diese Nährstoffe liefern.

Nährstoffe und Lebensmittel auf einen Blick

Nährstoff	Aufgabe im Körper	Lebensmittelbeispiel
Kohlenhydrate	Energielieferanten	Getreide und Getreideprodukte (Brot, Müsli, Nudeln, Reis, Haferflocken, Gebäck), Kartoffeln, Obst, Zucker, Konfitüre, Honig
Fette	Energielieferanten, Versorgung mit fettlöslichen Vitaminen, z. B. A, D und E, sowie einfach und mehrfach ungesättigte Fettsäuren	Butter, Margarine, Pflanzenöl, Sahne, Crème fraîche, Mayonnaise, fetthaltige Käse- und Wurstsorten, Nüsse
Eiweiß (Protein)	Baustoff, Versorgung mit lebensnotwendigen Aminosäuren (Eiweißbausteine)	Fleisch und Fleischwaren, Milch, Joghurt, Quark, Käse, Fisch, Ei, Hülsenfrüchte, Getreide, Kartoffeln
Vitamine, Mineralstoffe und Spurenelemente	Stoffwechselsteuerung und Gesundheitsschutz	Obst, Gemüse, Kräuter, Vollkornprodukte, Fleisch (Eisen, Zink und Selen!), Fisch (Jod!), Milch und Milchprodukte
Ballaststoffe	Sättigung, Stoffwechselregulation und gesunde Darmfunktion	Vollkornprodukte, Hülsenfrüchte, Gemüse, Obst
Wasser	Herz-Kreislauf- und Nierenfunktion, Wärmeregulation	Getränke, Suppen, wasserreiche Lebensmittel, z. B. Obst und Gemüse

Wieviel Energie steckt in der Nahrung?

Wir teilen die Nährstoffe – entsprechend ihren Aufgaben – in energiehaltige (Kohlenhydrate, Fette, Eiweißstoffe) und nicht energieliefernde, lebensnotwendige Nährstoffe (Vitamine, Mineralstoffe, Wasser) ein. Der Energiegehalt der verschiedenen Nahrungsbestandteile wird in Kilokalorien (kcal) bzw. Kilojoule (kJ) angegeben.

1 g Kohlenhydrate liefert 4 kcal bzw. 17 kJ

1 g Fett liefert 9 kcal bzw. 38 kJ

1 g Eiweiß liefert 4 kcal bzw. 17 kJ

und im Vergleich dazu

1 g Alkohol liefert 7 kcal bzw. 30 kJ

Die richtige Verteilung der drei Hauptnährstoffgruppen in der täglichen Ernährung entspricht in etwa 60 Prozent der Kalorien aus Kohlenhydraten, maximal 25 Prozent aus Fett und 10 bis 15 Prozent aus Eiweiß.

Nährstoffdichte statt Kalorienzählen

Viel wichtiger als die Quantität – die Kalorien – ist heute allerdings die Qualität, das heißt der Anteil an lebensnotwendigen gesundheitsschützenden Nährstoffen in unserer Nahrung, weil durch den Rückgang der körperlichen Arbeitsschwere zwar weniger Kalorien, jedoch nicht weniger Vitamine und Mineralstoffe (!) benötigt werden. Dieser neue Qualitätsmaßstab für Lebensmittel wird als Nährstoffdichte bezeichnet.

Eine ausgewogene Fitneßernährung ist also kohlenhydratreich, fettarm und eiweißhochwertig.

Lebensmittel mit einer hohen Nährstoffdichte haben in Relation zu den Kalorien viele Vitamine und Mineralstoffe. Gemüse und Obst schneiden dabei am besten ab und sind daher wichtige Fitmacher innerhalb einer ausgewogenen Ernährung.

Die Formel für die Nährstoffdichte

$$\text{Nährstoffdichte eines Lebensmittels} = \frac{\text{essentieller Nährstoff (z. B. Vitamine und Mineralstoffe) in mg}}{\text{Energiegehalt in kcal oder kJ}}$$

Das persönlich richtige Maß beim Essen und Trinken

Persönlich richtige Ernährung läßt sich mit zwei Worten beschreiben: Sie muß vollwertig und bedarfsangepaßt sein. Vollwertig bezieht sich auf die lückenlose Versorgung mit allen benötigten Nährstoffen, während bedarfsangepaßt die richtige Menge an Energie (Kilokalorien/Kilojoule) und Nährstoffen bedeutet. Wer weniger oder mehr ißt, als er durch Grund- und Leistungsumsatz verbraucht, nimmt ab oder zu. Durch regelmäßiges Wiegen können Sie am leichtesten überprüfen, ob Ihre persönliche Energiebilanz stimmt. Orientieren sollten Sie sich am Body-Mass-Index, dem aktuellen Gewichtsindex, der sich aus der Formel errechnet:

$$\textbf{BMI} = \frac{\text{Körpergewicht in kg}}{\text{Körperlänge in m}^2}$$

Als Beispiel sei eine Frau genannt, die 1,70 m groß ist und 64 kg wiegt. Ihr BMI ist dann:

$$\textbf{BMI} = \frac{64}{1{,}7 \times 1{,}7} = \frac{64}{2{,}890} = 22{,}14$$

Was bedeutet die BMI-Zahl?

- Ein BMI von **19 bis 24** ist ein gesundheitlich sicherer und persönlich zufriedenstellender Bereich, in dem Sie sich sicherlich auch fit und wohlfühlen.
- **25 bis 30** deutet dagegen auf leichtes bis mittleres Übergewicht hin und sollte zur Gewichtsabnahme veranlassen, wenn Sie sich damit nicht wohlfühlen oder Ihre Blutdruck-, Blutfett- und/oder Blutzuckerwerte zu hoch sind.
- Ein BMI **größer 30** bedeutet Adipositas = gesundheitsgefährdendes Übergewicht und
- bei einem BMI **unter 19** kann schon Tendenz zu Untergewicht bestehen.

Richtiges Abnehmen

Wer abnehmen möchte bzw. muß, sollte vor allem an Fett- und Alkoholkalorien sparen, denn das sind die beiden Dickmacher beim Essen und Trinken. Um Ihr Wunschgewicht zu halten, benötigen Frauen je nach Alter und Beruf etwa 1800 bis 2200 Kilokalorien und Männer etwa 2000 bis 2400 Kilokalorien. Wer abnehmen möchte, sollte mit der Ernährung 1500 Kilokalorien nicht unterschreiten, da sonst die Gefahr besteht, daß die Schlankheitsdiät zu einer Mangeldiät an Vitaminen und Mineralstoffen wird. Besser ist es, zusätzlich pro Tag 300 bis 500 Kilokalorien durch vermehrte körperliche Aktivität zu verbrennen.

Die Faustregel

Als Orientierung gilt: Pro Minute leichter Aktivitäten (langsames Laufen, Wandern, Radeln, langsames Schwimmen usw.) werden circa 5 Kilokalorien verbrannt, während anstrengendere Aktivitäten, wie schnelles Laufen, Tennisspielen, Radfahren mit Steigung oder Aerobic, bis zu 10 Kilokalorien pro Minute erfordern. Nutzen Sie für Ihr Aktivprogramm auch die Möglichkeiten, die der Alltag bietet, z. B. Treppensteigen statt Aufzugfahren, oder mit dem Rad zur Arbeit oder zum Einkaufen fahren.
Das richtige Muskelbenzin für Beruf, Freizeit und Sport sind die Kohlenhydrate. Mit der Energiequelle Kohlenhydrate können übrigens nicht nur unsere Muskeln, sondern auch die Gehirn- und Nervenzellen am besten arbeiten. Und da wertvolle Kohlenhydrate aus Vollkorn, Kartoffeln, Hülsenfrüchten, Gemüse, Salat und Obst praktisch nicht dick machen, können Sie sich an diesen Fitmachern für Körper und Geist auch unbesorgt satt essen.

Für Figur und Herz gleichermaßen gut: Pro Woche circa 2000 Kilokalorien zusätzlich »verbrennen«, am besten, indem Sie große Muskelgruppen mit Ausdauer bewegen.

Auch unsere Psyche mag Kohlenhydrate

Süßhunger kann entstehen, wenn der Blutzuckerspiegel und der Serotoningehalt im Gehirn abnehmen. Dieser Botenstoff im Nervensystem und Gehirn hat auch Einfluß auf unsere Stimmungslage. Kohlenhydratreiche Lebensmittel schaffen die biochemischen Voraussetzungen dafür, daß im Gehirn aus der Serotoninvorstufe Tryptophan, die aus eiweißhaltigen Lebensmitteln stammt, Serotonin gebildet werden kann. Dieser Zusammenhang wird oft falsch dargestellt.

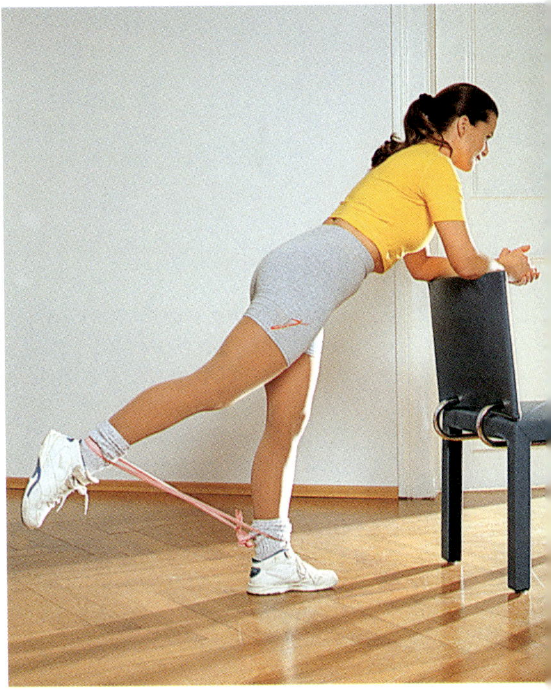

Serotonin und Eiweiß

Nicht eine eiweißreiche Diät mit viel Tryptophan steigert den Serotoninspiegel im Gehirn und damit das Wohlbefinden, sondern eher eine eiweißknappe Kost mit vielen Kohlenhydraten. Die Ursache dafür ist die durch Kohlenhydrate vermittelte Insulinausschüttung, die den Eintritt von Tryptophan aus dem Blut ins Gehirn erleichtert. Aber nicht nur Schokolade und Süßigkeiten, sondern auch Nudeln machen bekanntlich glücklich. Die Bezeichnung »Makkaroni« soll übrigens vom griechischen Wort »makarios« (= der Glückliche) stammen.

Kohlenhydrate als Fitmacher

Wer dagegen allein auf Süßes zur Stimmungsaufheiterung setzt, läuft leicht Gefahr, daß der süße Geschmack den Appetit erhöht. Schließlich kann man sich mit Süßigkeiten regelrecht hungrig essen. Für die Grundversorgung mit stimmungsaufhellenden Kohlenhydraten sind die Fitmacher Brot, Müsli, Kartoffeln, Reis, Nudeln da. Und wenn Sie wirklich Gelüste auf Süßes verspüren, geben Sie diesem Verlangen auch möglichst sofort nach, am besten mit süßem Obst oder einer kleinen Portion Ihrer Lieblingsnascherei. Ein Verzicht würde die Lust nur verstärken und die Stimmung auf den Nullpunkt bringen sowie manchmal zu regelrechten Freßattacken führen, wenn man sich nicht mehr kontrollieren kann.

Übrigens:

Gerade die kohlenhydratarmen Eiweißdiäten vom Typ der Atkins-Diät sind mega-out, weil sie zu Stimmungstiefs führen und einen regelrechten Heißhunger auf Kohlenhydrate erzeugen. Für sportlich Aktive sind kohlenhydratarme Kostformen ohnehin nicht geeignet.

Schlank vom Stoffwechsel: Ein (bio-)logisches Programm

Wir alle verfügen über ein sehr wirksames fettverbrennendes System in Form von stoffwechselaktiver Muskulatur. Aktive Muskelzellen verbrennen Fett, träge Fettzellen speichern Fett. Bewegungsmangel und fettreiche Ernährung ist die unheilige Allianz, die uns dick macht. Die logische Konsequenz daraus: Bewegen Sie sich mehr, und sparen Sie Fett beim Essen. Ja, wir könnten die früher als Dickmacher verteufelten Kohlenhydrate sogar gänzlich freigeben, wenn es uns gelänge, während des Abnehmens nicht mehr als 30 bis 40 Gramm Fett pro Tag und, um schlank zu bleiben, nicht mehr als 60 bis 80 Gramm Fett pro Tag zu essen. Die unteren Werte gelten jeweils für Frauen. Fettbilanzierung statt Kalorienzählen heißt das neue Erfolgskonzept für die schlanke Linie.

Der Dickmacher Fett

Die wirkliche Diätrevolution besteht in der Erkenntnis, daß Kohlenhydratkalorien und Fettkalorien unterschiedlich dick machen. Wenn in einer gemischten Ernährung beide Nährstoffe zusammen gegessen werden, verwendet der Körper die für ihn leichter »verbrennbaren« Kohlenhydrate zur Deckung des laufenden Energiebedarfs, während die Fette ohne große Umbauarbeit gleich in den Fettdepots abgelagert werden. Auf jeden Fall macht es dem Körper mehr Arbeit, Kohlenhydrate in Fett umzuwandeln, im Vergleich zum einfachen »Nahrungsfett-in-Depotfett-Transfer«. Das zuviel gegessene Fett endet buchstäblich in der Sackgasse Fettspeicherung, da der Bedarf für eine Fettmobilisierung beim weitverbreiteten Bewegungsmangel kaum vorhanden ist. Und hier schließt sich der Kreis: Um die unerwünschten Fettdepots zu entleeren, müssen wir in erster Linie große Muskelgruppen ausdauernd bewegen. Eine fettarme Ernährung beugt dagegen einer übermäßigen Fetteinlagerung vor.

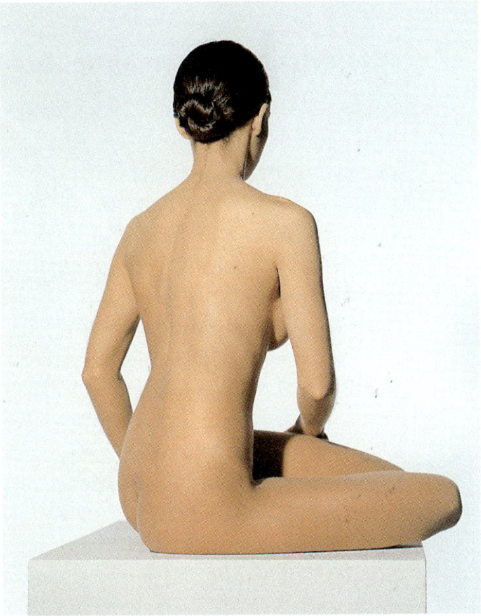

Fette verbrennen im Feuer der Kohlenhydrate

Die biochemischen Vorgänge der Energiegewinnung machen es nicht möglich, daß der Körper nur Fett als Energiequelle verbrennt. Für den vollständigen Abbau der Fette müssen die Verbrennungsöfen auch mit Kohlenhydraten geheizt werden. Dafür und für die Aufrechterhaltung des Blutzuckerspiegels benötigt der Körper eine bestimmte Menge an Kohlenhydraten. Wenn der Nahrungsnachschub ausbleibt, z. B. beim strengen Fasten oder bei extrem kohlenhydratarmen Diäten, muß sich der Körper helfen, indem er aus Körpereiweiß Ersatz für die ausbleibenden Kohlenhydrate schafft.

Was falsche Diäten anrichten

Diese »biochemische Notlösung« geht jedoch auf Kosten der Muskulatur, das heißt unserer körperformenden und stoffwechselaktiven Substanz. Wer durch falsche Diäten aber Eiweißsubstanz abbaut, verliert fettverbrennende Muskeln, ein Grund für den sinkenden Grundumsatz bei langen und rigorosen Diäten. Die nach vielen Diäten zwangsläufig wiederkehrende Gewichtszunahme besteht dagegen leider meistens aus Fettgewebe, das bekanntlich stoffwechselträge ist. So verschlechtern sich die Voraussetzungen für einen schlanken Stoffwechsel.

So nehmen Sie richtig ab!

- Bewegen Sie sich viel.
- Wählen Sie eine Kombination von Ausdaueraktivitäten mit kräftigenden Übungen, die Ihre Körperzusammensetzung (mehr Muskeln, weniger Fett) verbessert.
- Essen Sie viele Kohlenhydrate, allerdings bevorzugt ballaststoffreiche Lebensmittel, weil diese den Blutzucker konstant halten und gut sättigen.
- Trinken Sie reichlich Flüssigkeit (Mineralwasser, verdünnte Säfte, Tee ohne Zucker).
- Essen Sie genügend Eiweiß (beim Abnehmen mindestens 50 Gramm pro Tag), damit Sie nicht an Aktivsubstanz abbauen.
- Sparen Sie ganz konsequent beim Fett, und trinken Sie so wenig Alkohol wie möglich.
- Vermeiden Sie einen Mangel an Vitaminen und Mineralstoffen, denn diese sind Bestandteile von Stoffwechselaktivatoren (Enzyme, Coenzyme) und halten den Stoffwechsel in Schwung. In diesem Zusammenhang sei auch besonders an das Spurenelement Jod erinnert, das für eine gesunde Schilddrüsenfunktion sorgt. Jod stammt aus Seefisch, Meeresfrüchten, Algen und aus Backwaren, die mit Jodsalz hergestellt werden. Eine Schilddrüsenunterfunktion kann träge und dick machen.
- Gänzlich auf Fett zu verzichten ist allerdings auch nicht angebracht, denn wertvolle Pflanzenöle, wie Olivenöl und Keimöle, versorgen uns mit den gesundheitsfördernden einfach und mehrfach ungesättigten Fettsäuren sowie mit Vitamin E.

Machen Süßigkeiten nicht auch dick?

Wer ständig nascht, stimuliert immer wieder die Insulinausschüttung. Dadurch wird dem Fettabbau beim Abnehmen entgegengewirkt. Auch wenn Kohlenhydrate heute nicht mehr *die* Dickmacher sind, sollten wir insgesamt den wertvollen Kohlenhydraten aus Vollkornprodukten, Kartoffeln, Hülsenfrüchten, Gemüse und Obst den Vorzug geben, weil sie die Insulin- und Blutzuckerverhältnisse günstiger beeinflussen und als zusätzliches gesundheitliches Plus vor allem von Vitaminen und Mineralstoffen begleitet sind. Die empfehlenswerten Kohlenhydratspender haben eine hohe Nährstoffdichte (siehe Seite 33), Zucker, zuckerreiche Limonaden und Süßigkeiten dagegen eine Nährstoffdichte von praktisch null. Dies trifft übrigens ebenso für den Honig zu, der also allenfalls ein schmackhaftes Süßungsmittel ist und wie alles Süße (vom Fruchtzucker bis zum Süßstoff), nicht zuletzt aus Gründen des Geschmackstrainings, sparsam dosiert werden sollte. Der Ausdruck »leere« Kalorien ist zwar fachwissenschaftlich nicht ganz korrekt, macht aber deutlich, daß Zucker & Co. im Vergleich zu Lebensmitteln mit einer hohen Dichte an Vitaminen und Mineralstoffen nur sehr einseitig »ausgestattet« sind.

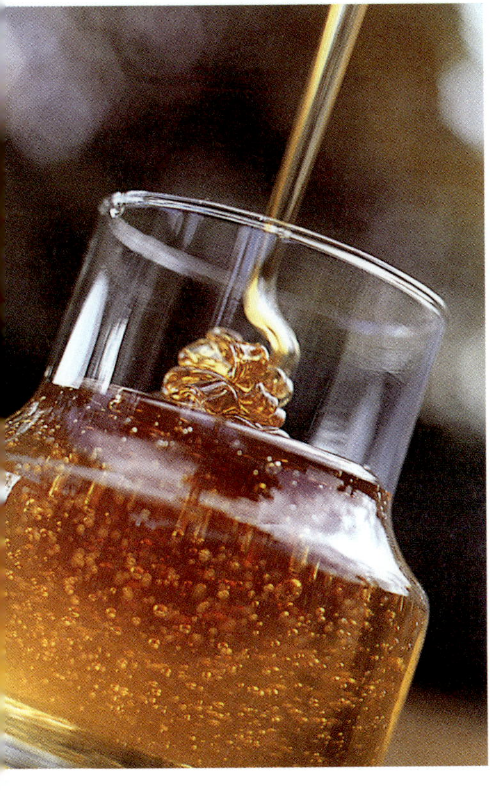

Fette Süßwaren?

Was das Thema Übergewichtsentstehung betrifft, muß allerdings klar gesagt werden, daß viele Süßwaren, wie wir Erwachsene sie bevorzugen, eigentlich »Fettigkeiten« sind. So stammt ein erheblicher, manchmal sogar der größere Anteil der Kalorien in Schokolade, Sahneeis, Pralinen, Gebäck, Schokonüssen, Kuchen usw. ebenso wie bei den Knabbereien (vor allem Chips) aus Fett. Die geschmacklich besonders verführerische Fett-Zucker-Kombination ist für die schlanke Linie und Fitneß allerdings eine (folgen-) schwere Last.

Die besten Sättigungstips

- Genießen Sie bewußt langsam, und kauen Sie gut, denn das Gehirn braucht circa 20 Minuten nach Beginn der Nahrungsaufnahme, bis es Sättigungssignale aus dem Stoffwechsel registriert.
- Essen Sie als Vorspeise stets eine große Portion Rohkostsalat. Rohkost fordert zum Kauen auf und fördert damit ein figurfreundliches Eßtempo.
- Ein großes Glas Wasser, schluckweise vor dem Essen getrunken, ist ebenfalls eine gute Sättigungshilfe.

Fassen wir zusammen

Mit fettreicher Kost nimmt man im Vergleich zu einer kohlenhydratbetonten Ernährung viel leichter zu. Auch der früher so positiv herausgestellte Sättigungseffekt fettreicher Speisen ist längst nicht so gut wie der von kohlenhydrat- und ballaststoffreichen Lebensmitteln. Kohlenhydrat- und ballaststoffreiche Lebensmittel, wie Gemüse, Salate, Vollkornprodukte und Hülsenfrüchte, bieten viel Volumen auf dem Teller, so daß bei einer Ernährungsumstellung auf eine vollwertige, vegetarisch orientierte Kost viele meinen, diese ungewohnte Nahrungsmenge gar nicht »schaffen« zu können. Ein Kalorienvergleich zur konzentrierten fett- und zuckerreichen Kost zeigt aber, daß die mit Kohlenhydraten gefüllten Teller wesentlich »leichter« sind.

Anmerkung zur Tabelle Seite 41: Die in der Tabelle angegebenen Werte sind aufgrund einer leichteren Handhabung auf- bzw. abgerundet. Die Verzehrsmengen sind soweit wie möglich durchschnittlichen Portionsgrößen angepaßt worden (so entspricht beispielsweise eine Scheibe Gouda 30 g).
Obst, Gemüse (mit Ausnahme von Avocados) und Kartoffeln sind praktisch fettfrei – vorausgesetzt, sie werden ohne Fett zubereitet (z. B. Pellkartoffeln statt Pommes frites).
Lebensmittelliste erweitert nach »Richtig Essen Gesellschaft für Ernährungsberatung: Die ›Richtig Essen-Diät‹, Bonn 1995.«

Fett-Tabelle

Diese Tabelle hilft Ihnen bei der Berechnung Ihrer täglichen Fettaufnahme, die beim Abnehmen 30 bis 40 Gramm und bei normaler körperlicher Aktivität den Wert von 60 bis 80 Gramm pro Tag nicht übersteigen sollte.

	1 g Fett sind in ...	**2,5 g Fett sind in ...**	**5 g Fett sind in ...**	**10 g Fett sind in ...**	**20 g Fett sind in ...**
Milch und Milchprodukte (außer Käse)	200 g Buttermilch 140 g Früchtequark 25 g Kondensmilch (4 % Fett) 250 g Magerquark (unter 1 g Fett) 15 g Kondensmilch (7,5 % Fett)	150 ml Milch (1,5 % Fett) 200 g Fruchtjoghurt (1,5 % Fett) 150 g Joghurt (1,5 % Fett) 25 g Saure Sahne (10 % Fett)	140 ml Milch (3,5 % Fett) 130 g Joghurt (3,5 % Fett) 150 g Fruchtjoghurt (3,5 % Fett) 140 ml Kefir (3,5 % Fett) 150 g Dickmilch 25 g Schmand (20 % Fett)	35 g Crème fraîche (30 % Fett) 35 ml Schlagsahne (30 % Fett)	120 g Eisbein 286 g Pute 125 g gemischtes Hackfleisch 120 g Suppenhuhn 115 g Ente 110 g Gänseschenkel 110 g Entenschenkel 100 g Schweinebauch 75 g Bockwurst 65 g Gans 60 g Bratwurst
Käse	125 g Harzer (unter 1 g Fett)	60 g Hüttenkäse 20 g Camembert (30 % Fett i. Tr.) 40 g Frischkäse auf Buttermilchbasis	30 g Butterkäse (30 % Fett i. Tr.) 30 g Gouda (30 % Fett i. Tr.) 30 g Edamer (30 % Fett i. Tr.) 20 g Camembert (45 % Fett i. Tr.) 20 g Butterkäse (50 % Fett i. Tr.)	35 g Edamer (45 % Fett i. Tr.) 35 g Gouda (45 % Fett i. Tr.) 35 g Emmentaler (45 % Fett i. Tr.) 30 g Frischkäse (60 % Fett i. Tr.)	
Wurst	55 g Roastbeef 50 g Sülzen und Aspik	50 g gekochter Schinken 45 g roher geräucherter Schinken 40 g Corned beef 25 g Geflügelmortadella	30 g Jagdwurst 20 g Bierwurst 20 g Plockwurst 20 g Salami	35 g Kalbsleberwurst 35 g Mettwurst (grob) 30 g Blutwurst 30 g Cervelatwurst 30 g Leberwurst (frisch) 25 g Fleischwurst	

	1 g Fett sind in...	2,5 g Fett sind in...	5 g Fett sind in...	10 g Fett sind in...	20 g Fett sind in...
Fleisch	145 g Hühnchenbrust (frisch) 100 g Putenbrust (frisch)	140 g Kalbsbraten (Keule) 130 g Schweineschnitzel 125 g Schweinefilet 85 g Kalbsbraten (Schulter) 85 g Tatar	160 g Kalbsschnitzel 125 g Rinderfilet 115 g Kalbsleber 110 g Roastbeef 95 g Schweinekotelett 95 g Rinderbraten (Schulter) 90 g Schweinebraten (Keule) 60 g Hochrippe	130 g Kalbskotelett 115 g Putenschenkel 105 g gebratene Hühnchenbrust 90 g Kasseler Kotelett (gegart) 80 g Rinderbraten (Brustkern) 75 g Rinderhackfleisch	
Fisch	150 g Schellfisch 150 g Kabeljau 110 g Seelachs	130 g Scholle	150 g Forelle 140 g Rotbarsch	160 g Lachs (frisch) 80 g geräucherte Makrele 70 g gesalzener Hering 65 g Thunfisch (Konserve)	80 g geräucherter Aal
Fett und Öle			10 g Halbfettmargarine 15 g Mayonnaise (50 % Fett)	10 g Margarine 10 g Butter 10 g Distelöl 10 g Sonnenblumenöl 10 g Olivenöl 10 g Butterschmalz 10 g Mayonnaise (80 % Fett)	20 g Kokosfett
Brot und Getreideprodukte	100 g Misch- oder Vollkornbrot 100 g Teigwaren, gekocht 100 g Vollkornreis, gekocht 50 g Weizenvollkorn, geschrotet	30 g Haferflocken	100 g Müslimischung ohne Nüsse mit Trockenobst		

	1 g Fett sind in...	2,5 g Fett sind in...	5 g Fett sind in...	10 g Fett sind in...	20 g Fett sind in...
Hülsenfrüchte	100 g Sojasprossen (frisch) 70 g Linsen, reif, getrocknet	110 g Tofu			
Fertiggerichte		100 g Ravioli mit Tomatensoße		120 g Frühlingsrolle	200 g Creme-Rahmsuppe 165 g Hülsenfrüchte-Eintopf 160 g Lasagne 150 g Hamburger 145 g Pizza
Snacks	100 g Reis Crispies 1 Vollkornzwieback (10 g)	50 g Löffelbiskuit		30 g Erdnußflips 25 g Kartoffelchips	50 g Cashewnüsse 40 g Erdnüsse 35 g Mandeln 35 g Pistazien (geröstet, gesalzen) 30 g Haselnüsse 30 g Paranüsse
Süßes/ Backwaren	75 g Fruchteis	105 g Milcheis	25 g Müsli-Riegel 25 g Butterkeks	60 g Schokoriegel 30 g Milchschokolade 30 g Pralinen (ca. 3 Stück) 115 g Obstkuchen 65 g Rührkuchen 40 g Vollkornkeks	125 g Torte 60 g Blätterteig-Croissant
Sonstiges		25 g Nuß-Nougat-Creme 20 g Vegetarische Pasten	70 g Haferflocken 50 g Hühnerei (Gewichtsklasse 5)	20 g Erdnußbutter/-mus 100 g Pommes frites	85 g Avocado

Attackieren Sie Ihr Fett von beiden Seiten!

Die Empfehlung, Fett beim Essen zu sparen und mehr Fett durch körperliche Aktivität zu verbrennen, ist nach dem derzeitigen Stand des Wissens die einzige seriöse und verläßliche Strategie zum Abspecken. Dennoch setzen viele auf bequemere Lösungen, unter anderem auf sogenannte »fatburner« (= Fettverbrenner) in Form von Präparaten. Was ist davon eigentlich zu halten?

Die Rolle des Carnitin

Carnitin ist eine äußerst wichtige Substanz im Fettstoffwechsel, aber sie wird (von der Werbung) meist falsch angepriesen und vom Anwender auch oft falsch verstanden. Carnitin allein verbrennt kein Fett und kommt überhaupt im Stoffwechsel erst zum Zuge, wenn durch andauernde körperliche Betätigung der Bedarf für Fettverbrennung entsteht. Was ist also dran am »Fleischfaktor« L-Carnitin (lat. *carne* = Fleisch), der in der Geschichte der Vitaminforschung auch schon Vitamin B 7, B 11 und BT oder Vitamin T genannt wurde?

Kein Fettabbau ohne Carnitin

Der Vitamincharakter wurde zwar nicht bestätigt, und L-Carnitin gehört auch weder in Deutschland noch in den USA zu den anerkannten essentiellen Nährstoffen. Unumstritten ist aber die physiologische Bedeutung des »Biocarriers« (Transportstoffs) Carnitin, der sogenannte langkettige Fettsäuren, Bestandteile des Körperfetts, in die Mitochondrien (= Kraftwerke der Zellen) einschleust. Dort findet der Fettsäureabbau, also die Energiegewinnung aus Fettsäuren, statt. Ohne Carnitin kein Fettabbau. Das ist soweit richtig, nur lästige Fettpolster jetzt einfach durch Schlukken von L-Carnitin-Präparaten loswerden zu können, das funktioniert so einfach (leider) nicht. Wie schön wäre es, wenn schweißtreibende Trimm-Übungen und öde Hungerkuren mit dem »Fett-Schmelzer« Carnitin ganz ohne Diät endlich der Vergangenheit angehören würden.

Carnitin schlucken macht nicht schlank

Das Wichtigste vorweg: Der wirksamste Fettverbrenner ist unser Muskel. Nur wenn wir ausdauernd trainieren, findet ein vermehrter Fettabbau zwecks Energiegewinnung statt. Wir müssen den Bedarf also durch eigenes Zutun erst schaffen. Die Carnitin-Pille allein verbrennt kein Fett. Carnitin – und das ist das zweite stichhaltige Argument gegen entsprechende Schlankheitsmittel – ist kein essentieller Nährstoff, da der Körper den eiweißähnlichen Muskelstoff vor allem in Leber und Niere selbst synthetisieren kann. Die wichtigsten Ausgangsstoffe sind die beiden Eiweißbausteine Lysin und Methionin. Die Synthese findet unter der Beteiligung von Vitamin B 6, Folsäure, Vitamin C und Eisen statt. Die B-Vitamine und Eisen sind neben den Eiweißbausteinen Lysin und Methionin auch im Muskelfleisch vorhanden, das sogar Quelle für fertiges Carnitin ist. Je dunkler das Fleisch (Rind, Schaf), desto höher ist sein Carnitingehalt. Eigensynthese, Carnitingehalt der Nahrung (falls Fleisch gegessen wird) und ein wirksames »Recyclingsystem« schützen den Körper vor Carnitinmangel, so daß nach derzeitigem Wissensstand keine Empfehlung gegeben werden kann, zum Abnehmen zusätzlich L-Carnitin zu schlucken.

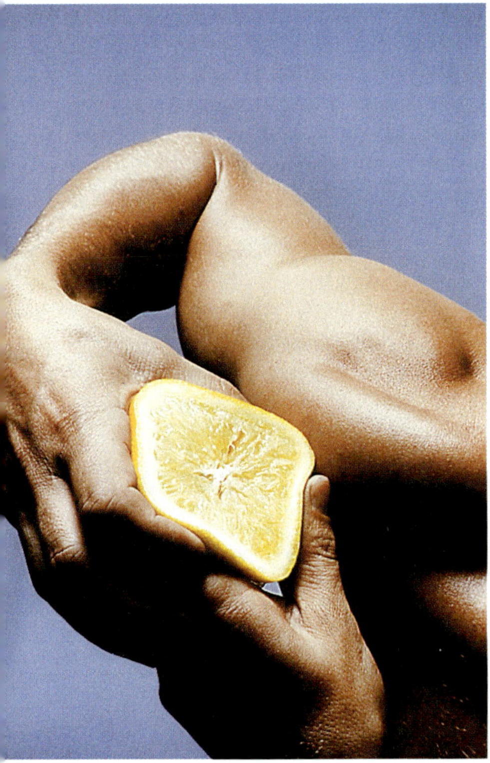

Fazit: Fit durch Ausdauertraining

Carnitin stellt der Körper selbst her. In einen Carnitinmangel könnten allenfalls strenge Vegetarier geraten. Aber die sind aufgrund ihrer fettarmen, ballaststoffreichen Ernährung selten übergewichtig. Und daß zusätzliches Carnitin ohne vermehrte Bewegung die Fettverbrennung ankurbelt, ist nicht bestätigt worden. Nur eine Steigerung der Beta-Oxidation durch Training führt zu vermehrter Fettsäureverbrennung. Etwas anders ist dagegen viel wichtiger. Eine wesentliche Voraussetzung dafür, überhaupt Kalorien in nennenswertem Umfang abzubauen, ist eine ausreichende Muskelmasse. Ein kräftigendes Aufbautraining erhöht die stoffwechselaktive Muskelmasse, und Ausdauerübungen fördern die wirksame Beta-Oxidation, das heißt die Energiegewinnung aus Fettsäuren in den Kraftwerken der Muskelzellen. Beides zusammen macht schlank und fit. Die Ernährung unterstützt das Fitneßprogramm, indem sie die Bausteine für die Fitneß (Proteine) und die Hochleistungsnährstoffe für einen aktiven Stoffwechsel (mehrfach ungesättigte Fettsäuren, B-Vitamine, Vitamin C, Spurenelemente usw.) liefert.

Zwei wichtige Gesichtspunkte wollen wir nicht außer acht lassen – nämlich die Fragen nach der Bedeutung des Wasserhaushalts und der Getränke beim Abnehmen sowie die Frage nach dem richtigen Eßrhythmus.

Essen und Trimmen – beides muß stimmen!

Essen und Trinken im 2-bis-3-Stunden-Takt

Geht es Ihnen auch so? Morgens haben Sie keine Zeit für ein Frühstück oder einfach noch keinen richtigen Appetit. Tagsüber schmeckt Ihnen das Kantinenessen nicht, oder es fehlt ebenfalls wieder die Zeit für eine kleine Mahlzeit zwischendurch. Aber abends, wenn man dann Zeit und Ruhe hat, werden die ausgefallenen Mahlzeiten nachgeholt. Wer allerdings üppige Einzelportionen – noch dazu abends – verdrückt, trainiert nur sein energiespeicherndes System auf Vorratshaltung. Über den Tag verteilte kleine Mahlzeiten setzen dagegen weniger an, halten den Blutzucker konstant und beugen Heißhunger vor. Essen und Trinken im 2-bis-3-Stunden-Takt ist ein figurfreundlicher Eßrhythmus. Sie können morgens mit frischem Obst oder einem kleinen Müsli mit Joghurt beginnen. Auch zwischendurch sind frisches Obst und Gemüse der Jahreszeit schmackhafte Begleiter von kleinen Imbißmahlzeiten, z. B. in Kombination mit Brot und einem fettarmen Milchprodukt oder Geflügelfleisch. Und wer erst abends Zeit zum Kochen und Essen hat, kann durchaus eine kleine warme Mahlzeit genießen, z. B. Fisch gedünstet in der Folie oder gegrillt mit frischen Kräutern und gedünstetes Gemüse oder Salat dazu oder ein vegetarisches Pilzrisotto.

Das Trinken nicht vergessen!

Wer beim Abnehmen oder nach dem Sport oder der Sauna wenig trinkt, um schnellere Gewichtsverluste auf der Waage zu erzielen, betrügt sich nur selbst. Wasserverluste zeigen sich zwar am schnellsten auf der Waage, zählen aber nicht beim eigentlichen Ziel des Abnehmens, nämlich dem Abbau von Fettgewebe.

Auch wer zu Wasseransammlungen neigt, sollte »normal« trinken, dafür aber ganz sparsam mit Kochsalz umgehen, das bekanntlich Wasser bindet. Kaliumreiche Lebensmittel (Obst, Trockenfrüchte, ungesalzene Reis- und Gemüsegerichte) fördern dagegen die Entwässerung. Kalium ist der Gegenspieler von Natrium (dem Kochsalzbestandteil).

Genügend trinken ist auch wichtig für das gesunde Aussehen der Haut. Wer zuwenig trinkt, bekommt leicht Knitterfältchen, und die Haut verliert an Spannung.

Das billigste Schlankheits-, Fitneß- und Beautyelixier

Trinken Sie täglich eine große Flasche magnesiumhaltiges Mineralwasser. So decken Sie circa die Hälfte Ihres täglichen Flüssigkeitsbedarfs zum Null-Kalorien-Tarif. Falls Sie sich nicht nur auf Ihren Durst verlassen wollen, stellen Sie sich die Flasche in sicht- und greifbare Nähe, damit Sie ans Trinken erinnert werden.

Übrigens:

Beim Abnehmen müssen Sie sogar mehr trinken (eher 3 statt 2 Liter!), um die sauren Stoffwechselprodukte des Fettabbaus über die Nieren auszuscheiden. Empfehlenswerte Durstlöscher sind magnesiumhaltiges Mineralwasser, gut verdünnte Fruchtsäfte (1 : 3 mit Wasser oder Mineralwasser), Gemüsesäfte, Kräuter- und Früchtetees, Buttermilch oder Trinkmolke. Auch fettarme Gemüsebrühen sind eine gute Flüssigkeitsquelle.

Fitneß-Food: Die Fitmacher aus der Nahrung

Wir benötigen Nährstoffe für Fitneß, Gesundheit und Wohlbefinden, essen aber Lebensmittel. Die Weichen für eine ausgewogene und vollwertige Ernährung werden deshalb beim Einkauf und in der Küche gestellt. Ein vielseitiger – am Angebot der Jahreszeit orientierter – Speiseplan sowie eine leichte Frischeküche sind gerade richtig für uns. Einseitigkeit bei der Lebensmittelauswahl, Essen nur aus der Dose sowie schwere (fette), nicht mehr zeitgemäße Saucen und Zubereitungen sind gleichermaßen fehl am Platz.

Alle Ernährungsempfehlungen müssen Lebensmittelempfehlungen sein

Das solide Fundament jeder Fitneßküche sind stärkereiche Lebensmittel, wie Getreideprodukte, Hülsenfrüchte und Kartoffeln. Wenn sie fettarm zubereitet sind, können wir uns daran satt essen. Ihr Nährstoffplus ergibt sich aus dem Langzeit-Energiespender Stärke und dem begleitenden Gehalt an Ballaststoffen, B-Vitaminen, wertvollem pflanzlichem Eiweiß sowie dem Hochleistungselement Magnesium. Bei den Getreideprodukten – vom Brot bis zu Nudeln – gilt natürlich: *Vollkorn ist wertvoll.*

Ernährungs-Tip:

Pellkartoffeln sind besonders nährstoffreich, schmackhaft und praktisch fettfrei. Pommes frites können bis zu 15 Prozent, Bratkartoffeln 20 Prozent und mehr sowie Kartoffelchips sogar bis zu 40 Prozent Fett enthalten. Besonders nährwertschonend und energiesparend kann Reis gegart werden, wenn man ihn mit der doppelten Menge heißen Wassers bei geringer Hitze im geschlossenen Topf circa 20 Minuten – bei Vollkornreis gut 30 Minuten – quellen läßt. Und last, but not least: Achten Sie beim Brot darauf, daß es wirklich »Vollkorn« ist, das heißt aus dem ganzen Korn grob geschrotet oder fein gemahlen hergestellt wird. Kaufen Sie Brot im Reformhaus, Bioladen oder in der Vollkorn-Bäckerei, und fragen Sie nach der entsprechenden Qualität!

Das Wort »Beilage« wird der Bedeutung der Stärketräger für die Ernährung überhaupt nicht mehr gerecht. Zusammen mit Gemüse sollten Kartoffeln, Teigwaren oder Reis ja die Hauptsache bei einer Mahlzeit sein. Nudeln, Reis oder Kartoffeln werden häufig als Hauptgerichte oder Vorspeisen angeboten. Beispiele sind Lasagne, Risotto, Aufläufe, Eintöpfe und Folienkartoffeln mit Kräuterquarksauce.

Die Top 10 der Fitmacher aus der Stärkegruppe

Vollkornmehl und -schrot
Getreidekeime und Sojabohnensprossen
Müsli aus Vollkornschrot oder -flocken
Vollkornbrot/-brötchen
Hirse
Vollkornhaferflocken
Wilder Reis
Vollkornreis
Vollkornteigwaren
Pellkartoffeln

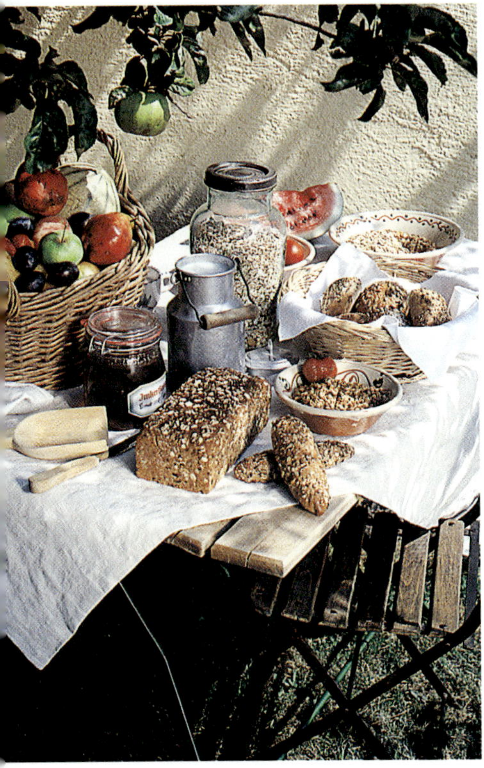

Gemüse sind die gesunden Aufsteiger in unserer Küche

Dennoch essen wir noch längst nicht soviel davon wie unsere südeuropäischen Nachbarn, die zwei- bis dreimal mehr Gemüse und Obst essen und damit gesünder genießen als wir.

Übrigens:

Neben der Kost der Mittelmeerländer ist auch die japanische Ernährung Fitneßküche für Herz und Kreislauf. Neben dem hohen Gemüseverzehr und dem niedrigen Fettanteil macht der bevorzugte Fischverzehr das gesundheitliche Plus aus.

Gesundheitsschutz

Gemüse, zum Beispiel Paprika und Brokkoli, sind mehr als nur eine große Vitaminkapsel. Die Wissenschaft beschäftigt sich zur Zeit sehr intensiv mit den sogenannten sekundären, bioaktiven Pflanzensubstanzen. Sie verursachen Geruch, Geschmack und Farbe bei Pflanzen und haben ein Wirkungsspektrum, das man mit antioxidativ, antibakteriell, antikanzerogen und immunstärkend bezeichnen kann. Besonders gesundheitsschützend wirken die Bioflavonoide, die in vielen Obst- und Gemüsearten, aber auch im grünen Tee vorkommen. Ein entsprechend hoher Verzehr dieser pflanzlichen Lebensmittel kann Herz-Kreislauf- und Krebserkrankungen vorbeugen. Essen Sie täglich mindestens zwei Portionen Gemüse, einmal als Rohkost und einmal gedünstet, sowie mindestens zwei Portionen frisches Obst.

Fitmacher

Gemüse ist gesund, weil es voller Fitmachernährstoffe und Schutzstoffe (Kalium, Magnesium, Beta-Carotin, Vitamin C usw.) steckt. Gemüse (mit Ausnahme der Avocados) ist natürlich »leicht« und hat von allen Lebensmitteln die höchste Nährstoffdichte, das heißt ein optimales Vitamin-Mineralstoff-Kalorien-Verhältnis. Nur wenn wir die tierischen Lebensmittel mengenmäßig einschränken und mehr pflanzliche Lebensmittel – vor allem Gemüse – essen, können wir die für unsere Abwehrkräfte und Gesundheit so wichtigen Schutzvitamine in genügender Menge aufnehmen.

Am besten Gemüse der Saison

Bevorzugen Sie möglichst frische Produkte der Region und der Saison, am besten aus ökologischem Anbau. Diese Produkte haben mehr Zeit zum Reifen, müssen weniger transportiert und gelagert werden. Gemüse der Saison, das natürlich gereift geerntet wird, ist wohlschmeckend und nährstoffreich und enthält entsprechend weniger Schadstoffe (Nitrat). Neben Frischgemüse bietet tiefgefrorenes Gemüse die beste Möglichkeit, diese vitamin- und mineralstoffreiche und schmackhafte Lebensmittelgruppe möglichst oft und abwechslungsreich auf den Tisch zu bringen.

Die Top 10 der Gemüse

- Paprika, rot und gelb
- Brokkoli
- Grünkohl
- Spinat, Mangold
- Römer Salat
- Feldsalat
- Möhren
- Grüne Bohnen
- Rettich
- Grüne Erbsen, frisch oder tiefgefroren

Ernährungs-Tip:

Mit reichlich frischen oder tiefgefrorenen Küchenkräutern ebenso wie mit selbstgezogenen Sprossen können Sie auch mal ein Fertiggericht in Geschmack und Nährwert auffrischen.

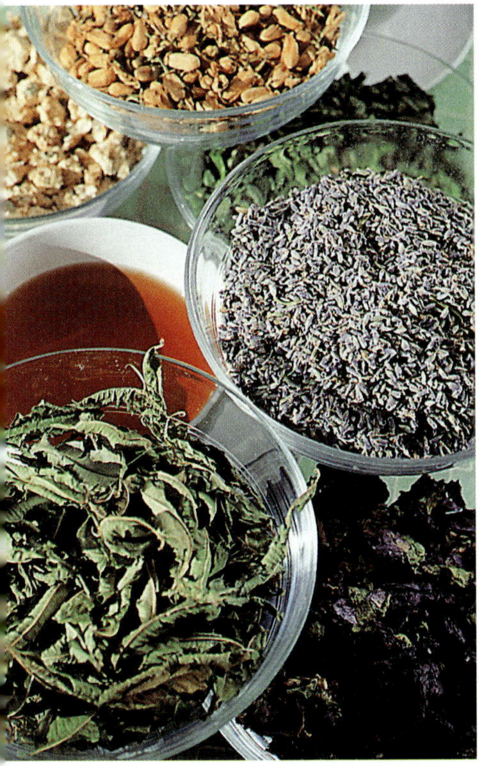

Küchenkräuter und Gewürze

Früher kannte man in der deutschen Küche vor allem Salz und Pfeffer als Gewürze. Damit sollten Sie allerdings geizen. Verschwenderisch darf man dagegen mit allen frischen und tiefgefrorenen Küchenkräutern umgehen. Sie machen neben Gemüse die Abwechslung beim Essen aus, sind vitamin- und mineralstoffreich (beispielsweise Eisen). Die sekundären Pflanzenstoffe in Kräutern und Gewürzen haben teilweise natürliche antibiotische Eigenschaften (zum Beispiel in Senf, Kresse, Knoblauch, Zwiebeln und Meerrettich) und fördern die Produktion der Verdauungssäfte. Dadurch machen sie viele Speisen bekömmlicher. Gewürze und Küchenkräuter haben bekanntlich zum Teil Arzneimitteleigenschaften (zum Beispiel Bitterstoffe). Kümmel, Fenchel, Majoran wirken zum Beispiel wohltuend im Bereich von Magen und Darm.

Welches Küchenkraut und Gewürz paßt zu welcher Speise?

Anis:	Süßspeisen
Basilikum:	Salat, Gemüse, Fleisch, Kräuteressig
Bohnenkraut:	vegetarische Bratlinge, Gemüse, Pilzgerichte
Borretsch:	grüne Salate, vegetarische Teigmassen
Curry:	Fleisch, Fisch und Reisgerichte
Dill:	Butter, Quark, Salate, helle Saucen, Fischgerichte
Estragon:	Gemüsebrühen, Ragouts aus Soja, Kräuteressig
Ingwer:	Obstspeisen, Mixgetränke, Rohkost, Saucen
Kerbel:	Butter, Eierspeisen, Remouladensoßen
Knoblauch:	fast alle Gerichte
Kresse:	Butter, Eier, Fleisch- und Quarkspeisen
Kümmel:	Brot, Quark, Sülze, Kohlgemüse
Lorbeer:	Gemüsebrühe, Suppen, Marinaden, Fleisch- und Fischgerichte
Majoran:	Kartoffelgerichte, vegetarische Bratlinge, Saucen, Tomatengerichte
Meerrettich:	Saucen, Sahne, Salatsaucen
Muskat:	Lebkuchen, Reis-, Kartoffelgerichte, Suppen
Nelken:	Gebäck, Kompott, Marinaden
Paprika:	fast alle Gerichte
Rosmarin:	Tomaten-, Pilz-, Kartoffelgerichte, Saucen und Salate
Safran:	Backwaren, Saucen und Reisgerichte
Salbei:	Eier, Fleisch- und Fischspeisen
Senfkörner:	Marinaden, Salatsaucen, Gemüse
Thymian:	Pasteten, Saucen, Tomatengerichte
Vanille:	Milch- und Sahnespeisen, Eis, Früchte, Gebäck
Zimt:	Obst, Kompott, Süßspeisen

Obst = Vitamine in ihrer schmackhaftesten Form

Beim Genuß von frischem Obst werden dem Körper viele lebensnotwendige Nährstoffe vom Provitamin A, über Kalium und den quellfähigen Ballaststoffen bis zum Wasser angeboten. Obstgenuß erfrischt, im Sommer sowie nach Fitneßaktivitäten sind wasserreiche Früchte gute Durstlöscher, die aufgrund ihres fruchteigenen Zucker- und Kaliumgehalts gezielt zur Regeneration beitragen.

Die Top 10 der süßen Früchte

Erdbeere, Himbeere, Johannisbeere

Orangen, Grapefruit

Kiwi

Guave, Papaya, Mango

Banane

Honigmelone

Apfel, Birne

Kirsche, Pflaume

Zitrone

Wassermelone

Ernährungs-Tip:

Die gesündeste Süße steckt sicherlich in reifem Obst. Zum Süßen von Müsli und als fettarme Energiespender für zwischendurch eignen sich auch kaliumreiche Trockenfrüchte (am besten ungeschwefelt). Gute Einkaufsquellen für Obst (und Gemüse) sind Wochenmärkte und spezielle Obst- und Gemüsefachgeschäfte. Möglichst Früchte der Jahreszeit genießen. Obst vor dem Verzehr gründlich putzen, waschen oder schälen.

Die Milch macht's!

Ein tägliches »Muß« als Ergänzung der pflanzlichen Ernährungsgrundlage sind Trinkmilch und Milchprodukte – vom Joghurt bis zum Käse. Kein anderes Lebensmittel versorgt uns gleichzeitig so gut mit Calcium, Vitamin B 2 und hochwertigem Protein wie diese weißen Fitmacher. Der Fettgehalt als »Nachteil« bei einer figur- und fitneßbewußten Ernährung ist beim Verzehr von Trinkmilch, Joghurt und Kefir im Vergleich zu den Käsesorten nicht so ausschlaggebend. Beim Käse sollten Sie möglichst die Mager- bzw. fettarmen Stufen (unter 30 Prozent Fett in der Trockenmasse) bevorzugen. Buttermilch ist ein fettarmer Durstlöscher und erfrischt auch als Mixgetränk mit frischen Früchten.

Was tun bei Milchzuckerunverträglichkeit?

Wer Trinkmilch nicht verträgt, kann an einer Milchzuckerunverträglichkeit leiden. Bevor Sie aber ganz auf das weiße Sortiment verzichten, probieren Sie Joghurt, Quark und Käse aus, weil bei diesen Milchprodukten durch die Milchsäurebakterien ein Teil des Milchzuckers zu Milchsäure abgebaut worden ist. Oft werden diese Milcherzeugnisse besser vertragen als das Ausgangsprodukt Milch. Neu im Markt sind auch Milchprodukte mit sogenannten probiotischen Milchsäure-Bakterienkulturen, die aktiv die gesunde Darmflora fördern, die für unsere Abwehrkräfte und unser Wohlbefinden so wichtig ist. Ein milchähnliches Erzeugnis wird aus der Sojabohne gewonnen. Es ist cholesterinfrei, aber auch calciumärmer als die Kuhmilch, falls der Sojadrink nicht mit Calcium angereichert ist. Dieses pflanzliche Milchersatzprodukt bietet vor allem Vorteile bei Milcheiweißallergien und kann wie Milch verwendet werden.

Die Top 10 der weißen Fitmacher

- Kochkäse (Magerstufe)
- Buttermilch
- Magerquark
- Joghurt, Kefir, Dickmilch (1,5 % bis 3,5 % Fett)
- Trinkmilch (1,5 % bis 3,5 % Fett)
- Körniger Frischkäse (»Hüttenkäse«)
- Schichtkäse/Topfen
- Käse unter 30 % Fett i. Tr.
- Molkengetränke (Trinkmolke, auch in fruchtiger Zubereitung)
- Eiklar (2 bis 3 Eier insgesamt pro Woche sind ein guter Anhaltspunkt)

Kraftpakete: Proteinreiches vom Fleisch bis Tofu

Bei der im allgemeinen guten Eiweißversorgung in unserer heutigen Ernährung spielen Fleisch und Fisch eher als B-Vitamin- und Spurenelementquelle (Eisen, Zink, Jod und Selen) eine Rolle. Vegetarier ersetzen tierisches Eiweiß aus Fleisch und Fisch durch Milch und Milchprodukte sowie durch einen höheren Anteil pflanzlicher Proteinquellen – insbesondere Getreide und Hülsenfrüchte. Tofu ist ein quarkähnliches Sojaerzeugnis und bedarf einer pfiffigen Zubereitung, damit es nicht fade schmeckt. Soja-»Ersatzfleisch« aber lehnen wir wegen der intensiven Verarbeitung eher ab. Gerade bei dieser Lebensmittelgruppe gibt es viele Pro- und Contra-Argumente, nicht zuletzt spielen auch persönliche Einstellung und individuelle Vorlieben eine große Rolle. Wer kann beim Thema Fleisch heute schon sachlich ernährungsphysiologische und emotionale Argumente sauber trennen? Wir möchten Ihnen die Entscheidung für eine persönlich richtige Ernährung selbst überlassen.

Vernünftiger Fleischkonsum

Fleisch essen muß niemand, und Wurst kann durch pflanzliche Brotaufstriche und Käse als Brotbelag ersetzt werden. Wer eine vernünftige Orientierung sucht, kann ein- bis zweimal in der Woche Seefisch und ein- bis zweimal in der Woche Fleisch (z. B. Geflügel, Lamm oder Rind) essen. Der Fairneß wegen sei vermerkt, daß Schweinefleisch heute deutlich fettärmer ist, als es noch in vielen Nährwerttabellen und Büchern angegeben wird.

Wie steht's mit Fisch?

Krabben, Muscheln, Hummer & Co. sind wie Innereien (Kalbsleber) geschätzte Delikatessen, fettarm und mineralstoffreich. Dafür fällt ihr hoher Cholesteringehalt ins Gewicht. Wer diese Lebensmittel mag, darf Sie gelegentlich auf den Speiseplan setzen.

Ernährungs-Tip:

Wer weniger Fleisch essen möchte, kann die Fleischportion auch optisch strecken, indem man Fleisch schnetzelt und mit viel Gemüse als Pfannengericht oder einen Eintopf mit kleingeschnittenem Rind- oder Geflügelfleisch zubereitet. Auch Fleisch-Gemüse-Spieße sind eine gute Möglichkeit für »ausgewogene Mengenverhältnisse« beim Essen.

Die Top 10 der eiweißreichen Drei: Fisch, Fleisch und Soja

Schellfisch, Kabeljau, Steinbeißer, Rotbarsch

Seezunge, Scholle, Seeteufel

Loup de mer (Seewolf), Lachs

Thunfisch, frisch oder in Wasser konserviert

Hähnchenbrust und Geflügelaufschnitt

Putenfleisch

Rinderfilet

Lammfilet

Schweinefilet, Schnitzel ohne Panade

Tofu

Fische und Fischerzeugnisse zählen zu den ernährungsphysiologisch wertvollsten Lebensmitteln. Sie enthalten:

- biologisch hochwertiges und leicht verdauliches Eiweiß,
- Mineralstoffe, insbesondere Jod, in Salzwasserfischen,
- mehrfach ungesättigte Fettsäuren im Fett von Kaltwasserfischen wie Makrele, Hering und Wildlachs. Diese Fettsäuren sind wichtig für die Gesunderhaltung unserer Blutgefäße.

Als Jodlieferant gehört Seefisch mindestens einmal wöchentlich auf den Speiseplan.

Nach der Höhe des Fettgehaltes unterteilt man Fisch in:

Magerfische (bis 1 Prozent Fett):
Barsch, Hecht, Kabeljau (Dorsch), Schellfisch, Scholle, Seelachs, Seezunge, Zander;

mittelfette Fische (bis 10 Prozent Fett):
Brasse, Forelle, Heilbutt, Karpfen, Rotbarsch;

Fettfische (mehr als 10 Prozent Fett):
Aal, Hering, Lachs, Makrele, Thunfisch, Waller.

> ***Wichtig:***
>
> ***Nur wenn Sie sich regelmäßig wiegen, können Sie überflüssige Pfunde schnell entdecken und bekämpfen. Bei der zuverlässigen Gewichtskontrolle hilft Ihnen außerdem der Gewichts-Paß (siehe Seite 221).***

Wasser – das Lebensmittel Nr. 1

Wasser ist Inhaltsstoff vieler Lebensmittel, zum Beispiel von Obst, Gemüse und Quark sowie Hauptbestandteil aller Getränke – vom Apfelsaft bis zur Zitrusfruchtlimonade. Genauso wie beim Essen sollten wir abwechslungsreich trinken und eine gesunde Mischung zwischen Fitneß- und Gesundheitsanforderungen (magnesiumreiches Mineralwasser, kaliumreiche Fruchtsäfte, wertvolle Kräutertees) und Genußansprüchen finden (alkoholische und coffeinhaltige Getränke). Hier muß jede(r) das für sie/ihn zuträgliche Maß herausfinden, wobei allerdings die tägliche »Pflichtmenge« von circa 1,5 Liter Trinkflüssigkeit weder aus alkoholischen noch coffeinhaltigen Getränken bestehen sollte. Beide Genußmittel tragen nämlich aufgrund ihrer diuretischen (= die Harnproduktion anregende) Wirkung nicht oder nur unzureichend zur Auffüllung der Flüssigkeitsbilanz bei.

**Ihr persönlicher Ernährungscheck:
Essen und trinken Sie abwechslungsreich, genug und das Richtige?**

Essen Sie täglich Vollkornprodukte?	Ja ○	Nein ○
Genießen Sie täglich mindestens zwei Portionen frisches Obst?	Ja ○	Nein ○
Kommt bei Ihnen täglich zweimal Gemüse (z. B. als Salat oder gedünstet) auf den Tisch?	Ja ○	Nein ○
Sind Sie fettbewußt beim Kochen und bei der Nahrungszubereitung?	Ja ○	Nein ○
Bevorzugen Sie fettarme Lebensmittel?	Ja ○	Nein ○
Essen Sie jede Woche mindestens einmal Fisch?	Ja ○	Nein ○
Trinken Sie täglich mindestens 1,5 Liter Flüssigkeit (außer Kaffee und Alkohol)?	Ja ○	Nein ○
Essen Sie gerne Kartoffeln, Reis und Nudeln?	Ja ○	Nein ○
Probieren Sie gerne neue Rezepte aus?	Ja ○	Nein○
Ist bei Ihnen die Fleischportion kleiner als die Gemüsebeilage?	Ja ○	Nein ○
Essen Sie nicht mehr als 3 Eier pro Woche?	Ja ○	Nein ○
Verzehren Sie täglich mindestens ein Lebensmittel aus der Gruppe Milch und Milchprodukte?	Ja ○	Nein ○
Würzen Sie reichlich mit frischen oder tiefgefrorenen Küchenkräutern?	Ja ○	Nein ○
Essen Sie öfter kleine Mahlzeiten anstatt weniger üppige Portionen?	Ja ○	Nein ○

Auswertung: Jedes »Nein« bedeutet, daß Sie Ihre persönliche Ernährung überdenken sollten bzw. noch verbessern können!

Schönmacher aus der Küche

Schönheitspflege von außen ist seit Jahrtausenden ein wichtiges Ritual für den Menschen. Schönheit kommt aber auch von innen aus der Harmonie von Körper, Geist und Seele sowie aus einem gesunden Stoffwechsel. Gesundheit strahlt etwas aus: Lebensfreude, Zuversicht und Schwung. Je besser der gesamte physische und psychische Zustand eines Menschen ist, desto besser ist sein Hautbild. Die Haut gilt als Visitenkarte, die Rückschlüsse auf unsere Lebensweise zuläßt. Die wichtigsten Voraussetzungen für ein attraktives und gepflegtes äußeres Erscheinungsbild im Sinne einer ganzheitlichen Kosmetik sind:

- Sorgfältige Hygiene und Körperpflege
- Genügend Bewegung und Schlaf
- Wirksamer Licht- und Sonnenschutz
- Ausgewogene und vollwertige Ernährung einschließlich genügend Trinkflüssigkeit
- Maßvoller Umgang mit Genußmitteln, wobei es am besten ist, auf Nikotin ganz zu verzichten
- Positive Lebenshaltung und -einstellung

Wunderwerk Haut: mehr als nur eine schöne Hülle

Die Haut ist unser größtes und vielseitigstes Organ. Sie umhüllt das Innere des Körpers, schützt vor äußeren Schädigungen und stellt den Kontakt zur Umwelt her. Im einzelnen ist die Haut ein Schutz-, Sinnes-, Atmungs- und Ausscheidungsorgan. Durch die Schweißproduktion ist sie an der Körpertemperaturregulation beteiligt. Über die Schweißdrüsen werden Wasser, Salze und Stoffwechselendprodukte ausgeschieden. In der Haut wird ebenfalls unter UV-Lichteinfluß das für den Calciumhaushalt und Knochenstoffwechsel unentbehrliche Vitamin D (»Sonnenvitamin«) gebildet. Schließlich ist die Haut

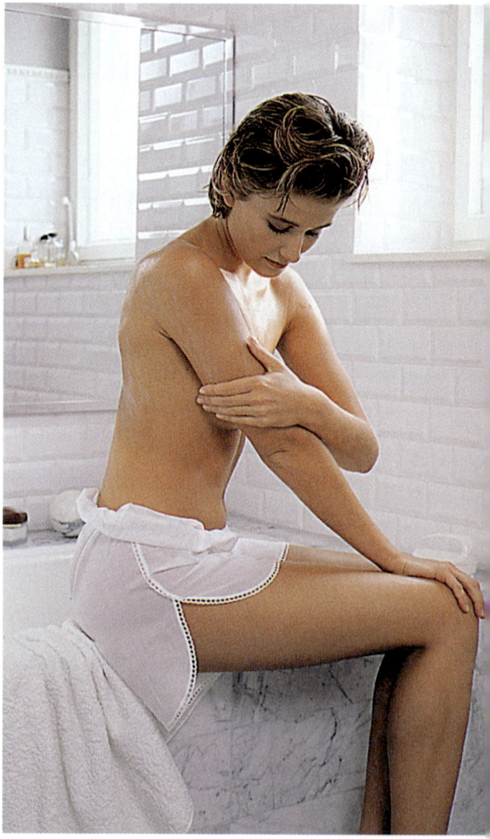

auch direkter »Vorposten« des Immunsystems. Die Haut beteiligt sich aktiv an Abwehrvorgängen, sie enthält in ihrem Gewebe wichtige Abwehrzellen. Die Pflege und Ernährung der Haut ist aktiver Gesundheitsschutz und längst nicht nur eine Frage des guten Aussehens. Wer soviel arbeitet wie die Haut braucht genügend Schlaf – nachts ist die beste Zeit für die Hautregeneration – und die richtigen »Schönheitsnährstoffe«.

Gesundes Aussehen fängt beim Essen an

Die Haut wie die sogenannten Hautanhangsgebilde Haare und Nägel erhalten die benötigten Nähr- und Aufbaustoffe über den Blutkreislauf. Vom Vitamin A bis zum Spurenelement Zink, von den essentiellen Aminosäuren (Eiweißbausteine) bis zu den mehrfach ungesättigten Fettsäuren sind praktisch alle Nährstoffe für das gesunde Aussehen von Haut, Haaren und Nägeln wichtig. Wasser ist das Lebensmittel Nr. 1 – auch für die Haut. Entscheidend ist jedoch das richtige Zusammenspiel der verschiedenen Nährstoffe in Form eines ausgewogenen und vielseitigen Speiseplans. Eine Schönheitsdiät ist also ganz unspektakulär eine gemischte Kost mit viel Gemüse und Obst, Vollkornprodukten und Hülsenfrüchten sowie der maßvollen Ergänzung durch pflanzliche und tierische Eiweißträger. Unsere Fitmacher sind also auch die besten Schönmacher.

Vorsicht bei strengen Schlankheitsdiäten!

Der einseitige Blick nur durch die »Kalorienbrille« bei vielen Schlankheitsdiäten bringt es mit sich, daß dadurch die Qualität beim Essen oft zu kurz kommt. Junge Frauen sind mittlerweile aufgrund falschen Diätverhaltens die Hauptrisikogruppe für einen Nährstoffmangel. Häufig kommen die lebensnotwendigen Nährstoffe Calcium, Eisen, Zink, Jod, Vitamin B 2, Vitamin B 6 und Folsäure zu kurz – alles in allem wichtige Gesundheitsschützer, Leistungs- und Aufbaunährstoffe sowie nicht zuletzt essentielle

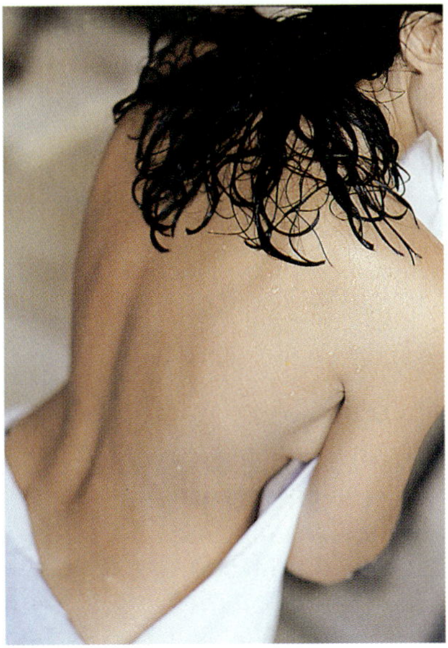

Nährstoffe für Haut, Haare und Nägel. Warum machen Sie nicht lieber eine »Schönheitsdiät« anstelle von frustrierenden Schlankheitsdiäten, die oft sogar der Gesundheit, Figur, Fitneß und der Haut schaden?
Wer deshalb die Kalorienbremse nicht einseitig beim Essen anzieht, sondern sich statt dessen mehr bewegt, erhöht den Spielraum für Essenkönnen und Genießendürfen. Dadurch verbessert sich auch die Qualität der Nährstoffversorgung. In 2000 bis 3000 Kilokalorien stecken halt mehr Vitamine und Mineralstoffe als in der halbierten »FdH«-Ration.

Gute Haltung und aufrechter Gang

Eine calciumreiche Ernährung in jungen Jahren ist der beste Schutz vor Osteoporose, dem gefürchteten Knochenschwund, im Alter. Die Bezeichnung »Witwenbuckel« macht das Problem deutlich. Neben calciumreichen Lebensmitteln spielen aber auch die Bewegung und die Östrogene als »Knochenernährer« und »Knochenschützer« eine große Rolle. Was die Ernährung betrifft, so ist die Phase bis zum 30. Lebensjahr besonders wichtig. In diesem Abschnitt wird durch calciumhaltige Nahrung eine optimale Knochendichte angelegt. Sie zahlen Calcium auf Ihr Knochensubstanz-Konto ein und können auf dieses Guthaben »bauen«. Natürlich sollten Sie auch im weiteren Lebenslauf genügend Calcium aufnehmen und sich entsprechend bewegen, damit Ihre Knochenspeicher nicht für einen Ausgleich bei einem Nahrungsmangel herhalten müssen.

> **Übrigens:**
>
> **Die untere Grenze für eine sichere Nährstoffversorgung liegt bei 1500 Kilokalorien bzw. 6000 Kilojoule!**

Geeignete Calciumspender

Die besten Nahrungscalciumquellen sind Trinkmilch, Buttermilch, Joghurt, Dickmilch, Kefir und Käse. Da der Calciumgehalt nicht an den Fettgehalt der Milchprodukte gebunden ist, sollten Sie die fettarmen Sorten bevorzugen. Milch läßt sich als Calciumquelle von der Menge und Verfügbarkeit für den Körper nicht durch andere Lebensmittel ersetzen. Dennoch können auch calciumreiches Mineralwasser, grüne Gemüse, Hülsenfrüchte, Sesam und Sonnenblumenkerne einen zusätzlichen Beitrag zur Calciumversorgung leisten. Wer Milch und Milchprodukte überhaupt nicht verträgt oder total ablehnt, sollte eventuell eine calciumhaltige Nahrungsergänzung nehmen.

Ernährungs-Tip:

Die weiße Fitmacher-Palette ist so vielfältig und auch so abwechslungsreich, daß sich eigentlich jede(r) die täglich benötigte Ration »Milch« schmecken lassen kann.

Nährstoffversorgung und Haut

Neben Flüssigkeit (die Haut eines normalgewichtigen Erwachsenen speichert circa 7,5 Liter Wasser!), Eiweißbausteinen und mehrfach ungesättigten Fettsäuren sind insbesondere Vitamine und Mineralstoffe »Hautnahrung« bzw. Schutznährstoffe für die gesunde Hautfunktion. Vitamine machen schön, doch nur dann, wenn die Ernährung insgesamt stimmt. Ein Vitaminpräparat darf kein Alibi für eine einseitige Ernährung sein. Die Vitamine der B-Gruppe greifen steuernd in den Energie- und Baustoffwechsel der Haut ein oder schützen im Falle der antioxidativen Vitamine E, C und Beta-Carotin vor Umweltbelastungen.

Hautreaktionen bei Nährstoffmangel

Besteht ein Nährstoffmangel, kommt es zu typischen Mangelsymptomen, wie kleinen Rissen an den Mundwinkeln, sogenannte Rhagaden, bei Vitamin-B 2-Mangel. Ein Defizit an Biotin, Vitamin B 2 oder B 6 kann sich in seborrhoischen Erscheinungen (Seborrhö = krankhaft gesteigerter Talgfluß) äußern. Biotin – früher auch Vitamin H (= Hautvitamin) genannt – fördert das Wachstum von Haut und Bindegewebe und hilft bei trockener Haut, Schuppen und Wachstumsstörungen der Nägel. Vitamin C ist wichtig für die Kollagenbiosynthese. Ein Vitamin-A-Mangel führt zur verstärkten Verhornung der Haut.

Als Vertreter der Mineralstoffe (Mengen- und Spurenelemente) sind besonders Calcium, Eisen und Zink wichtig. Bei Zinkmangel kommt es zur Verzögerung der Wundheilung bis zum Haarausfall und ebenso wie bei Eisenmangel zu Veränderungen an den Fingernägeln. Ein Calciumdefizit kann sich ebenfalls negativ auf Haut (Reizhaut), Haare und Nägel auswirken.

Schäden durch freie Radikale

Hierbei handelt es sich um aggressive Sauerstoffverbindungen, die unter Licht- und Sauerstoffeinwirkung unablässig in unserem Stoffwechsel entstehen. Umwelteinflüsse (UV-Licht, Ozon, Stickoxide), Rauchen, Alkohol, Schadstoffe, stundenlanges Sonnenbaden, vermutlich auch häufige Flugreisen, ständige Medikamenteneinnahme, hohe Aufnahme an mehrfach ungesättigten Fettsäuren, Vitaminmangel: dies alles kann die Anzahl der freien Radikale in unserem Organismus und damit den sogenannten oxidativen Streß erhöhen. Dadurch können die natürlichen Zellfunktionen, wie Energiestoffwechsel und Stoffaustausch, Zellkommunikation und Abwehrmechanismen beeinträchtigt und den Körperzellen und damit auch der Haut ernsthafter Schaden zugefügt werden. Einige Wissenschaftler sehen im Zerstörungswerk der freien Radikale auch einen Grund für vorzeitige Alterungsprozesse und Lichtschäden der Haut.

Hautschutzvitamine gegen freie Radikale

Bestimmte Vitamine und das Spurenelement Selen wirken als Schutzsysteme gegenüber den freien Radikalen. Sie werden als Antioxidantien bezeichnet. Die Vitamine E, Beta-Carotin und C fungieren, sich gegenseitig unterstützend, als »Radikalenfänger« und machen die gefährlichen, außer Kontrolle geratenen Sauerstoffteilchen sozusagen unschädlich. Gemeinsam sind sie stark: Vitamin E, Vitamin C und Beta-Carotin können als Antioxidantien der inneren und äußeren Kosmetik bezeichnet werden. Schließlich fördert Vitamin E die Durchblutung der Haut und damit die Ernährung bzw. Nährstoffversorgung von innen.

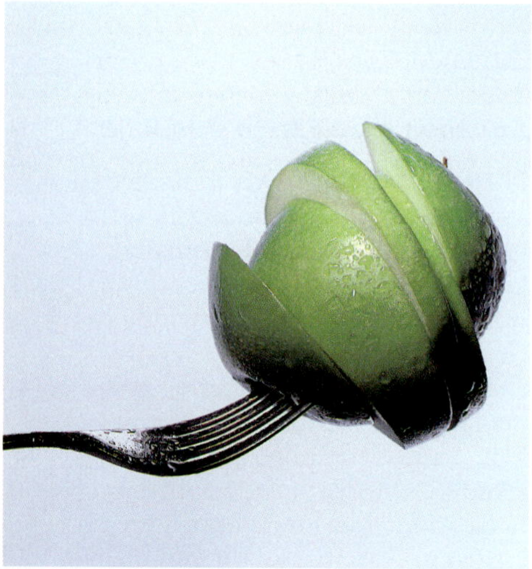

Ein gesundes Maß Schutzvitamine

Vitamin E	30–50 mg
Vitamin C	150 mg
Beta-Carotin	4–5 mg

Zum Teil werden noch höhere Zufuhrmengen empfohlen, die dann aber nur durch Nahrungsergänzungsmittel gedeckt werden können. Bevor die notwendigen Schutzzufuhrmengen nicht eindeutig geklärt sind, empfiehlt es sich in jedem Fall, viel Gemüse, Salate und Obst zu essen. Keimöle, Vollkornprodukte und Nüsse sowie Sesam und Sonnenblumenkerne – mit Augenmaß verzehrt – steuern Vitamin E bei. Essen Sie wie in der Küche der Mittelmeerländer 2- bis 3x soviel Gemüse und Obst, wie es zur Zeit in unserer Ernährung üblich ist. Das bedeutet, täglich eine große Portion Bioflavonoide (= bioaktive, gesundheitsfördernde Pflanzenstoffe) aus Obst und Gemüse unterstützen die Vitamin-C- und -E-Wirkung.

Gemüse und Obst sind eben mehr als große Vitaminkapseln!

Die Nahrung ergänzen

Immer mehr Menschen nehmen zusätzlich – zur Sicherheit (Vorbeugung eines Nährstoffmangels) und zum aktiven Gesundheitsschutz (Prävention) – Vitamine und andere Nährstoffe in Form von Nahrungsergänzungsprodukten. Die Beweggründe und Argumente dafür sind sehr unterschiedlich und werden kontrovers diskutiert. Wer Präparate aus Bequemlichkeit anstelle einer ausgewogenen Ernährung einsetzt, kann zwar das Schlimmste (den Mangel) verhüten, kommt aber nicht in den »vollen Genuß« einer vollwertigen Ernährung. Schließlich geht es auch um das richtige Mengenverhältnis von Kohlenhydraten, Protein und Fett auf unseren Tellern. Nahrungsergänzungen sind also, wie der Name zum Ausdruck bringt, die Nummer 2 nach den Lebensmitteln.

Wenn Sie Ihre Ernährung gezielt ergänzen oder ausrichten wollen, um bestimmte Stoffwechselwirkungen zu erreichen, können Sie sich an der folgenden Tabelle orientieren.

Für die Aktivierungs- und Regenerationsphasen sinnvolle Nährstoffverteilung		
Nährstoff	**Funktion**	**Tageszeit**
Wasser	Herz-Kreislauf-, Nieren- und Hautfunktion	den ganzen Tag über
Eiweiß	Aufbau und Erhaltung, Bestandteil von Enzymen und Hormonen	morgens und tagsüber
Kohlenhydrate	Energiespender, Konzentration, Stimmungslage	morgens und tagsüber; abends schlaffördernd, Voraussetzung für die Serotoninbildung
Mehrfach ungesättigte Fettsäuren	Stoffwechselregulation, Gesundheitsschutz, Hautfunktion	morgens und abends
Antioxidantien (Vitamine C, E und Beta-Carotin)	Zellschutz, Schutzsystem gegenüber oxidativem Streß	morgens und tagsüber
Vitamin C	Abwehrkräfte, Gesundheitsschutz, allgemeine Aktivierung	morgens und tagsüber
Magnesium	Hochleistungselement, Enzymaktivierung, Muskel- und Nervenfunktion	morgens und tagsüber
Calcium	Knochen und Zähne, Nerven- und Muskelfunktion	tagsüber und abends
Zink	Enzymaktivator, Eiweißstoffwechsel, Haut und Immunsystem	morgens und abends
B-Vitamine	Coenzyme im Stoffwechsel, Nervenfunktion, Regeneration, Hautfunktion	tagsüber und abends
Sekundäre bioaktive Pflanzenstoffe (Bioflavonoide)	Gesundheitsschutz, Stoffwechsel, Unterstützung der Vitaminwirkung, antioxidativ	morgens und abends

Geeignetes Präparat zur Nahrungsergänzung

Diese für eine Nahrungsergänzung sinnvolle zeitliche Verteilung der Nährstoffe gibt es in einem 2-Phasen-Diätetikum für morgens und abends (Laribelle, in der Apotheke). Durch die Aufteilung der enthaltenen Nährstoffe auf zwei Kapseln wird eine gute Nährstoffverfügbarkeit und eine sowohl für die Aktivierungs- als auch Regenerationsvorgänge zweckmäßige Nährstoffverteilung und -dosierung erreicht. Die Nährstoffzusammensetzung ist speziell auf den Bedarf und Stoffwechsel der Frau abgestimmt. Vier Wirkgruppen sind enthalten:

- **Mehrfach ungesättigte omega-6- und omega-3-Fettsäuren** rein pflanzlichen Ursprungs als Ausgangssubstanzen für eine Reihe biologisch hochaktiver Reglerstoffe im Stoffwechsel (sog. Prostaglandine). Bekannt ist der günstige Einfluß der mehrfach ungesättigten Fettsäuren auf den Cholesterinspiegel, entzündliche Vorgänge und die gesunde Hautfunktion sowie beim Prämenstruellen Syndrom (PMS).
- **Antioxidantien-Kombination** Vitamine C, E und Beta-Carotin in Kombination mit sekundären bioaktiven Pflanzenstoffen als Zellschutz vor freien Radikalen.
- **Hochleistungselemente und Stoffwechselaktivatoren** wie B-Vitamine, Magnesium und Zink.
- **Calcium und Silizium** als mineralische Aufbaustoffe von Knochen und Zähnen (Osteoporose-Schutz) und für das gesunde Aussehen von Haut, Haaren und Nägeln.

Laribelle ist ein 2-Phasen-Diätetikum für den Gesundheitsschutz und die Schönheit von innen. Eisen und Selen sollten als essentielle Spurenelemente im Bedarfsfall und individuell substituiert werden. Sie sind in dieser Nährstoffkombination bewußt nicht enthalten.

Geschichte ätherischer Öle

Die Heilkraft der ätherischen Öle ist beinahe so alt wie die Menschheit. Nicht nur im Alten Testament wurde von Salbölen und heilenden Kräuteressenzen gesprochen, auch die alten Römer und Griechen umgaben sich zu ihrem Wohlbefinden mit den herrlichsten Düften aus gepreßten Blüten, getrockneten Zweigen und eingelegten Gewürzen. Damals stand die Körperpflege in Form von Luxusbädern mit köstlichen Duftwässern, Salben und Ölen hoch im Kurs, und somit waren diese kostbaren und wohlriechenden Essenzen unentbehrlich. Aber nicht nur für die Schönheit wurde das umfangreiche Wissen über die »Kraft des Duftes« eingesetzt, sondern auch in der Heilkunst verstanden es die Priester und Priesterinnen, gelehrten Mönche und Nonnen damaliger Zeit, Duftsalben, Parfümöle und sogar Medikamente, die aus selbstgezüchteten Pflanzen hergestellt wurden, zur Pflege und Heilung einzusetzen. Lange Zeit geriet die Wirkung der Aromaöle in Vergessenheit, bis Anfang unseres Jahrhunderts ein französischer Chemiker die Heilkraft für die moderne Medizin wiederentdeckte und somit der Verwendung ätherischer Öle zu neuem Glanz verhalf. Aber erst in unserem Jahrzehnt erlebt die Aromatherapie weltweit eine Renaissance, und immer mehr Menschen glauben an die sanfte Naturheilmethode, die sowohl für den Körper wie auch für die Sinne erfolgreich eingesetzt wird.

Warum ätherische Öle?

Aromaöle haben die unersetzbare Eigenschaft, nicht nur direkt auf Haut oder Körper einzuwirken, sondern auch Seele und Geist zu beeinflussen. Ein einfaches Beispiel: Fühlen Sie sich nach einem langen Arbeitstag so richtig schlapp und abgearbeitet, müde und kaputt, sollten Sie sich mal in einem Lavendel-Bad (Rezept siehe Seite 176 f.) entspannen – Sie werden begeistert sein von der wohltuenden Wirkung dieses alten Hausmittelchens. Die Haut wird beruhigt, weich und glatt, die Sinne wach und der Geist belebt.
Das Einsetzen von Aromaölen schafft eine ganzheitliche Wirkung auf Körper, Geist und Seele und ist Teil unseres Fitneßkonzepts. Wir bieten Ihnen mit ausgesuchten Rezepten Möglichkeiten zur Schönheitspflege, die aufgrund Ihrer breiten Wirkung mit herkömmlichen kosmetischen Behandlungen nur bedingt vergleichbar sind.

Wirkung ätherischer Öle

Ätherische Öle sind die Seele der Pflanze. Sie sind flüchtige, duftende Substanzen, die in Blüten, Fruchtschalen, Blättern, Wurzeln oder Holz enthalten sind. Ausreichend Licht und Wärme, am liebsten durch Sonne, sind notwendig für eine volle Entwicklung des Öls. Aber erst durch Trocknen, Pressen, Zerreiben oder Zermahlen entfalten sich der Duft oder Geschmack vollständig. Das meist farblose oder hellgelbe Öl löst sich sehr gut in pflanzlichen Ölen, Vollmilch, Sahne oder Honig auf und eignet sich daher ausgezeichnet in der Kosmetik als Badezusatz, Körperöl und Gesichtspackung (Rezepte siehe ab Seite 106, 146, 174, 204). Da die Wirkstoffe über die Haut (äußere Anwendung) oder durch Inhalieren über die Schleimhäute (innere Anwendung) direkt in die Blutbahn und weiter ins Gewebe und in die Organe gelangen, sind nur geringste Mengen dieses Konzentrats notwendig, um eine heilende oder entspannende Wirkung zu erzielen.

Herstellung ätherischer Öle

Die Gewinnung der ätherischen Öle ist sehr aufwendig und unterscheidet sich von den Methoden Wasserdampfdestillation über Extraktion (Auszug) bis hin zur Kaltpressung (Zitrusöle). Bei der wohl gebräuchlichsten Art wird das Pflanzengewebe in Wasserdampf aufgequollen, wodurch die Öle freigesetzt werden und mit dem Wasserdampf aufsteigen. Bei Abkühlung des Dampfes setzen sich die Öle mit den Wasserdämpfen im Kühler des Destillationsgerätes ab. Das ätherische Öl kann dann leicht

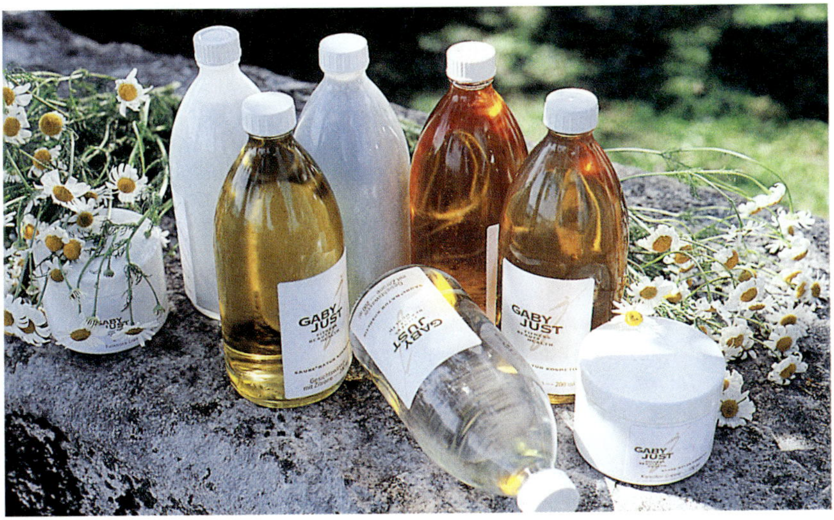

von der Wasseroberfläche abgenommen werden. Auch das zurückbleibende Wasser, in dem sich sowohl Reste des ätherischen Öls als auch Bestandteile der Pflanze befinden, wird verarbeitet (zum Beispiel Orangenblütenwasser, Rosenwasser und so weiter). Man bezeichnet es als Hydrolat.

Wo bekomme ich ätherische Öle?

Zwar lassen sich die meisten der hier vorgestellten Blüten, Pflanzen oder Kräuter bei uns zu bestimmten Jahreszeiten selbst sammeln oder pflükken. Da aber Rosenstöcke und Lavendelbüsche zum einen meist in Nachbars verbotenem Garten wachsen und zum anderen das Herstellen der ätherischen Öle für den Hausgebrauch zu material- und arbeitsintensiv ist, empfiehlt sich der Gang in die Apotheke oder in einen der zahlreichen Naturkosmetikläden (siehe auch Seite 217). Dort finden Sie geeignete, 100 Prozent reine Öle. Selbstverständlich können Sie für die Herstellung der hier vorgestellten Tees, Kräuterbäder, Körperöle und Tinkturen auch den Anbau im eigenen Gärtchen oder auf dem Balkon in Erwägung ziehen – bei fachgerechter und biologischer Aufzucht und Pflege der Pflanzen haben Sie ebenfalls die Gewißheit, daß Ihre »Heilpflanzen« ohne chemische Düngemittel oder Pestizide gewonnen werden.

Aufbewahrung ätherischer Öle

Damit Sie auch lange Freude an den von Ihnen selbst hergestellten oder als Fertigpräparat gekauften Aromaölen haben, sollten Sie folgendes genau beachten:

- Da alle Öle nach Gewinnung hochempfindlich auf Licht und Wärme reagieren und an der Luft schnell verdunsten, werden sie zur Aufbewahrung in braune Glasflaschen gefüllt, die gut verschlossen an einem kühlen, dunklen Platz aufbewahrt werden.
- Bitte keine Plastikflaschen verwenden, da dies zu chemischen Reaktionen führen kann. Wenn Sie diese Grundregeln der Lagerung beachten, sind ätherische Öle sehr lange haltbar und gewinnen sogar durch die zusätzliche Reifezeit an Qualität.
- Die Zitrusöle machen da allerdings eine Ausnahme. Ihnen wird nur eine Haltbarkeit von maximal 2 Jahren nachgesagt. Bewahren Sie deshalb Orangen-, Grapefruit- oder Zitronenöl im Kühlschrank auf, um so eine längere Frische zu garantieren.

Anwendung ätherischer Öle in der Kosmetik

Tragen Sie ein ätherisches Öl immer in verdünnter Form auf die Haut auf, außer Sie behandeln Pickel oder Wunden. Öle dürfen nicht in die Augen oder auf die Schleimhäute kommen.

Tips zum Kauf ätherischer Öle

1 Achten Sie auf die Bezeichnung »100% reines ätherisches Öl«, die Bezeichnung »naturidentisch« bedeutet nichts anderes als synthetisch!
2 Die Anbauweise sollte ebenfalls auf dem Etikett stehen. »Kontrolliert biologischer Anbau« bedeutet, daß keine chemischen Düngemittel verwendet wurden. »Konventionell« heißt dagegen, daß Chemie beim Anbau eingesetzt wurde.
3 »Qualität vor Quantität« sollte Ihr Grundsatz sein. Ein Öl, welches nachweislich unter natürlichen Bedingungen wachsen konnte und ohne Rückstände ist, hat natürlich auch seinen Preis. Da Sie sowieso nur kleine Mengen benötigen, zahlt sich ein qualitativ hochwertiges Öl in jedem Fall aus.
4 Es gibt Düfte wie Apfel, Pfirsich, Veilchen, Flieder, Maiglöckchen, Mandelblüte oder Lilie (um nur die bekanntesten zu nennen), die sich als reines ätherisches Öl nicht herstellen lassen, weil aufgrund der sehr kostenaufwendigen Gewinnung die Rentabilität zu gering ist. Sie sind als synthetische Öle in den Geschäften erhältlich. Versuchen Sie nach Möglichkeit auf diese Düfte zu verzichten, auch wenn sie noch so verlockend sind, denn schließlich bietet die Natur noch viele, gute Alternativen.
5 Mischen Sie die Öle ruhig auch untereinander. Es entsteht oft nicht nur ein interessanter Duft, sondern auch die Wirkung wird verstärkt.
6 Testen Sie ein Aromaöl vor Benutzung an der Innenseite Ihres Unterarms. Wenn sich nach 10 Minuten eine Rötung zeigt, sollten Sie dieses Öl auf keinen Fall verwenden.

Ein Hauttest:

Morgens auf das gereinigte Gesicht ein dünnes Seidenpapier legen und kurz andrücken. Wenn Sie das Papier vom Gesicht entfernen, sehen Sie die Diagnose selbst: Bei fettiger Haut bilden sich auf der ganzen Fläche Fettflecken, die Mischhaut zeigt nur auf Stirn, Nase und Kinn Fettflecken und die trockene Haut hinterläßt keine Fettspuren.

Für aromatische, pflegende Bäder nimmt man zwischen 6 und 10 Tropfen ätherischen Öls, für Gesichtskompressen und Dampfbäder maximal 10 Tropfen auf 1 bis 2 Liter Wasser.

Nicht jeder Mensch besitzt die gleiche Hautbeschaffenheit. In der Kosmetik werden sechs verschiedene Hauttypen und Hautbilder unterschieden. Demzufolge eignet sich auch nicht jedes Öl für jede Haut. Das »Hautlexikon« auf Seite 70 soll Ihnen als Wegweiser dienen, ein für Ihren Hauttyp passendes ätherisches Öl ohne langes Suchen zu finden. Vorher noch zwei kleine Tips:

Aromacreme/-maske

Einfach einen 5-Mark-Stück-großen Klacks einer biologischen, duftneutralen Creme (Bezugsquelle siehe Seite 217) in die Handinnenfläche geben, 1 Tropfen Ihres Pflegeöls dazugeben und mit einem Rührstäbchen vermengen. Dick auf Gesicht und Hals auftragen und 20 Minuten einwirken lassen.

Aroma-Körperöl

10 Milliliter kaltgepreßtes Olivenöl mit 5 Tropfen Ihres Aromaöls in ein kleines Gefäß geben, im Wasserbad erwärmen, lauwarm auf dem ganzen Körper verteilen und dabei sanft einmassieren. Ein Erlebnis!

Hautlexikon

Normale Haut
Kleinporig, glatt und fein ist sie in der Jugend vollkommen gesund, im Alter wirkt sie trocken, faltig, und es treten leicht Altersflecken auf.
Öle: Bergamotte, römische Kamille, Lavendel, Rose und Rosenholz.

Fette Haut
Die fette Haut ist dick, mit Neigung zu Mitessern, Pickeln und verstopften Poren.
Öle: Basilikum, Kampfer, Pfefferminz, Wacholder, Thymian, Salbei und Zitrone.

Trockene Haut
Wenig Fett- und Feuchtigkeitsgehalt in der Haut, dadurch schnelle Faltenbildung an Mund, Nase und vor allem an den Augen. Viel Tee oder Mineralwasser trinken (täglich 1 bis 2 Liter)!
Öle: Karottensamen, Jasmin, Rose, Weihrauch, Lavendel, Römische Kamille, Geranie, Orangenblüten und Sandelholz.

Mischhaut
Stellenweise trockene (Augen) und fette Bereiche (Mund und Nase) in der Haut.
Öle: Römische Kamille, Rose, Lavendel, Bergamotte und Jojobaöl.

Alternde Haut
Falten- und Runzelnbildung durch starken Feuchtigkeitsverlust. Viel Tee oder Mineralwasser trinken (täglich 1 bis 2 Liter)!
Öle: Fenchel, Myrrhe, Zypresse, Rose, Geranie, Karottensamen, Lavendel, Orange und Sandelholz.

Unreine Haut
Pickel und Mitesser kennzeichnen dieses Hautbild vorrangig in der Jugend. Unreine Stellen mit dem ätherischen Öl betupfen.
Öle: Lavendel und Zitrone (unverdünnt).

Die Anwendung von Heilpflanzen

Auch die Anwendung von Heilpflanzen gewinnt heute für viele Menschen wieder mehr an Bedeutung. Bei Husten, Halsentzündungen, Magen- und Darmstörungen, Nieren- oder Blasenbeschwerden sowie bei Schlafstörungen helfen die seit Jahrhunderten bekannten Tee- und Kräutermischungen erfolgreich. Heilpflanzen können ihre Wirkung jedoch nur entfalten, wenn sie gezielt eingesetzt, richtig zubereitet und angemessen dosiert werden.

Ich persönlich finde es reizvoller, bei Spaziergängen oder Wanderungen Ausschau nach bekannten Heilpflanzen zu halten und mit dem ein oder anderen Beutel herrlich duftender Lindenblüten, blutreinigender Brennesseln oder wohlschmeckenden Löwenzahns nach Hause zu kommen. Deshalb habe ich mich auch größtenteils auf wild wachsende Pflanzen und Kräuter unseres Landes konzentriert. Unser »Naturgarten« mit seinen üppigen Wiesen und wild wachsenden Büschen und Bäumen bietet dem Sammler immer noch ein großes und reichhaltiges Revier, um seine Haus- oder Gesundheitsapotheke selbst herzustellen, jedoch sind unsere Wildkräuter zu wertvoll, als daß man sie unüberlegt herausreißt und anschließend achtlos wieder fortwirft. Bitte bedenken Sie dies beim Sammeln.

Die bei den einzelnen Jahreszeiten vorgestellten Kräuter können sowohl als Tees für die innere Anwendung wie auch zur äußeren Anwendung eingesetzt werden – Spülen von Mund und Augen, Gurgeln, Dampf- und Vollbäder. Ihre Nützlichkeit in Form von ätherischen Ölen steht – aus Gründen der ganzheitlichen Wirkung und nicht zuletzt aus praktischen Gründen – zumeist im Vordergrund.

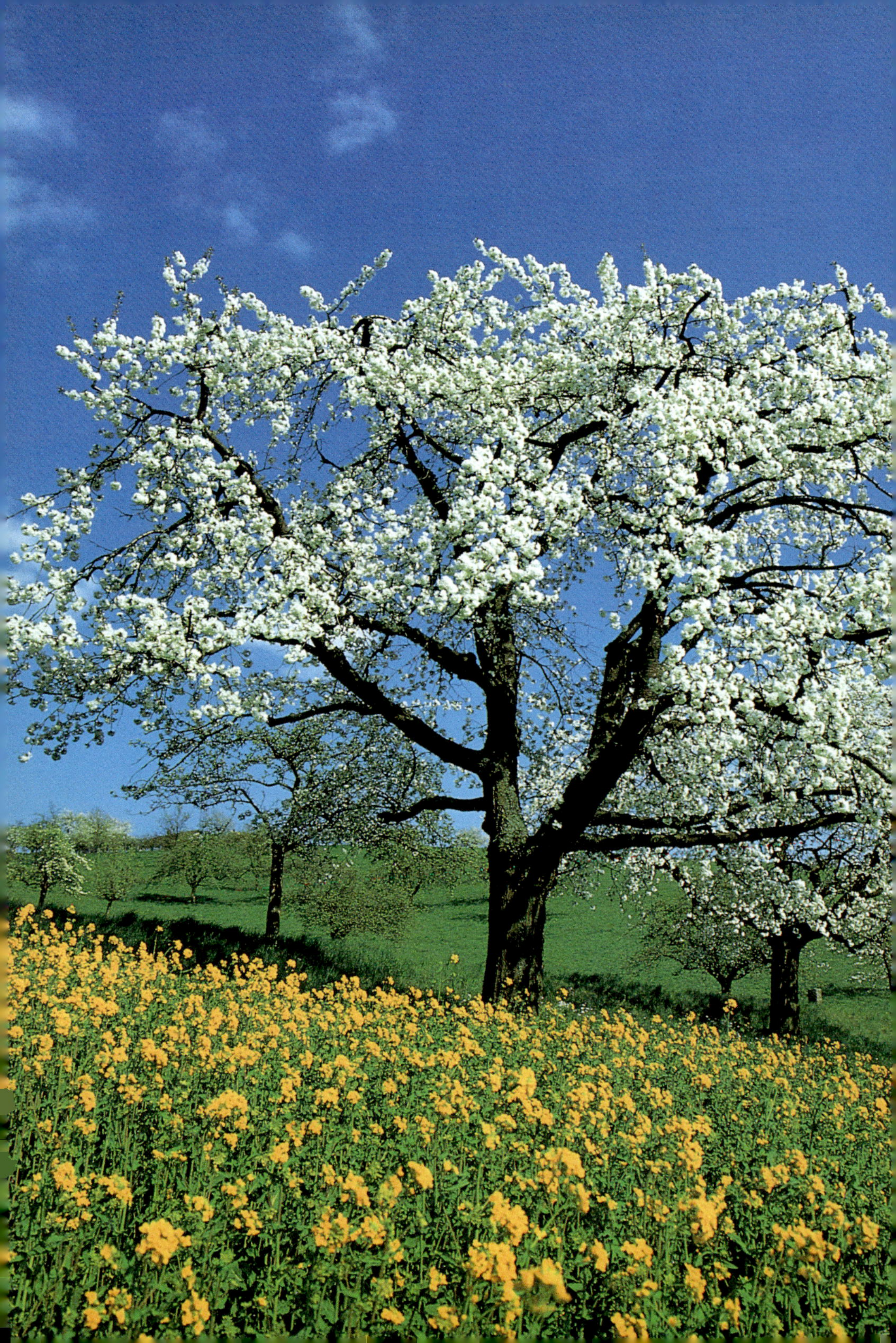

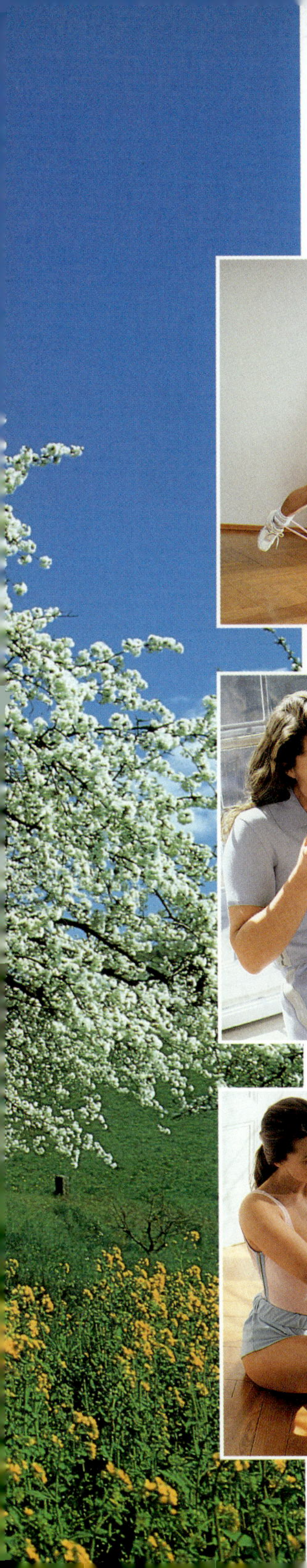

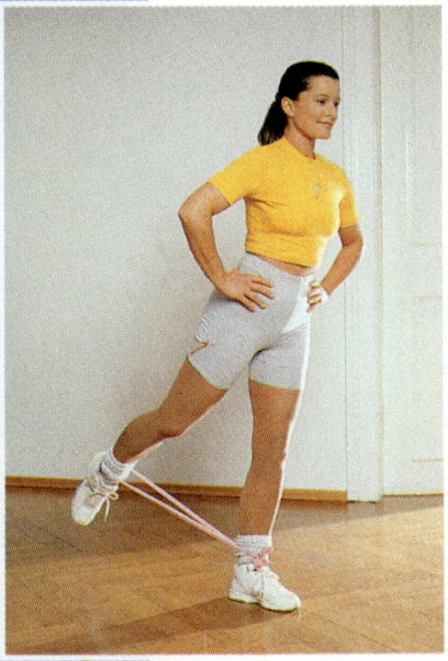

Fitneß im Frühjahr

Nach dem winterlichen Nichtstun brauchen Muskeln und Problemzonen ein Auffrischtraining mit dem GymBand. Wie's geht, steht auf Seite 74.

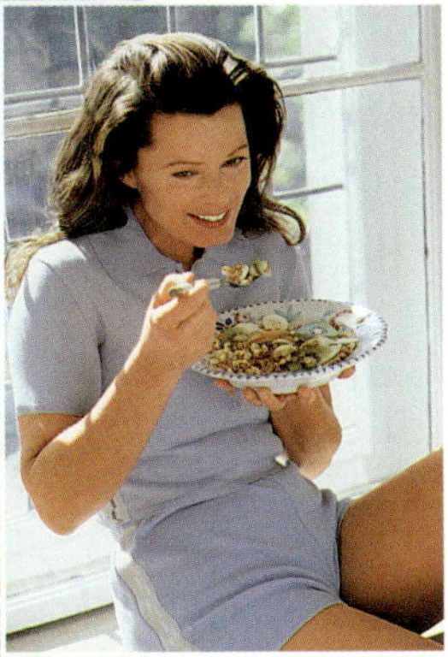

Jahreszeitenküche im Frühjahr

Was muß man im Frühjahr essen, damit der Körper wieder fit wird? Informationen ab Seite 100.

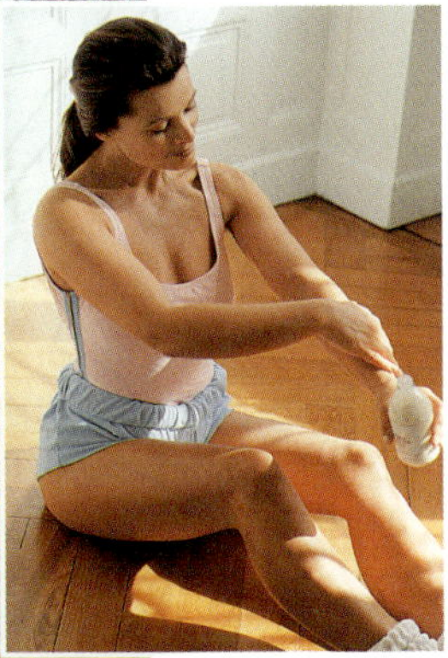

Beauty special im Frühjahr

Wacholder, Geranie, Brennessel und Basilikum helfen dabei, den Körper zu entwässern, und geben einen zusätzlichen »Kick«. Seite 106.

Brust

1a Ausgangsposition:
Die Füße weit auseinander stellen (Grätsche), die Po-Muskeln anspannen und dabei das Becken nach vorn pressen. Die Enden des GymBandes um beide Hände wickeln und *einatmen.*

1b Übungsposition:
Ausatmen, dabei langsam in die Knie gehen und beide Arme mit dem Gym-Band so weit seitlich ausstrecken, bis sie mit den Schultern auf einer Höhe sind. Diese Position 2 Sekunden halten und langsam wieder zurück in die Ausgangsposition gehen.
I: 1x15; II: 2x15; III: 3x15.*

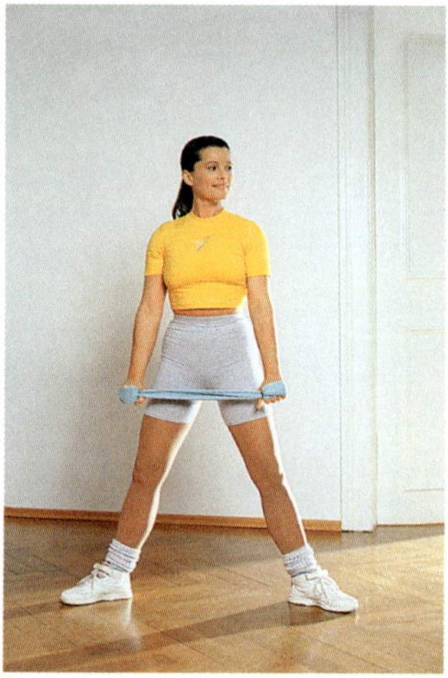
1a

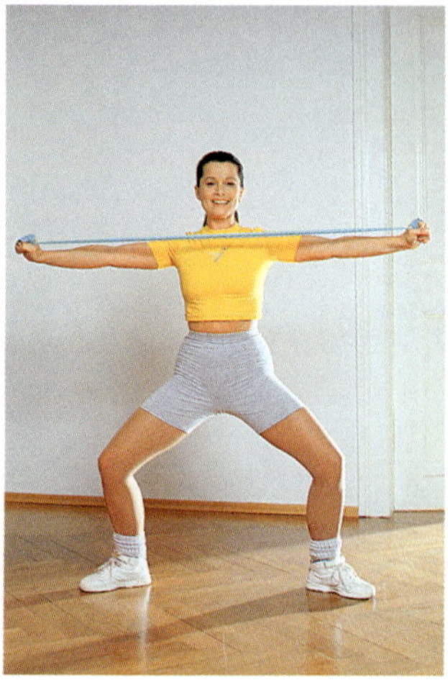
1b

Schulter

2a Ausgangsposition:
Beinstellung wie 1a, jedoch beide Arme über dem Kopf strecken, dabei die Enden des GymBandes um beide Hände wickeln. *Einatmen.*

2b Übungsposition:
Langsam in die Knie gehen, dabei ausatmen und das GymBand (Handinnenflächen zeigen nach außen) hinter dem Kopf in Schulterhöhe langziehen;
2 Sekunden halten und wieder in die Ausgangsposition zurückgehen.
I: 1x15; II: 2x15; III: 3x15.*

2a
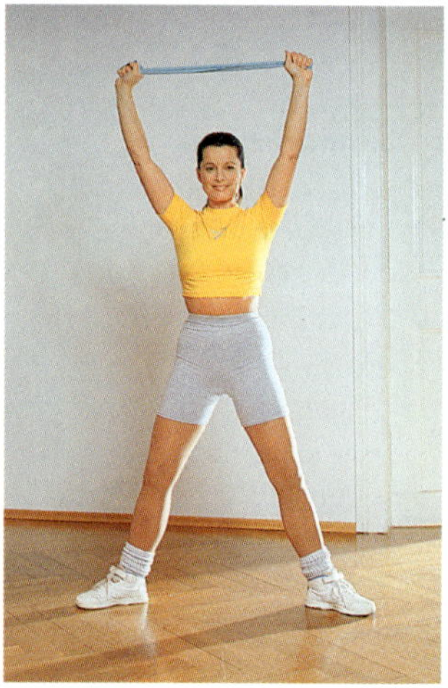

2b
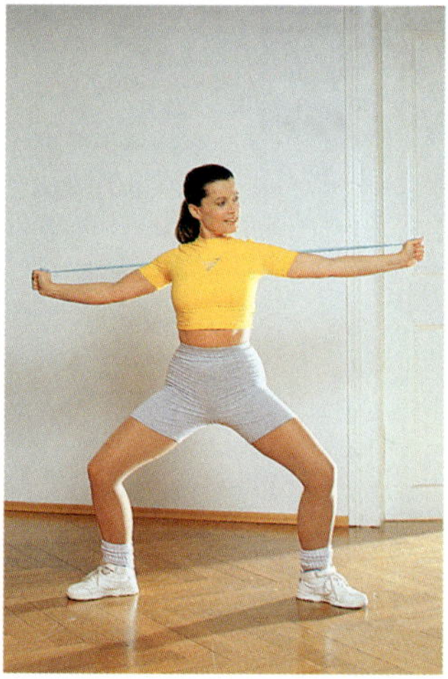

***Hinweis:**

Die Erklärungen zum Aufbau der verschiedenen Schwierigkeitsstufen finden Sie auf Seite 8.

Outfit: Top »L.A.«, Radler »Miami« (Gaby Just), Bezugsquelle siehe Seite 217.

Rücken

3a Ausgangsposition:
Beinstellung wie 2a, beide Arme lang nach oben strecken und wenig nach rechts ziehen. *Einatmen.*

3b Übungsposition:
In die Knie gehen, dabei *ausatmen*, den linken Arm möglichst unverändert in Position lassen, während der rechte Arm mit dem GymBand seitlich langgezogen wird.
I: 1x15; II: 2x15; III: 3x15, dann Armwechsel.*

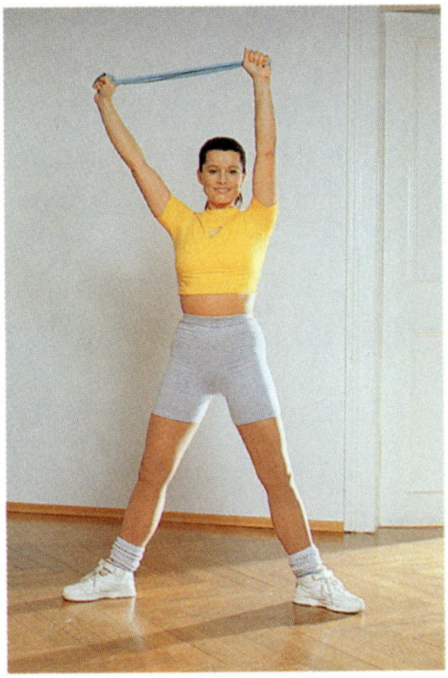
3a

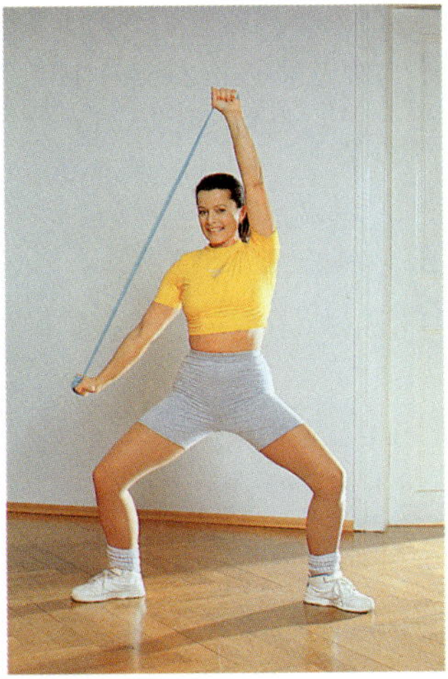
3b

Wichtige Trainings-Tips:

- Wärmen Sie sich vor Beginn des Workouts mindestens 5 Minuten durch aerobes Aufwärmtraining, wie zum Beispiel Gehen bzw. Laufen auf der Stelle, Seilspringen oder Stufensteigen (Step), auf.
- Trainieren Sie nicht in erschöpftem Zustand.
- Dehnen Sie die Muskulatur nach der jeweiligen Übung.
- Achten Sie stets auf eine gleichmäßige Bewegungsgeschwindigkeit und eine korrekte Übungsausführung (Qualität vor Quantität).
- Vermeiden Sie Ausweich- und Mitbewegungen von nicht unmittelbar an der Gelenkbewegung beteiligten Körperpartien (z. B. Hohlkreuz).
- Atmen Sie bei *Muskelanspannung* aus, bei *Muskelentspannung* ein, und vermeiden Sie Preßatmungen.
- Trainieren Sie stets im schmerzfreien Bereich.
- Halten Sie über den vollen Bewegungsumfang – also auch beim Zurückführen des Gymnastikbandes – die Spannung in der Muskulatur aufrecht.
- Konzentrieren Sie sich während der Bewegung auf die zu trainierende Muskelpartie.
- Protokollieren Sie konsequent Ihre Trainingsleistungen auf beiliegendem Trainingsplan.
- Dehnen Sie nach Ihrem Workout die Muskulatur, und beenden Sie Ihr Training immer mit der Abkühlphase (Cool-down).
- Trainieren Sie regelmäßig alternativ 3x wöchentlich 30 Minuten oder als Schnellprogramm täglich 15 Minuten.

Trainings-Tip:

Für die Übungen 4 bis 9 das GymBand »extra lang« (XL, 1,80 Meter) verwenden.

Arme

4a Ausgangsposition:
Die Füße weit auseinander stellen (Grätsche), die Po-Muskeln anspannen und dabei das Becken nach vorn pressen. Mit dem linken Fuß in die Schlaufe des GymBandes (XL) steigen und dabei das Band in beiden Händen halten (Handinnenfläche der rechten Hand zeigt nach außen). *Einatmen.*

GymBand

Rosé = Anfänger (I)
Grün = Mittelstufe II)
Lila = Fortgeschrittene (III)
(Bezugsquelle siehe Seite 217)

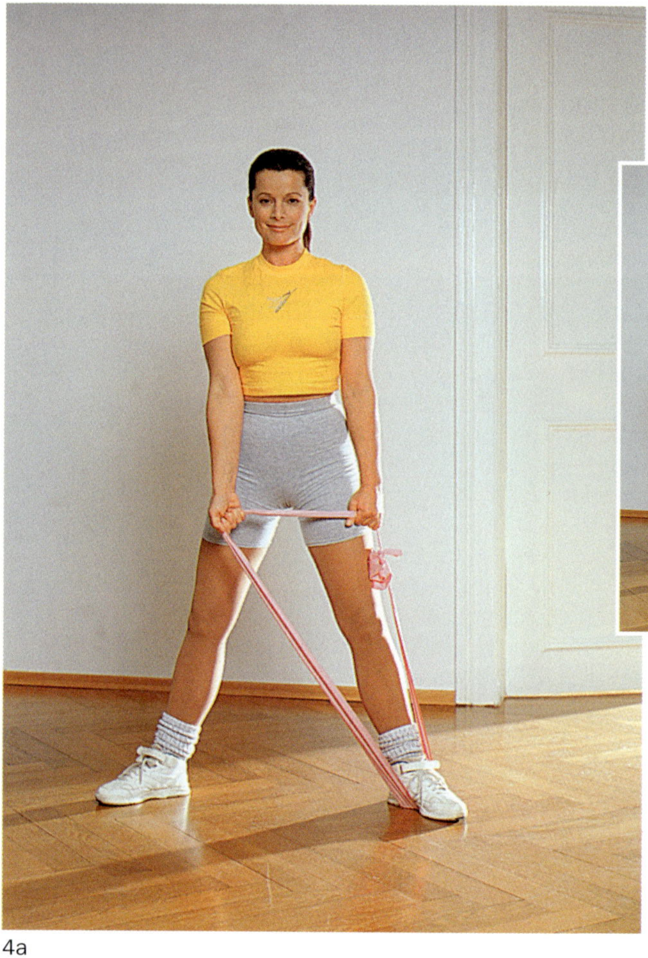

4a

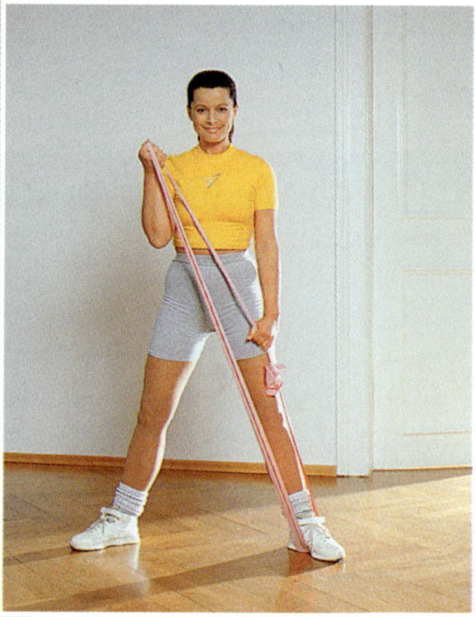

4b

4b Übungsposition:
Den rechten Arm langsam beugen und dabei *ausatmen.* 2 Sekunden halten und den Arm langsam wieder strecken.
I: 1x15; II: 2x15; III: 3x15, dann Armwechsel.

Brust, Schulter und oberer Rücken

5a Ausgangsposition:
Wie 4a, jedoch sind beide Hände näher zusammen, und beide Handinnenflächen zeigen nach innen. *Einatmen.*

5b Übungsposition:
Beide Arme langsam bis Kinnhöhe anwinkeln und dabei *ausatmen.*
Achtung: Schultern dabei unbedingt unten lassen! Position 2 Sekunden halten, die Arme wieder nach unten strecken und *einatmen.*
I: 1x15; II: 2x15; III: 3x15.

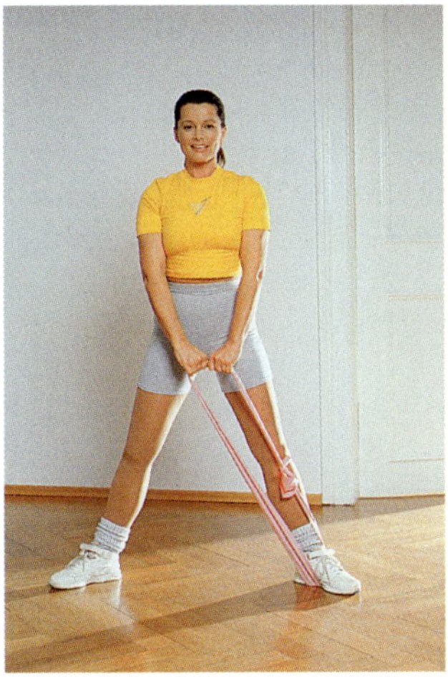
5a

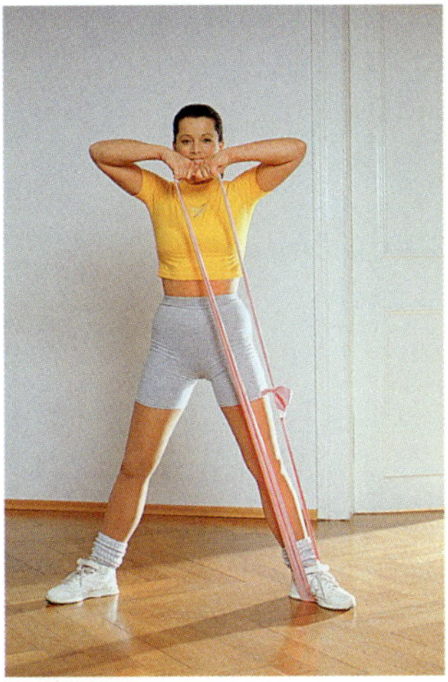
5b

Trainings-Tip:

Machen Sie Intensität und Umfang Ihres Trainings von Ihrer Tagesform abhängig. Lieber mal nur stretchen, statt sich zu verausgaben!

6a
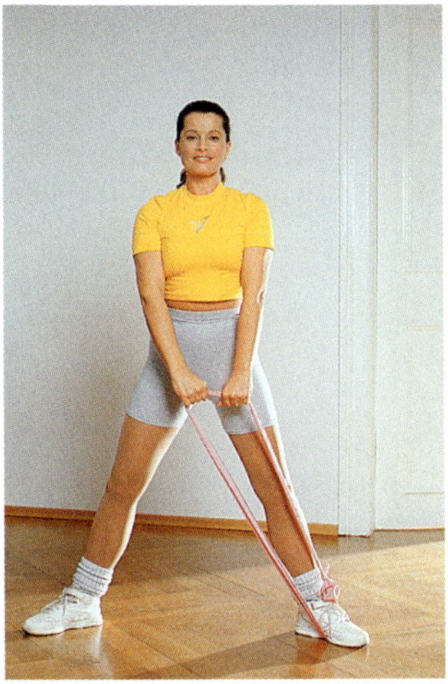

6b
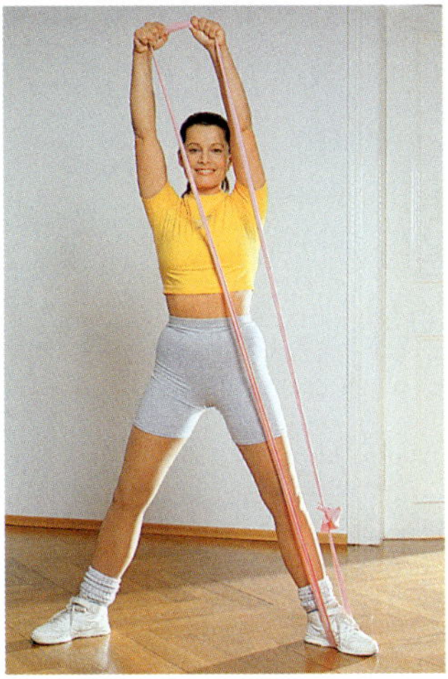

Rücken

6a Ausgangsposition:
Wie 5a und *einatmen.*

6b Übungsposition:
Beide Arme langsam gestreckt über den Kopf ziehen und *ausatmen,* 2 Sekunden halten und zurück in die Ausgangsstellung.
I: 1x15; II: 2x15; III: 3x15.

7a Ausgangsposition: Die Füße weit auseinander stellen (Grätsche), die Po-Muskeln anspannen und dabei das Becken nach vorn pressen. Mit dem linken Fuß in die Schlaufe des GymBandes (XL) steigen und dabei das Band in die rechte Hand nehmen (Handinnenfläche zeigt nach innen). *Einatmen.*

7b Übungsposition: Den rechten Arm langsam so weit anwinkeln, bis Ellenbogen und Schultern auf einer Höhe sind, dabei *ausatmen.* Die Position 2 Sekunden halten und den Arm langsam wieder strecken.
I: 1x15; II: 2x15; III: 3x15, dann Armwechsel.

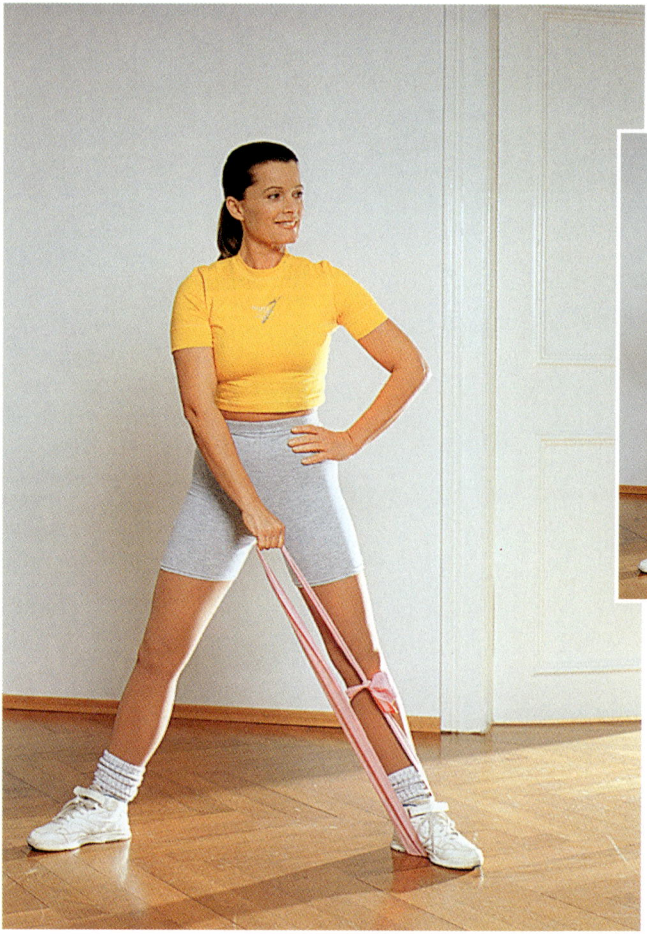

7a

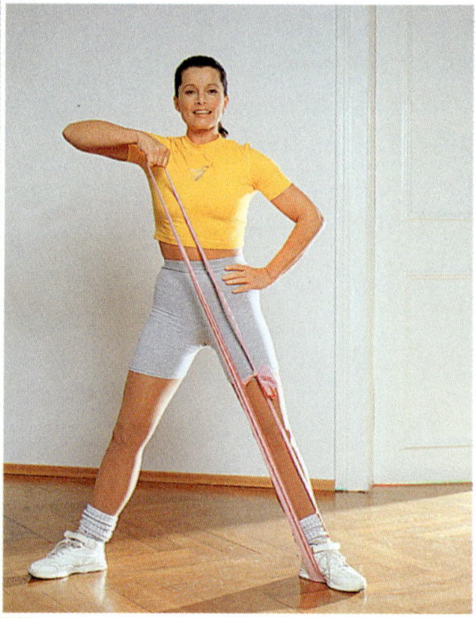

7b

8a Ausgangsposition:
Beinstellung wie 7a, jedoch mit dem rechten Fuß in die Schlaufe des GymBandes steigen, das Band in die rechte Hand nehmen und den Arm nach hinten abwinkeln. Um den Ellenbogen immer in der gleichen, angewinkelten Position zu halten, stützt die linke Hand den rechten Ellenbogen ab. *Einatmen.*

8b Übungsposition:
Nun das GymBand langziehen und dabei den angewinkelten Arm lang nach oben strecken. *Ausatmen.* Position 2 Sekunden halten und den Arm wieder beugen.
I: 1x15; II: 2x15; III: 3x15.

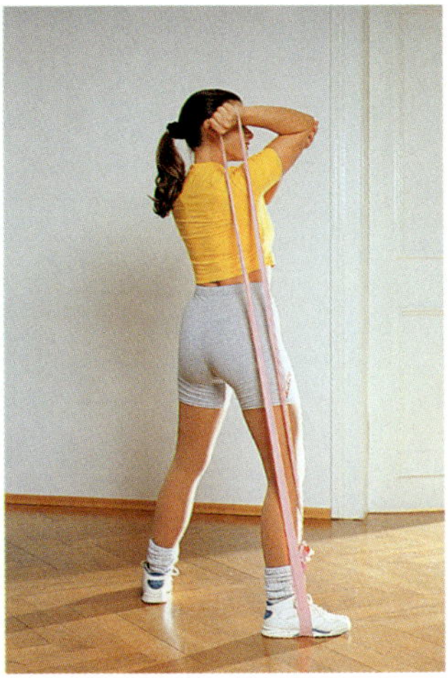
8a

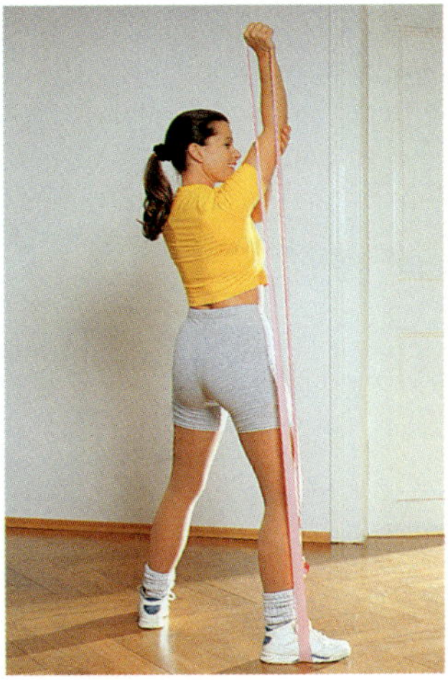
8b

9a
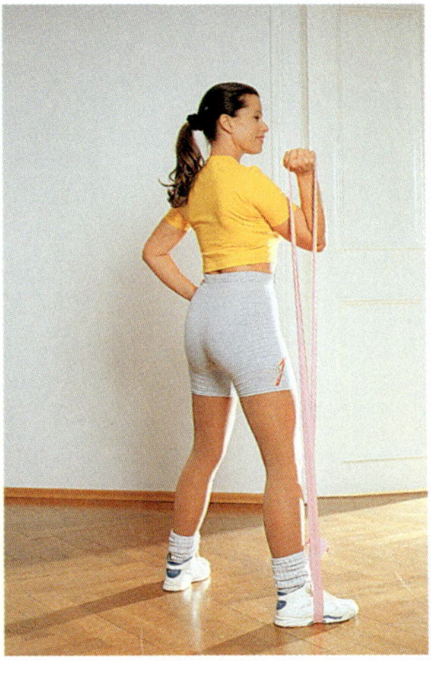

9b
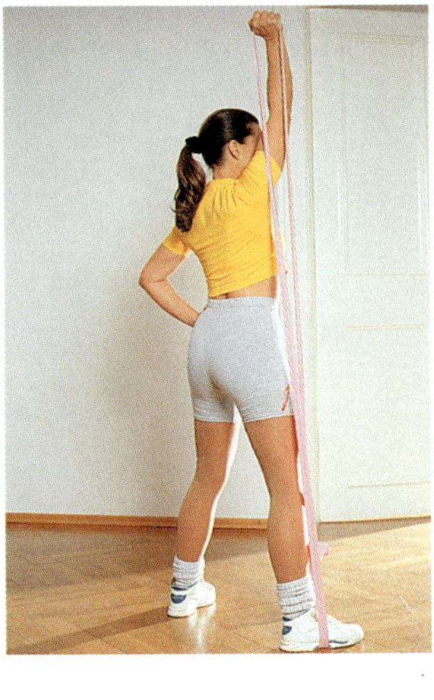

9a Ausgangsposition:
Wie 8a, jedoch den rechten Arm nur so weit anwinkeln, daß Faust und Schulter eine Linie bilden (Handinnenfläche zeigt nach vorn). *Einatmen.*

9b Übungsposition:
Den Arm lang nach oben ausstrecken und das GymBand dabei hinter den Rücken ziehen (Schulter unbedingt unten lassen). *Ausatmen.* 2 Sekunden halten, dann zurück in die Ausgangsstellung.
I: 1x15; II: 2x15; III: 3x15.

Arme

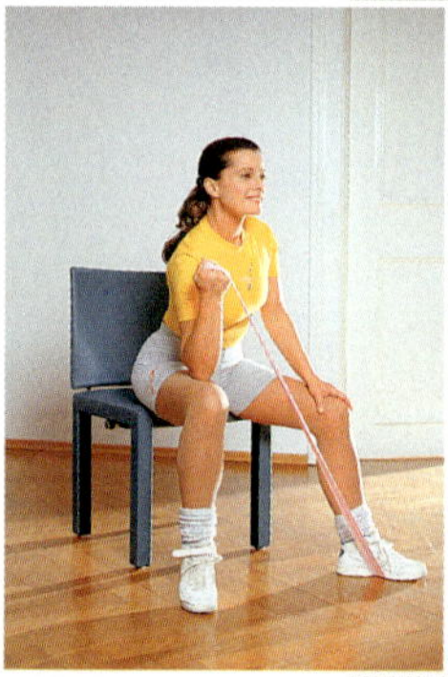

10b

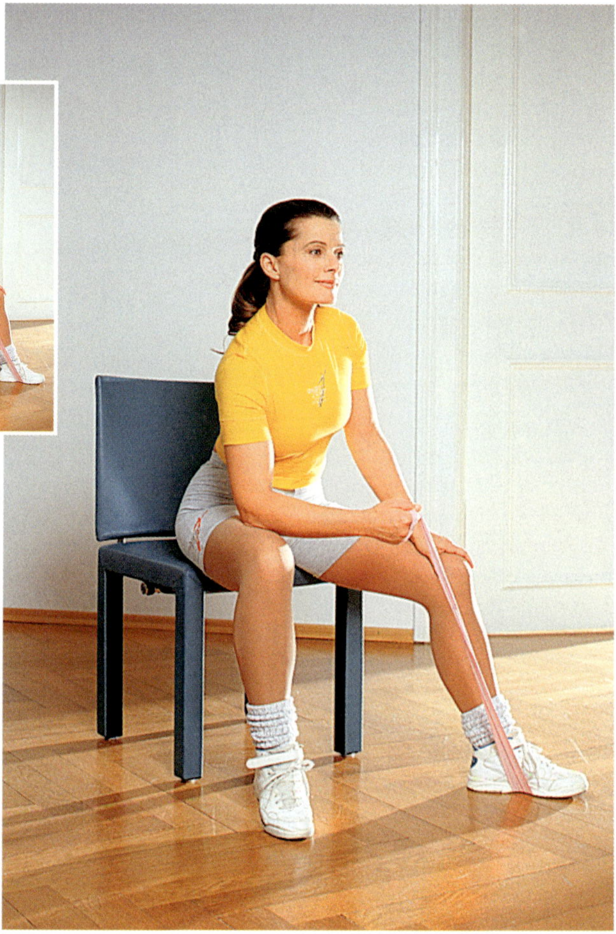

10a

10a Ausgangsposition:
Auf einen Stuhl setzen und dabei die Wirbelsäule gerade und gestreckt lassen. Die linke Hand locker auf das linke Knie legen und mit dem linken Fuß in die Schlaufe des GymBandes steigen. Mit der rechten Hand (Handinnenfläche zeigt nach oben) das Band greifen und mit dem Ellenbogen auf dem rechten Oberschenkel abstützen. *Einatmen.*

10b Übungsposition:
Nun den Arm langsam aus dem Ellenbogengelenk anwinkeln und dabei *ausatmen.* Die Position 2 Sekunden halten und den Arm langsam wieder strecken. *Einatmen.*
I: 1x15; II: 2x15; III: 3x15, dann Armwechsel.

Brust und Schultern

11a Ausgangsposition:
Auf dem Stuhl sitzen und dabei wieder auf eine gerade Körperhaltung achten. Die Beine sind beinahe geschlossen und die Füße parallel. Das GymBand um die Rückenlehne des Stuhles legen, beide Arme anwinkeln, die Ellenbogen fest an den Körper drücken und die Enden des Bandes mit beiden Händen halten (Handinnenflächen zeigen nach unten). Schultern entspannt und Bauch fest lassen. *Einatmen.*

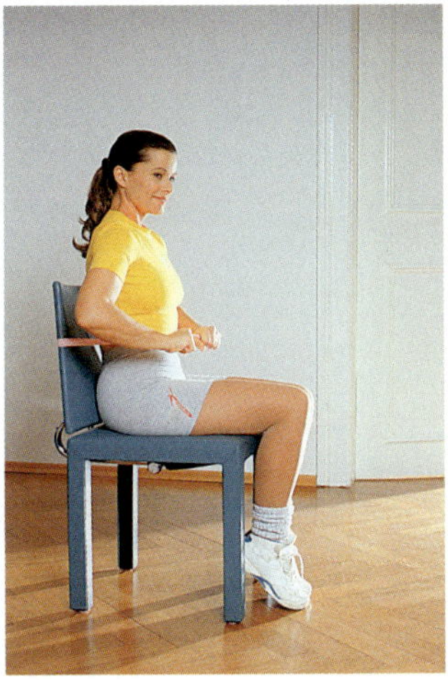
11a

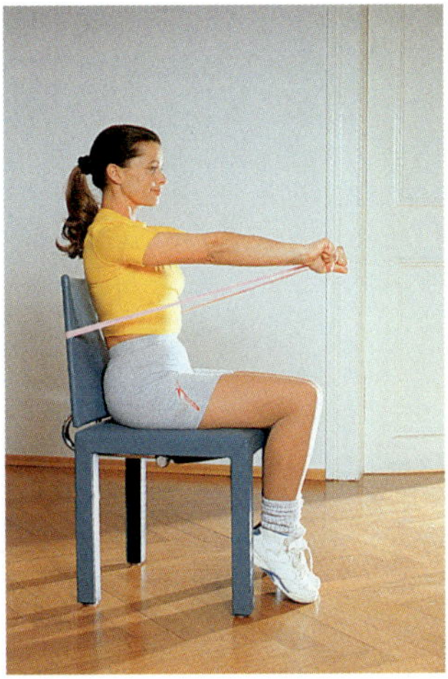
11b

11b Übungsposition:
Beide Arme langsam nach vorn strecken und dabei das GymBand langziehen. *Ausatmen.* Position 2 Sekunden halten, *einatmen* und die Arme wieder anwinkeln.
I: 1x15;II: 2x15; III: 3x15.

12a

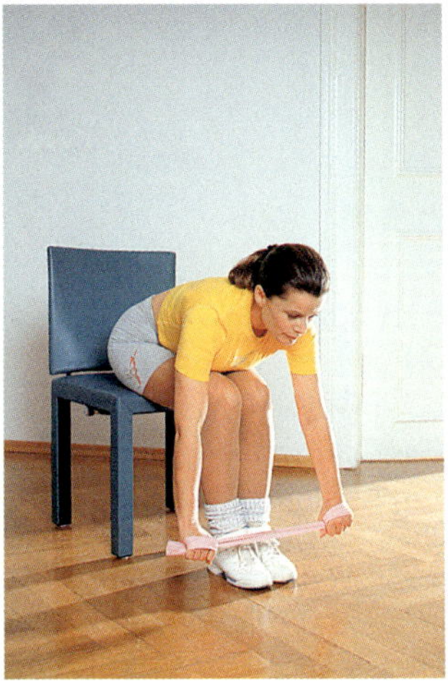

12b

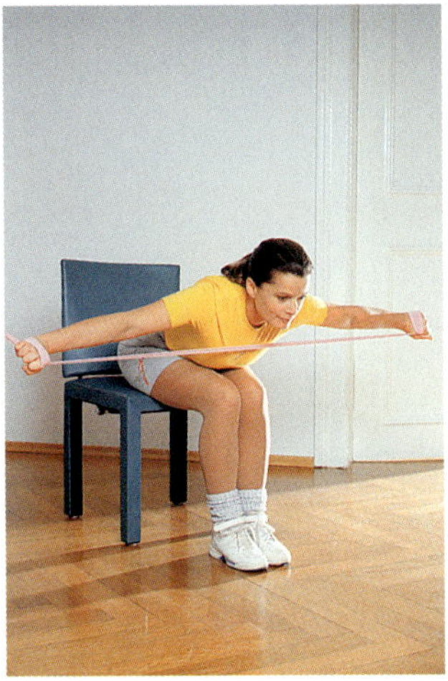

12a Ausgangsposition:
Wie 11a, jedoch Knie und Füße schließen. Den Oberkörper nach vorn neigen, dabei die Wirbelsäule gerade lassen und die Arme lang nach unten strecken. Das Band an beiden Enden halten (Handinnenflächen zeigen nach unten). *Einatmen.*

12b Übungsposition:
Ausatmen und die Arme seitlich strecken, dabei mit den Handballen das Band nach außen ziehen.
2 Sekunden halten und die Arme zurück in die Ausgangsstellung bringen.
I: 1x15; II: 2x15; III: 3x15.

Arme und Schultern

13a Ausgangsposition: Auf den Boden setzen, die Wirbelsäule gerade halten, Beine leicht beugen, Knie parallel und Füße flexen (anwinkeln). Das Gym-Band um die Füße legen und mit beiden Händen (Handinnenflächen zeigen nach innen) die Enden festhalten, die Arme dabei anwinkeln und die Ellenbogen fest an den Körper pressen. *Einatmen.*

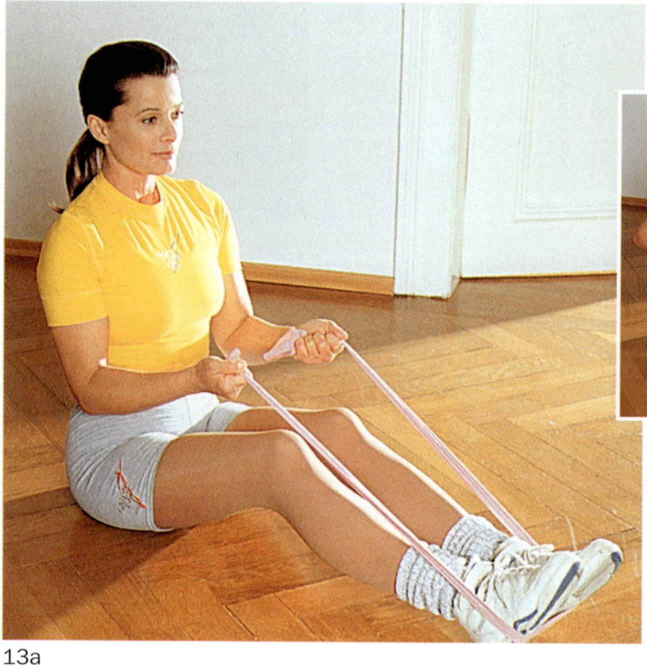

13a

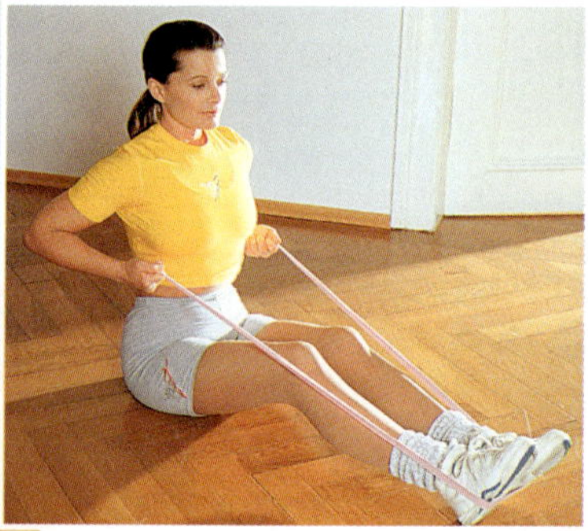

13b

13b Übungsposition: *Ausatmen* und dabei die angewinkelten Arme mit dem Band so weit es geht nach hinten ziehen. Die Position 2 Sekunden halten und die Arme langsam wieder strecken. *Einatmen.*
I: 1x15; II: 2x15; III: 3x15.

Brust und Rücken

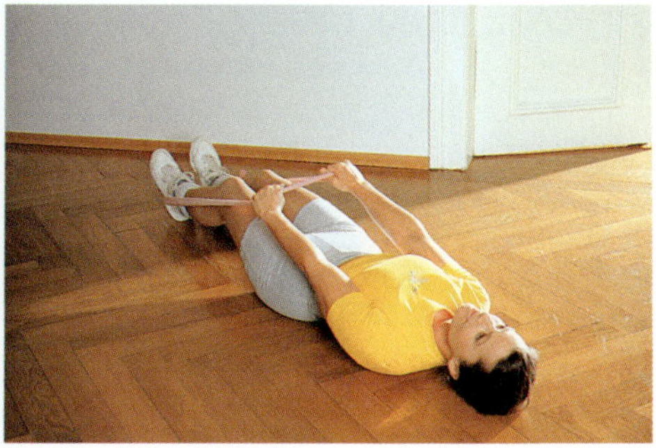
14a

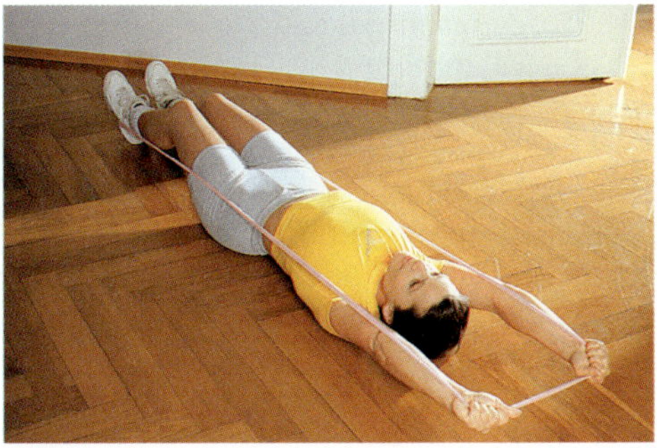
14b

14a Ausgangsposition: Flach auf den Boden legen, die Knie leicht anwinkeln und die Wirbelsäule fest gegen den Boden pressen. Die Schlaufe des Gym-Bandes (XL) um die angewinkelten Füße legen und die Enden des Bandes mit beiden Händen halten (Handinnenflächen zeigen nach unten). Bauch fest anspannen und *einatmen.*

14b Übungsposition: Nun das GymBand mit den gestreckten Armen über den Kopf ziehen und *ausatmen.* Position 2 Sekunden halten.
I: 1x15; II: 2x15; III: 3x15.

15a Ausgangsposition: Auf den Boden legen, die Beine anwinkeln und die Füße aufstellen. Die Arme nach oben strecken und dabei das GymBand an beiden Enden halten (Handinnenflächen zeigen nach außen). Bauch fest anspannen und *einatmen.*

15b Übungsposition: Nun die Arme langsam seitlich strecken, dabei das GymBand über der Brust langziehen und *ausatmen.* 2 Sekunden halten, zurück.
I: 1x15; II: 2x15; III: 3x15.

15a

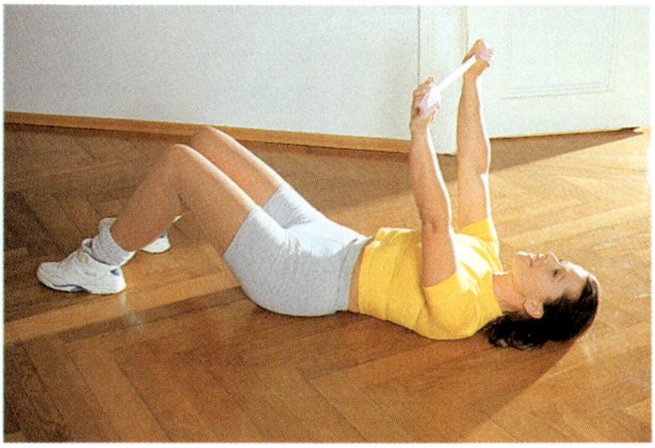

15b

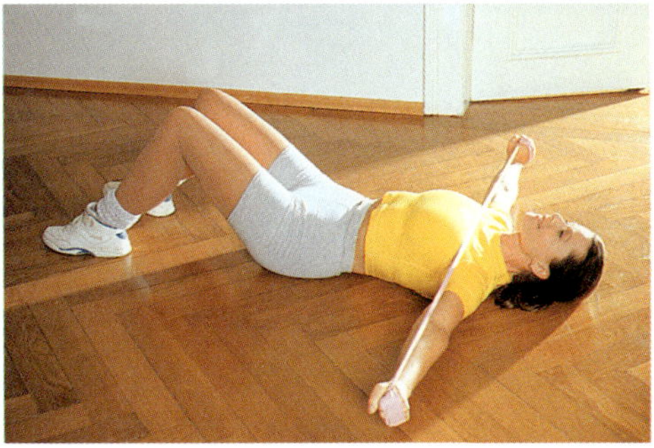

Brust, Arme, Schultern

16a Ausgangsposition: Das GymBand um den oberen Teil des Rückens und die Hände wickeln, auf den Händen (Fingerspitzen zeigen zueinander) und Knien abstützen, Füße überkreuzen und das Körpergewicht so weit nach hinten verlagern, bis Hände und Schultern in einer Linie sind. Rücken gerade halten und Kopf und Nacken als Verlängerung der Wirbelsäule ebenfalls gerade lassen. Bauch fest anspannen und *einatmen.*

16b Übungsposition: *Ausatmen* und dabei langsam die Arme so weit beugen, bis die Nasenspitze beinahe den Boden berührt.
I: 1x15; II: 2x15; III: 3x15.

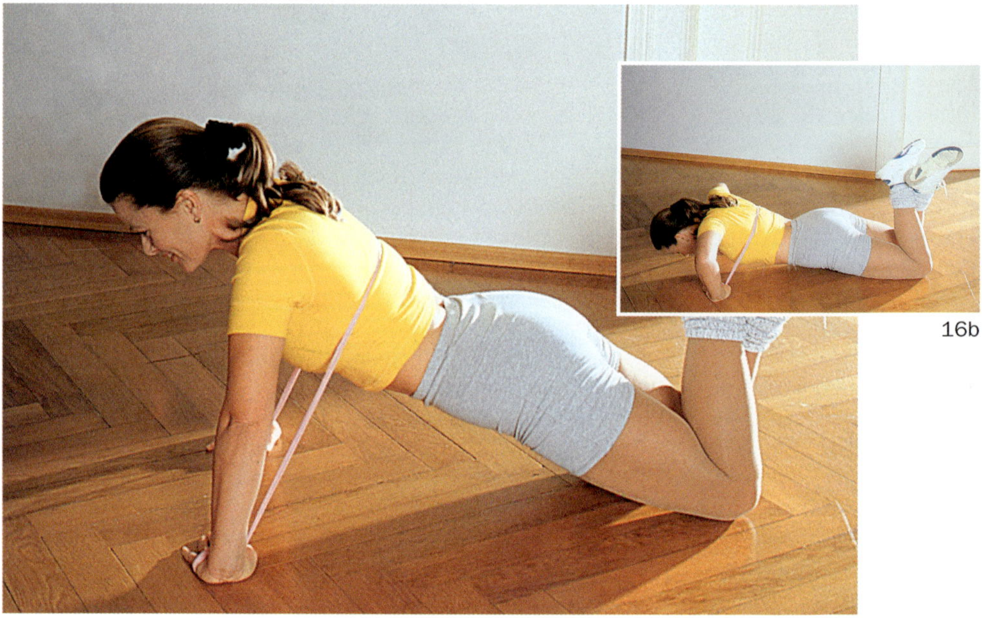

16a

16b

Trainings-Tip:

Anfänger zunächst ohne GymBand, Fortgeschrittene versuchen, die Beine zu strecken, anstatt sie anzuwinkeln.

Arme und Oberschenkel vorn

17a Ausgangsposition:
Das Körpergewicht auf das linke Bein (Standbein) verlagern, den rechten Fuß einen halben Schritt vor das Standbein auf die Spitze stellen. Das GymBand von hinten um die Pobacken wickeln, Arme leicht anwinkeln, beide Ellenbogen an den Körper pressen und mit beiden Händen (Handinnenflächen zeigen nach oben) die Enden festhalten. *Einatmen.*

17b Übungsposition:
Mit beiden Beinen langsam ein wenig in die Beuge gehen, gleichzeitig die Arme anwinkeln und dabei *ausatmen.* Nach jedem Set Beinwechsel.
I: 1x15; II: 2x15; III: 3x15.

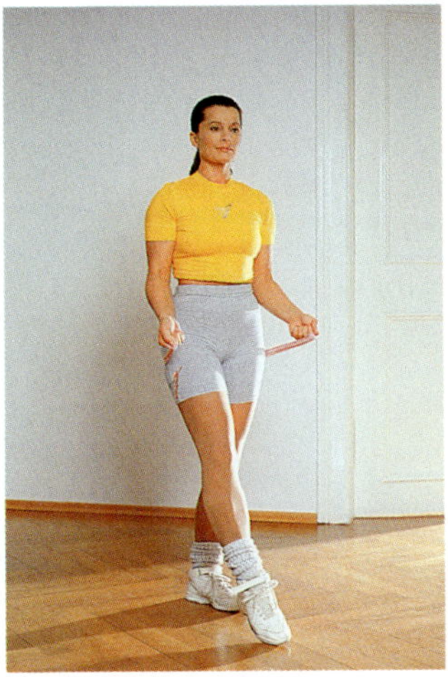
17a

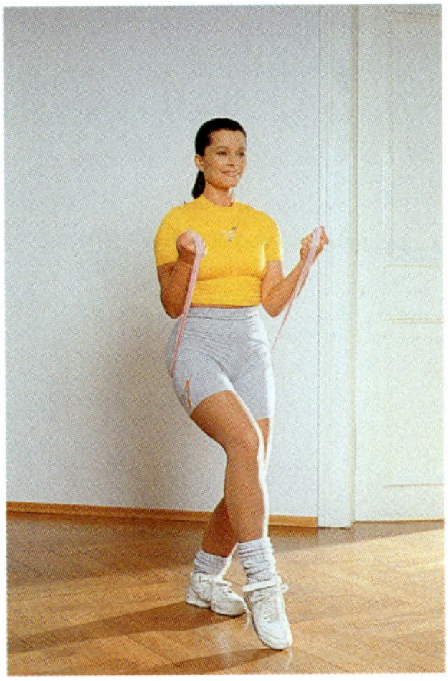
17b

18a
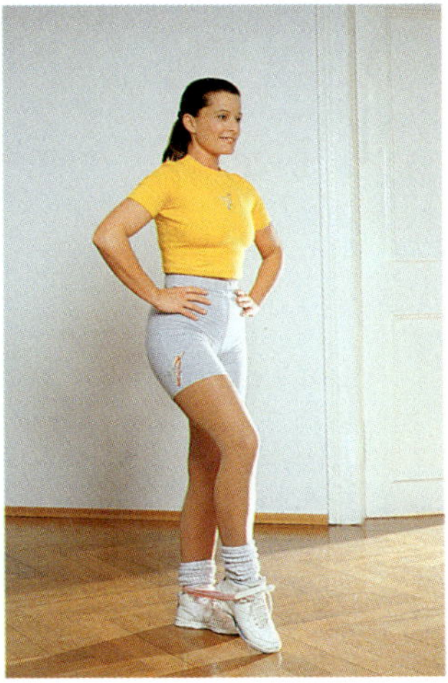

18b
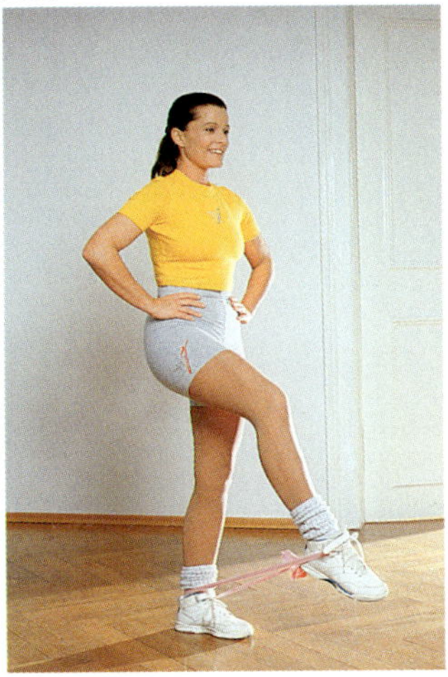

Oberschenkel vorn

18a Ausgangsposition:
In die Schlaufe des Gym-Bandes (XL) steigen, das rechte Bein leicht anwinkeln und den Fuß locker auf die Spitze stellen. Hände in den Hüften abstützen, Bauch anspannen und *einatmen.*

18b Übungsposition:
Nun das leicht angewinkelte Bein nach vorn anheben, dabei das GymBand spannen und *ausatmen.* Position 1 Sekunde halten. Pro Bein 1 Set, dann jeweils Beinwechsel.
I: 1x10; II: 2x10; III: 3x10 pro Bein.

Oberschenkel hinten

19a Ausgangsposition:
Wie 17a, jedoch die rechte Fußspitze einen halben Schritt locker hinter das Standbein aufstellen.
Einatmen.

19b Übungsposition:
Das gestreckte Bein anheben, dabei die Schlaufe des GymBandes langziehen und den Oberkörper leicht nach vorn neigen.
Ausatmen. 1 Sekunde halten und zurück in die Ausgangsstellung. Pro Bein 1 Set, dann jeweils Beinwechsel.
I: 1x10; II: 2x10; III: 3x10.

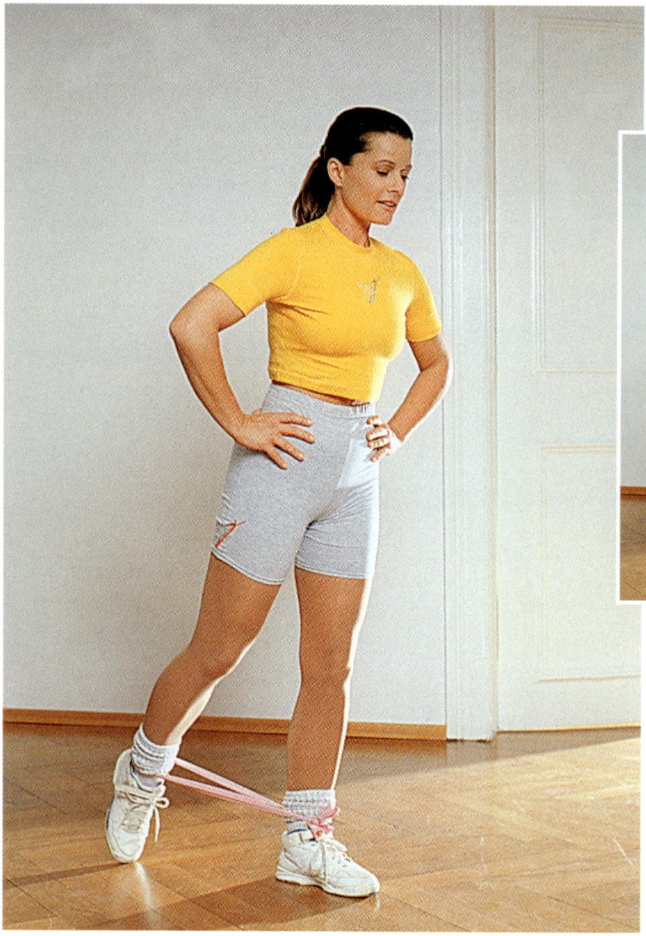

19a

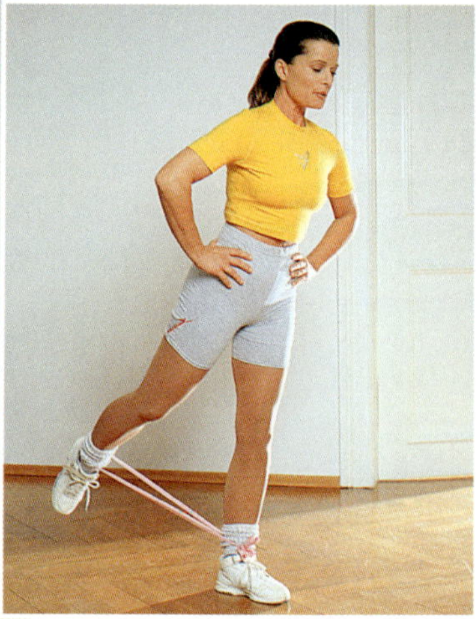

19b

Trainings-Tip:

Anfänger stützen sich auf die Rückenlehne eines Stuhles, um Balance zu halten.

Oberschenkel innen und vorne

20a Ausgangsposition: Hände in die Hüften, in die Schlaufe des Gym-Bandes steigen, Füße ausdrehen und die Beine so weit öffnen, bis Fußspitzen und Ellenbogen in einer Linie sind. Bauch anspannen und *einatmen.*

20b Übungsposition: *Ausatmen,* langsam ins Plié (Kniebeuge) gehen und dabei beide Füße auf die Spitze stellen. Achtung, die Knie dürfen dabei nicht über die Fußspitzen ragen! I: 1x5; II: 2x15; III: 3x15.

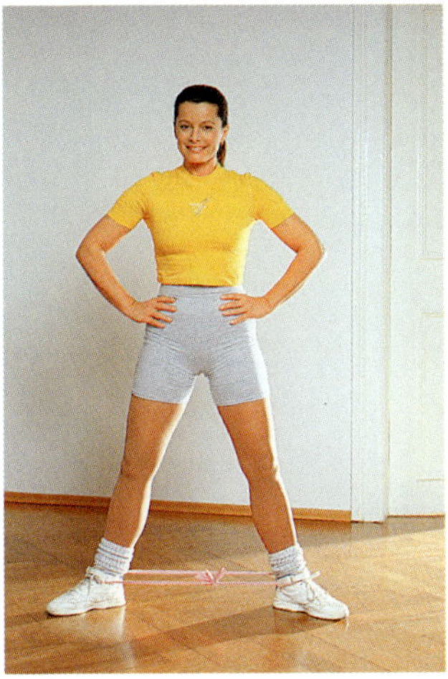
20a

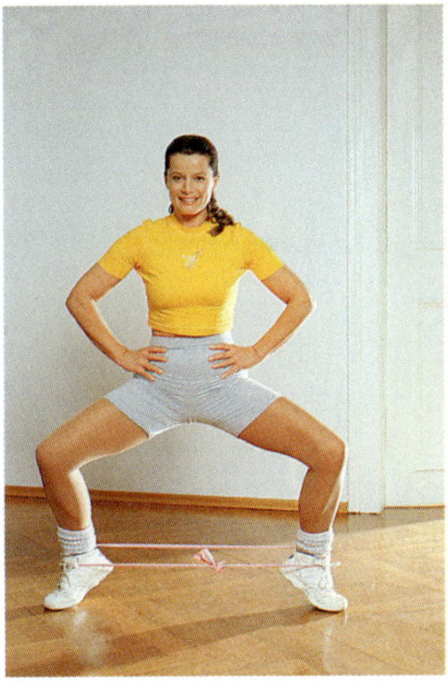
20b

Oberschenkel innen

21a Ausgangsposition: In die Schlaufe des Gym-Bandes steigen, das Körpergewicht auf das linke Bein (Standbein) verlagern und die rechte Fußspitze locker vor den linken Fuß setzen. Hände in die Hüfte, Bauch fest anspannen und *einatmen.*

21b Übungsposition: Nun das leicht angewinkelte Bein nach vorn anheben, dabei das GymBand spannen und *ausatmen.* Position 1 Sekunde halten. Pro Bein 1 Set, dann jeweils Beinwechsel.
I: 1x10; II: 2x10; III: 3x10 pro Bein.

21a
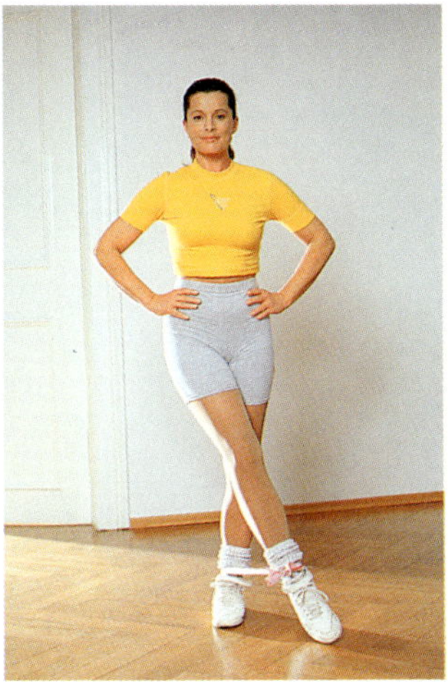

21b
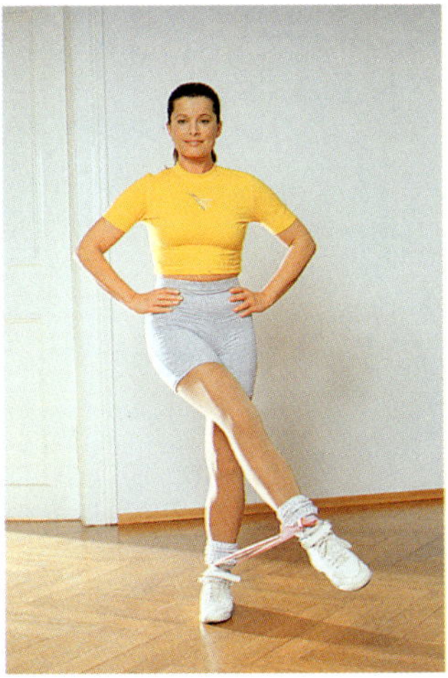

Oberschenkel außen

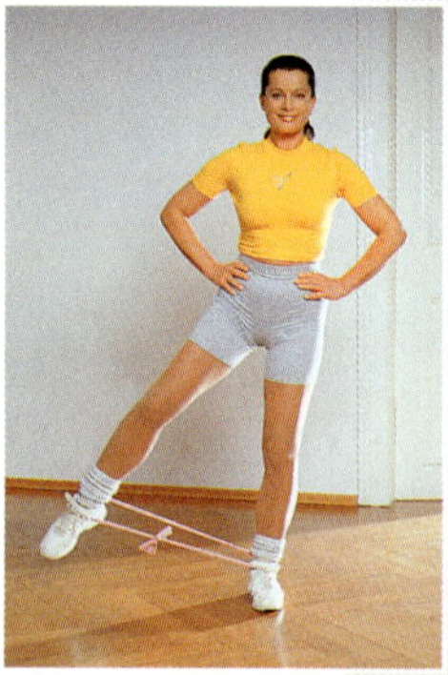
22b

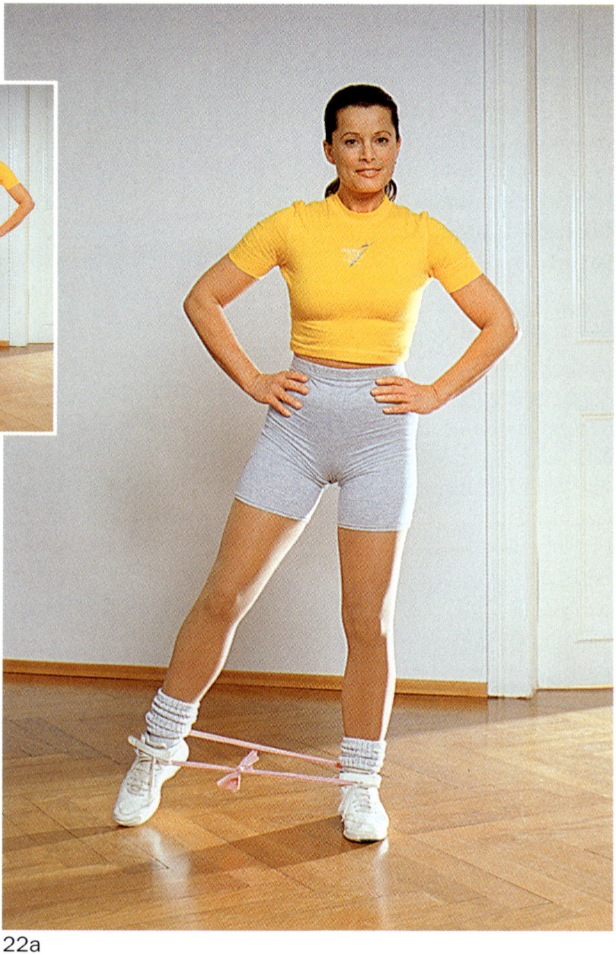
22a

22a Ausgangsposition:
Wie 17a, jedoch die rechte Fußspitze einen halben Schritt locker neben dem Standbein aufstellen. *Einatmen.*

22b Übungsposition:
Das gestreckte Bein anheben, dabei die Schlaufe des Gym-Bandes langziehen und *ausatmen.* 1 Sekunde halten und zurück in die Ausgangsstellung. Pro Bein 1 Set, dann jeweils Beinwechsel.
I: 1x10; II: 2x10; III: 3x10.

Po und Oberschenkel

23a Ausgangsposition: Einen großen Schritt nach vorn gehen, dabei den rechten Fuß flach auf den Boden stellen und die Ferse des hinteren Fußes anheben. Das Körpergewicht auf das vordere Bein verlagern, Arme locker hängen und Schultern tief lassen, Hüften nach vorn pressen (Contraction) und den Bauch anspannen. *Einatmen.*

23b Übungsposition: *Ausatmen,* dabei langsam in die Hocke (Kniebeuge) gehen und die Knie so weit beugen, bis die Beine jeweils im rechten Winkel stehen. Gleichzeitig die Arme anwinkeln und die Hände vor der Brust zusammenführen. Achtung, das vordere Knie darf nicht über die Fußspitze ragen! Pro Bein 1 Set, dann Beinwechsel.
I: 1x10; II: 2x10; III: 3x10.

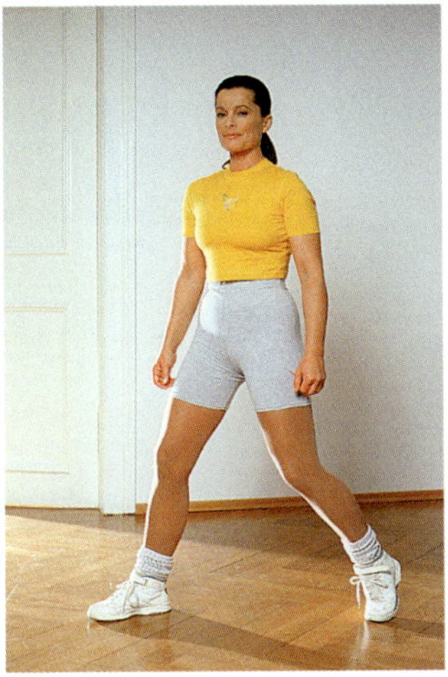
23a

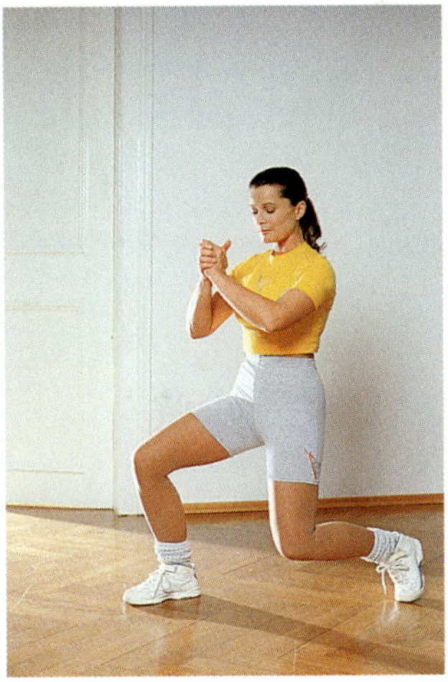
23b

Oberschenkel innen

24a Ausgangsposition: Auf die Kante eines Stuhles setzen, das GymBand über den Knien zusammenbinden und die Knie und Füße parallel halten. Wirbelsäule gerade lassen und den Bauch fest anspannen, *einatmen.*

24b Übungsposition: Nun die Knie langsam öffnen und *ausatmen,* dabei die Füße so weit anheben, daß die Fersen zusammenbleiben. Position 2 Sekunden halten und die Beine langsam wieder schließen.
I: 1x15; II und III: 2x15.

24a
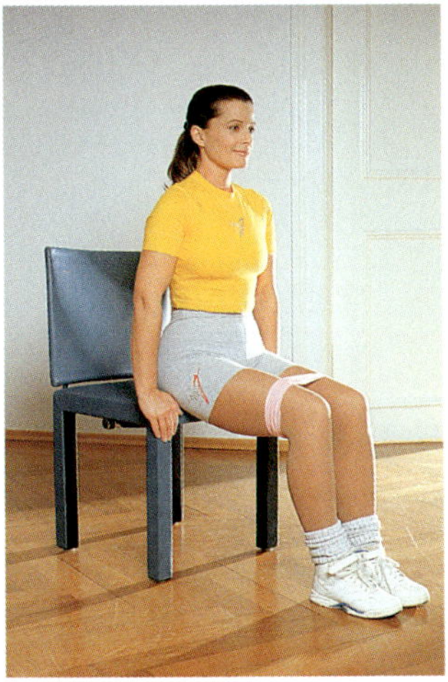

24b
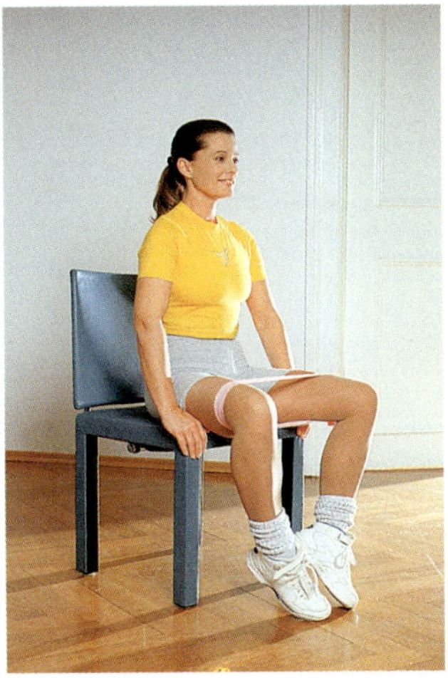

Po und Oberschenkel

25a Ausgangsposition: Auf den Rücken und den rechten Fuß auf einen stabilen Stuhl legen. Das linke Bein senkrecht nach oben strecken (beide Knie sollten in Hüftlinie sein), den Fuß flexen und die Arme entspannt neben den Körper legen. Bauch fest anspannen und *einatmen.*

25b Übungsposition: Nun die rechte Ferse gegen den Sitz des Stuhles pressen, mit dem Po bis zum Lendenwirbel (Steißbein) hochrollen, dabei das linke gestreckte Bein anheben und *ausatmen.* Position 2 Sekunden halten. Pro Bein 1 Set, dann jeweils Beinwechsel.
I: 1x15; II: 2x15; III: 3x15.

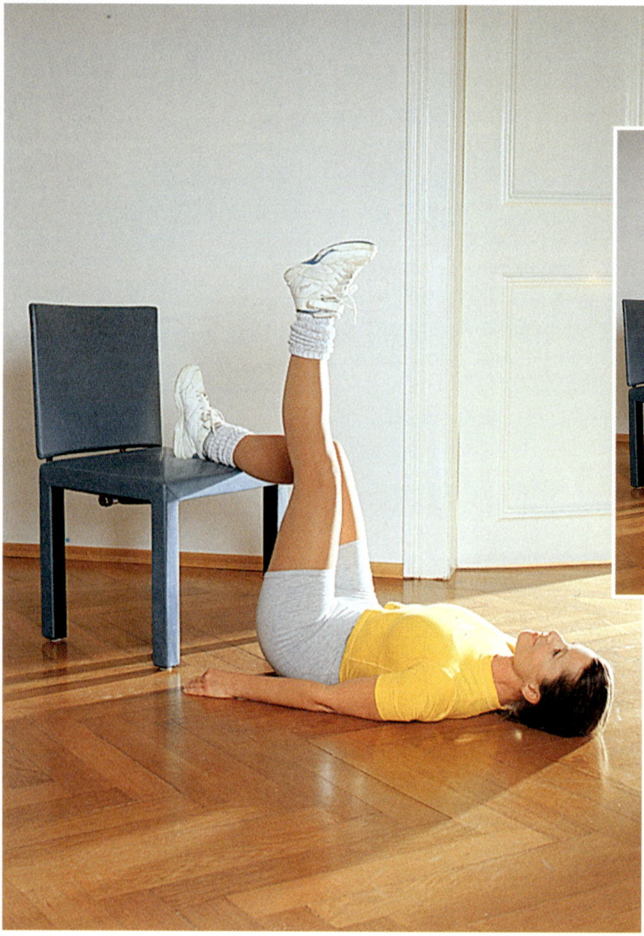

25a

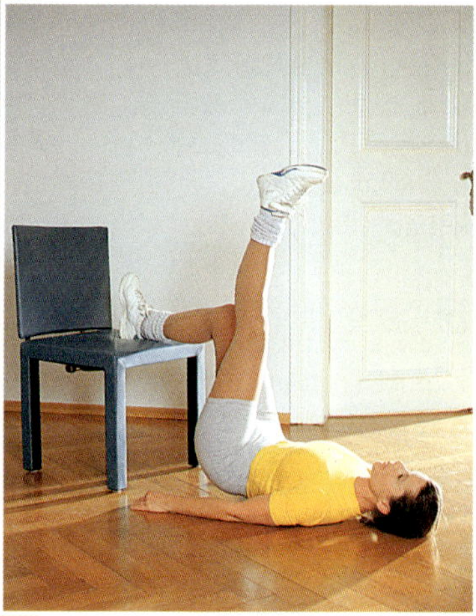

25b

Trainings-Tip:

Anfänger (Stufe I) legen beide Füße auf den Stuhl.
flex = Fuß anziehen
point = Fuß strecken

Oberschenkel vorn

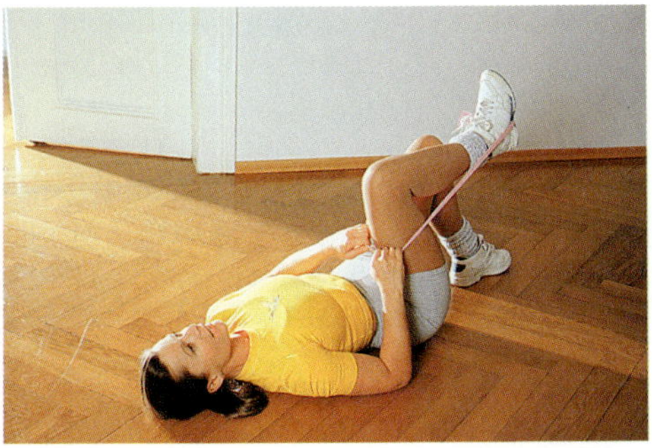

26a

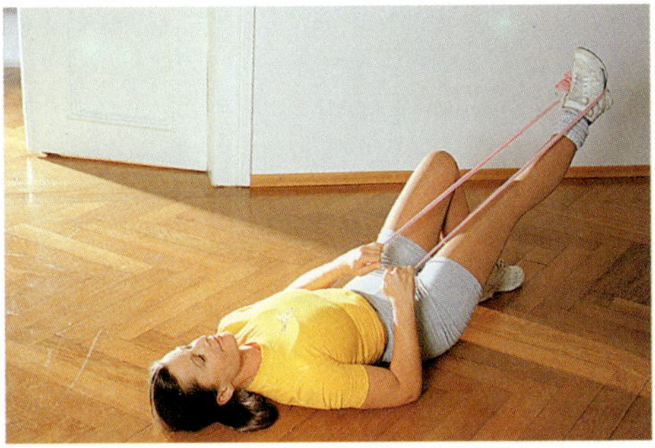

26b

26a Ausgangsposition: Flach auf den Rücken legen, rechtes Bein anwinkeln und den Fuß fest auf den Boden stellen. Das linke Bein im rechten Winkel anheben, die Schlaufe des GymBandes um den geflexten Fuß binden, über das Knie ziehen und mit beiden Händen halten. Wirbelsäule gegen den Boden pressen und den Bauch fest anspannen. *Einatmen.*

26b Übungsposition: Langsam das Bein strecken und dabei *ausatmen.* Position 2 Sekunden halten und wieder beugen. Pro Bein 1 Set, dann Beinwechsel.
I: 1x15; II: 2x15; III: 3x15.

Oberschenkel innen

27a Ausgangsposition: Auf den Rücken legen, Arme hinter dem Kopf verschränken, beide Beine anwinkeln und die Wirbelsäule dabei fest gegen den Boden pressen. Die Schlaufe des GymBandes um die Knie binden, Bauch fest anspannen und *einatmen.*

27b Übungsposition: Beim *Ausatmen* die Knie weit öffnen. Position 2 Sekunden halten.
I: 1x15; II: 2x15; III: 3x15.

27a

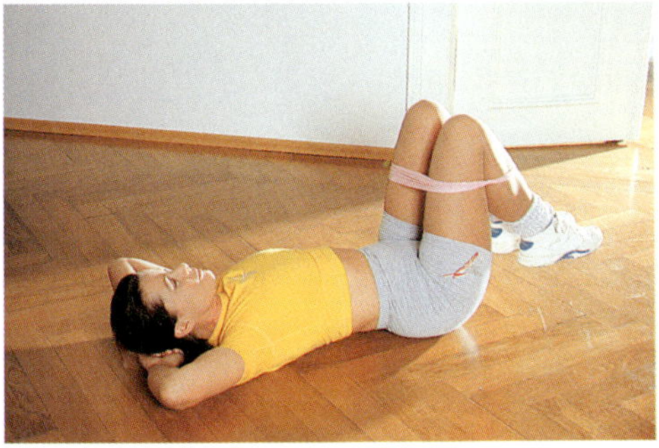

27b

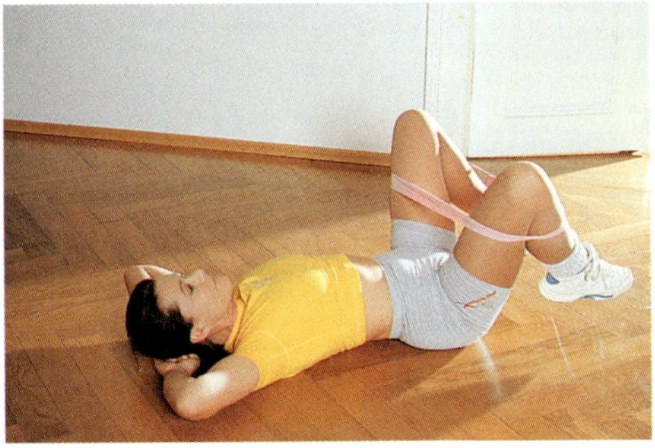

Hüfte und Oberschenkel

28a Ausgangsposition: Auf dem Rücken liegen, Wirbelsäule fest gegen den Boden pressen, mit beiden Füßen in die Schlaufe des GymBandes steigen und die Arme locker neben den Körper legen. Die Ferse des linken Fußes aufstellen, das rechte Bein leicht angewinkelt circa 40 Zentimeter vom Boden abheben, Bauch fest anspannen und *einatmen.*

28b Übungsposition: Nun das rechte Bein langsam so weit zum Oberkörper ziehen, bis ein rechter Winkel entsteht, dabei *ausatmen.* Pro Bein 1 Set, dann Beinwechsel.
I: 1x15; II: 2x15; III: 3x15.

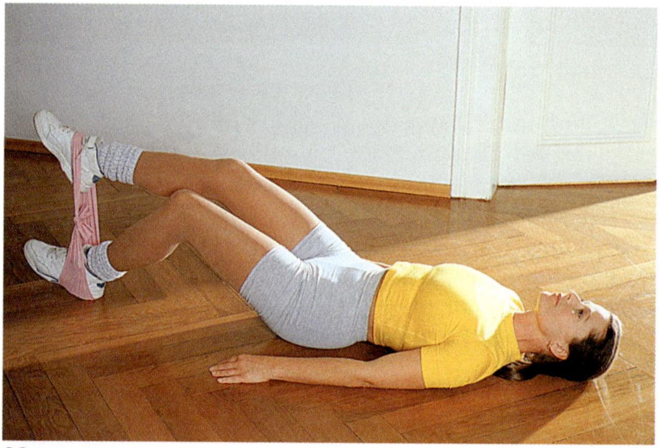

28a

Trainings-Tip

Stufe I: Um ein Hohlkreuz zu vermeiden, legen Sie sich ein Kissen unter den Po.

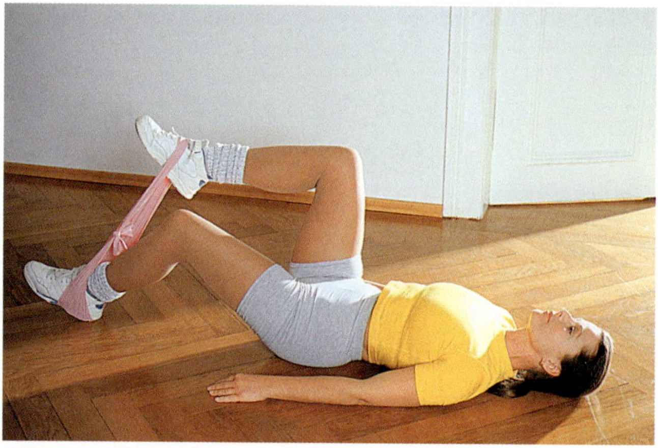

28b

Po und Oberschenkel

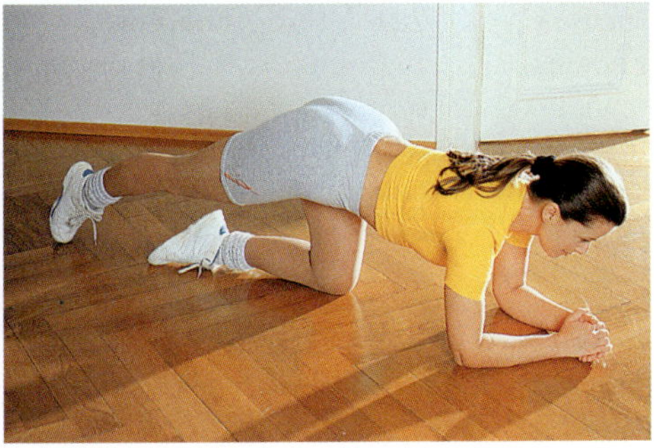

29a

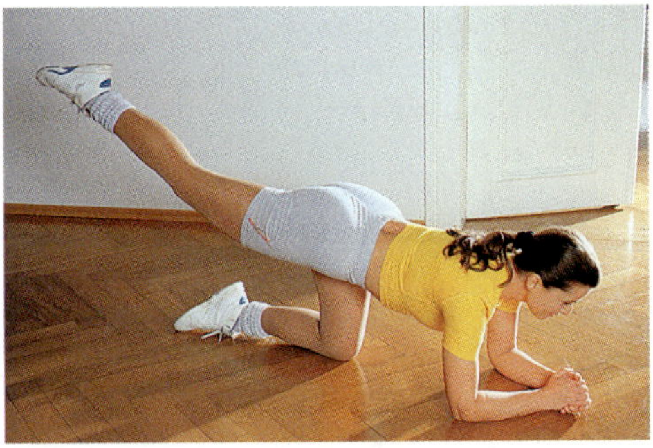

29b

29a Ausgangsposition: Auf das linke Knie und die Ellenbogen stützen (Arme im rechten Winkel), das rechte Bein lang nach hinten ausstrecken, die Fußspitze berührt den Boden. Kopf und Nacken in einer Linie mit der geraden Wirbelsäule halten. Bauch fest anspannen und *einatmen.*

29b Übungsposition: Nun das gestreckte Bein langsam anheben, dabei die Hüfte unbedingt parallel zum Boden lassen und *ausatmen.* Position 2 Sekunden halten und das Bein wieder senken. Pro Bein 1 Set, dann Beinwechsel.
I: 1x15; II: 2x15; III: 3x15.

Oberschenkel innen

30a Ausgangsposition: Auf die linke Hüfte drehen, mit dem linken Ellenbogen abstützen. Den Fuß des gestreckten Beins in die Schlaufe des GymBandes legen und mit der rechten Hand das Band langziehen. Das obere Bein anwinkeln und über das gestreckte Bein in die Schlaufe des Bandes stellen.

30b Übungsposition: Langsam das untere, gestreckte Bein anheben. Pro Bein 1 Set, dann Beinwechsel.
I: 1x10; II: 2x10; III: 3x10.

30a

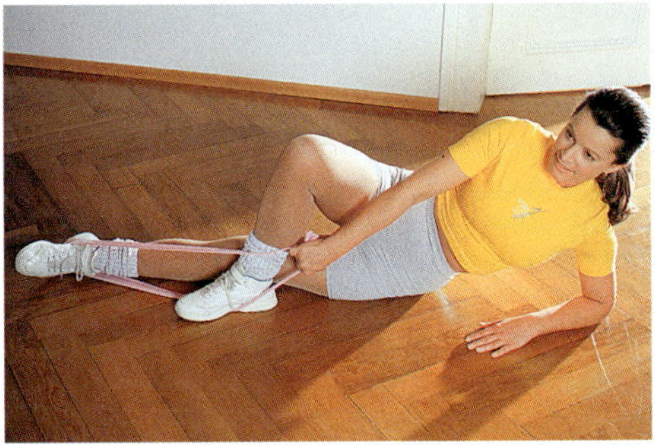

30b

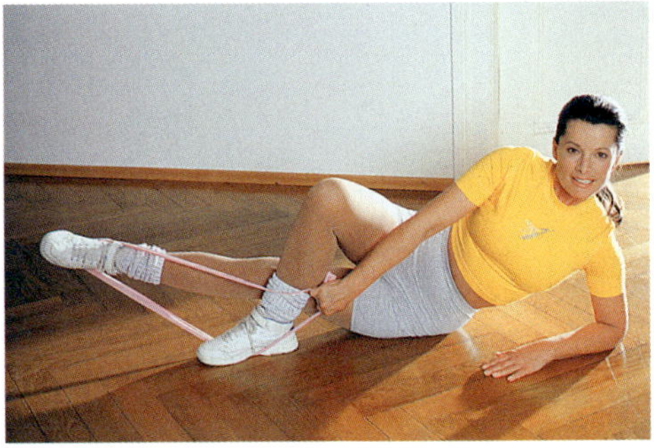

Hüfte und Oberschenkel

31a Ausgangsposition: Flach auf die linke Seite legen, die Schlaufe des GymBandes um beide Füße wickeln, mit der rechten Hand das Band in der Mitte halten und den linken Arm als Kopfkissen benutzen. Beide Beine im 45-Grad-Winkel beugen und das obere Bein circa 30 Zentimeter anheben. Bauch fest anspannen und *einatmen.* Achtung, nicht mit der Hüfte nach hinten kippen!

31b Übungsposition: Beim *Ausatmen* das obere Bein langsam heben und die Position 2 Sekunden halten. Pro Bein 1 Set, dann Beinwechsel.
I: 1x15; II: 2x15; III: 3x15.

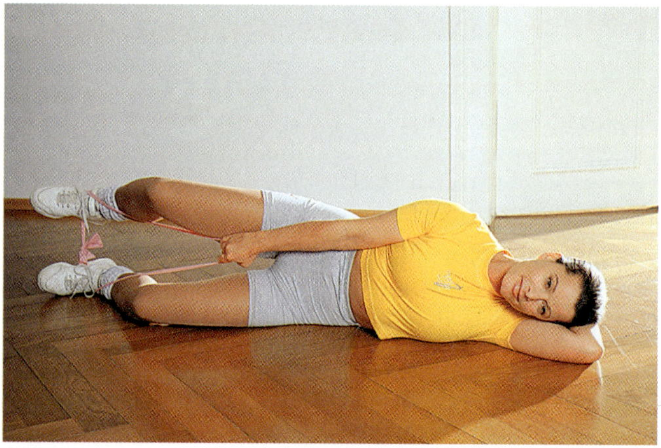

31a

Trainings-Tip:

Stufe I (Übungen 29, 30, 31): Um ein Abkippen der Hüfte nach hinten zu vermeiden, Schultern, Rücken und Po fest gegen eine Wand drücken.

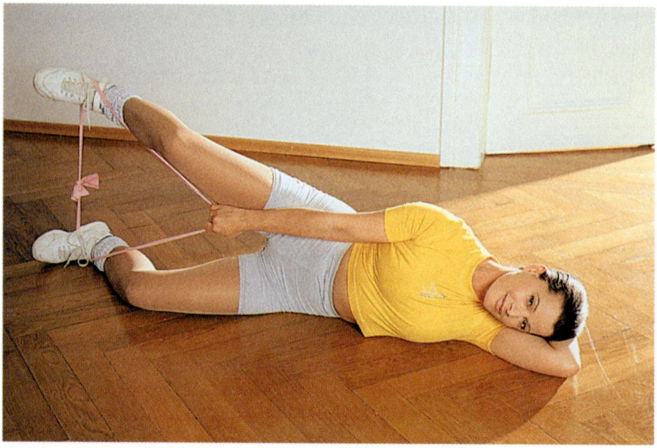

31b

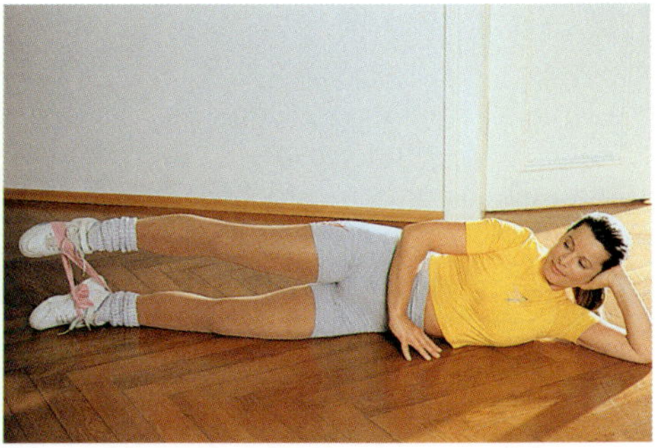

32a

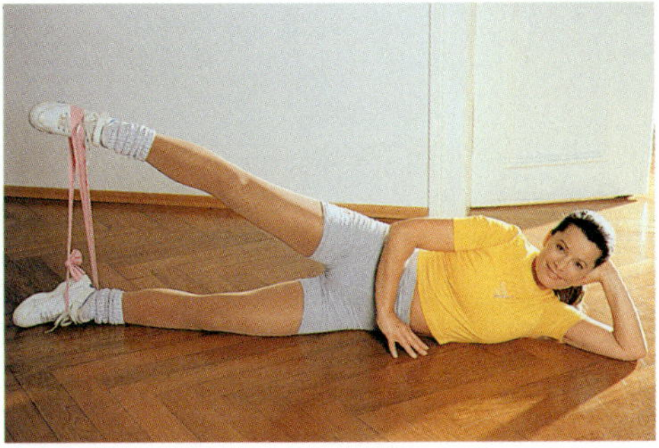

32b

32a Ausgangsposition: Auf die linke Seite legen, die Beine sind lang gestreckt, Hüfte nach vorn pressen und den Bauch fest anspannen. Auf den linken Ellenbogen stützen, die rechte Hand liegt locker auf dem Boden. Das GymBand um die Füße wickeln und *einatmen.*

32b Übungsposition: Nun das gestreckte Bein langsam anheben und *ausatmen.* Position 2 Sekunden halten. Pro Bein 1 Set, dann Beinwechsel.
I: 1x15; II: 2x15; III: 3x15.

Po und Oberschenkel

33a Ausgangsposition: Auf den Bauch legen, die Schlaufe des GymBandes in Form einer Acht legen und um beide Füße wickeln. Das Kinn auf die abgewinkelten Arme stützen, und *einatmen.*

33b Übungsposition: *Ausatmen,* rechtes Bein heben, Fuß flexen. 1 Sekunde halten. Pro Bein 1 Set, dann Beinwechsel.
I: 1x10; II: 2x10; III: 3x10.

33a

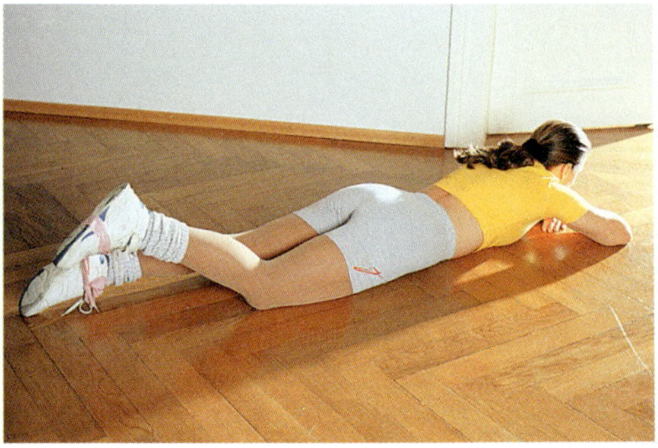

33b

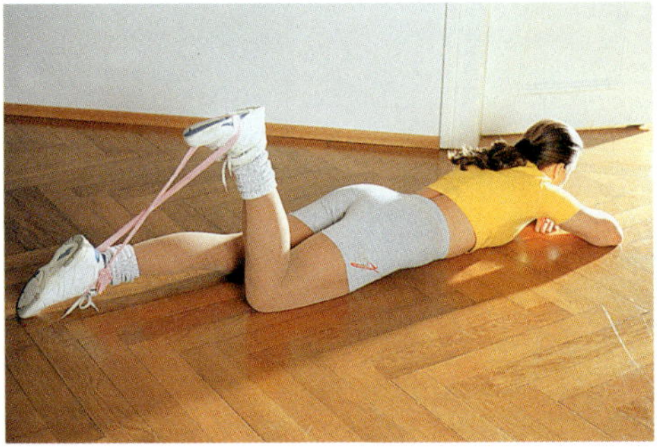

Hüfte, Po und Oberschenkel

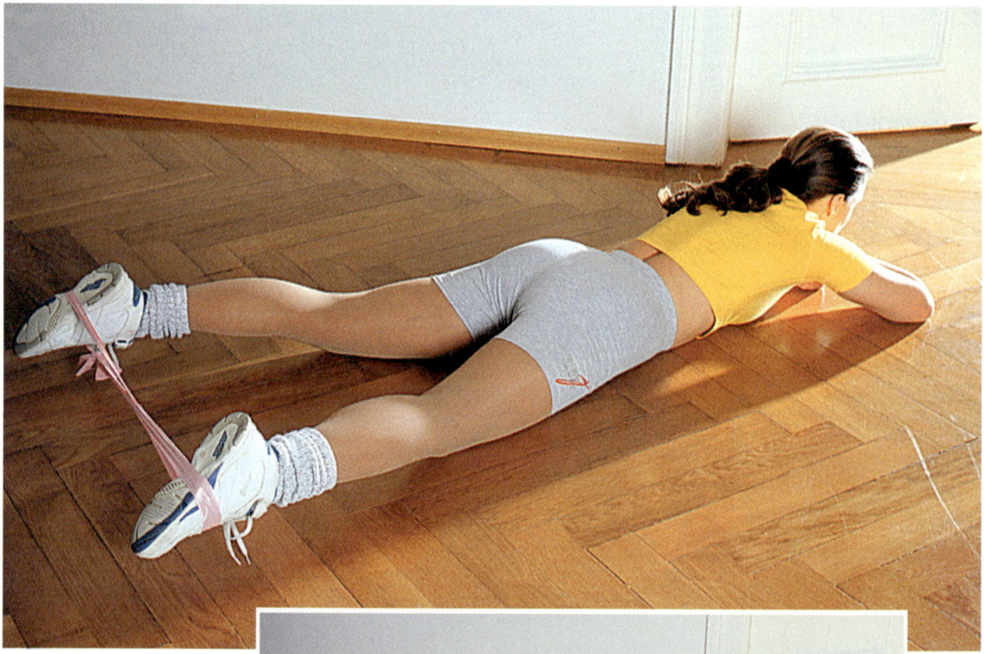

34b

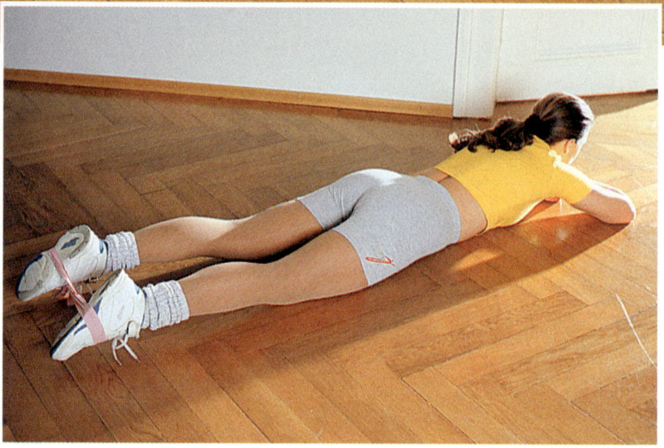

34a

34a Ausgangsposition:
Wie 33a.

34b Übungsposition:
Ausatmen, die Beine langsam öffnen und dabei die Füße ein wenig vom Boden heben. Position 1 Sekunde halten.
I: 1x15; II: 2x15; III: 3x15.

Bauch (oberer, unterer, seitlicher Muskel)

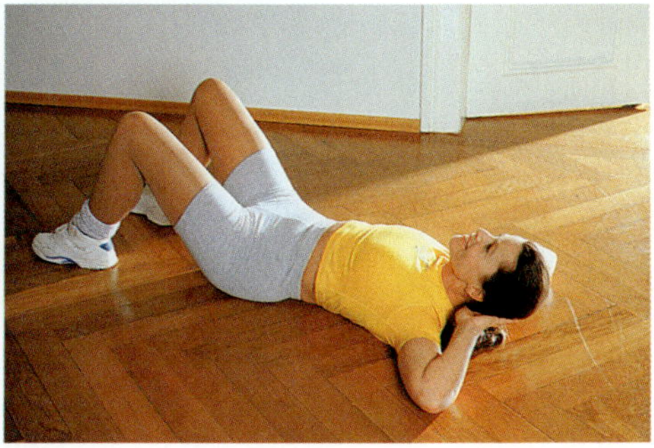
35a

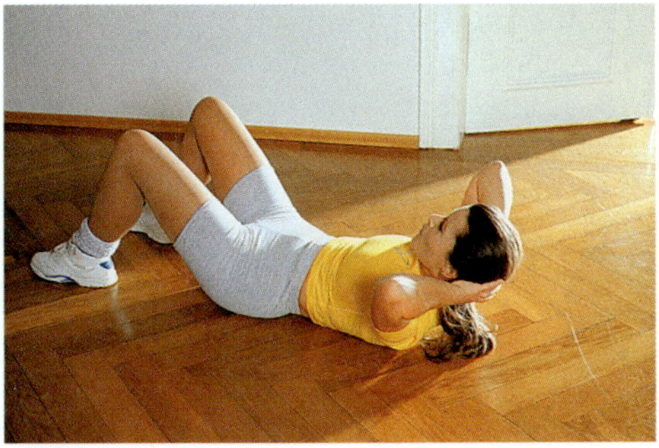
35b

35a Ausgangsposition: Auf den Rücken legen, beide Beine anwinkeln und öffnen (Füße und Knie in Hüftlinie). Hände hinter dem Kopf verschränken, die Ellenbogen sind parallel zum Boden, das Gesicht frontal zur Decke. Den Bauch fest anspannen und tief *einatmen.*

35b Übungsposition: Mit dem Oberkörper bis zum Brustwirbel hochrollen und dabei ausatmen. Achtung, Ellenbogen parallel zum Boden lassen. Position 2 Sekunden halten.
I: 1x15; II: 2x15; III: 3x15.

36a Ausgangsposition: Wie 35a, jedoch das rechte Bein anwinkeln und den Fuß auf das linke Knie stützen. *Einatmen.*

36b Übungsposition: Mit dem Oberkörper bis zum Brustwirbel hochrollen und dabei *ausatmen.* 2 Sekunden halten.
I: 1x15; II: 2x15; III: 3x15, dann Beinwechsel.

36b
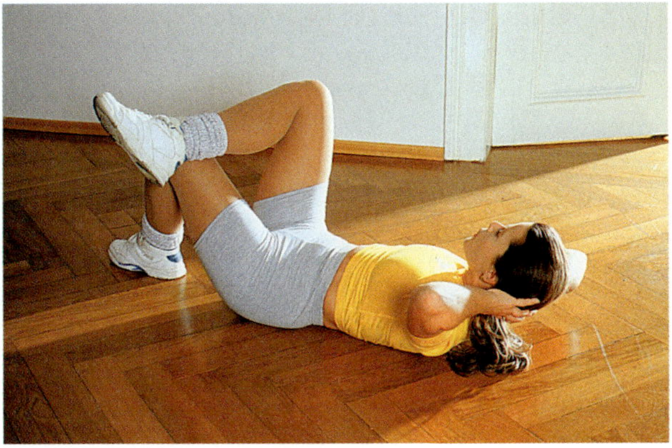

37a Ausgangsposition: Auf dem Rücken liegen, Arme hinter dem Kopf verschränken, linkes Bein anwinkeln, rechtes Bein senkrecht nach oben strecken und *einatmen.*

37b Übungsposition: Mit dem Oberkörper bis zum Brustwirbel langsam hochrollen, dabei das rechte Bein beugen und *ausatmen.* Position 2 Sekunden halten. I: 1x15; II: 2x15; III: 3x15, dann Beinwechsel.

Trainings-Tip:

Superset – Stufe II: alle 5 Bauchübungen ohne Unterbrechung durchführen (je Übung 1 Set). Gigantset – Stufe III: alle fünf Bauchübungen ohne Unterbrechung durchführen (je Übung 1 Set), 1 Minute pausieren und Übungsvorgang 1x komplett wiederholen.

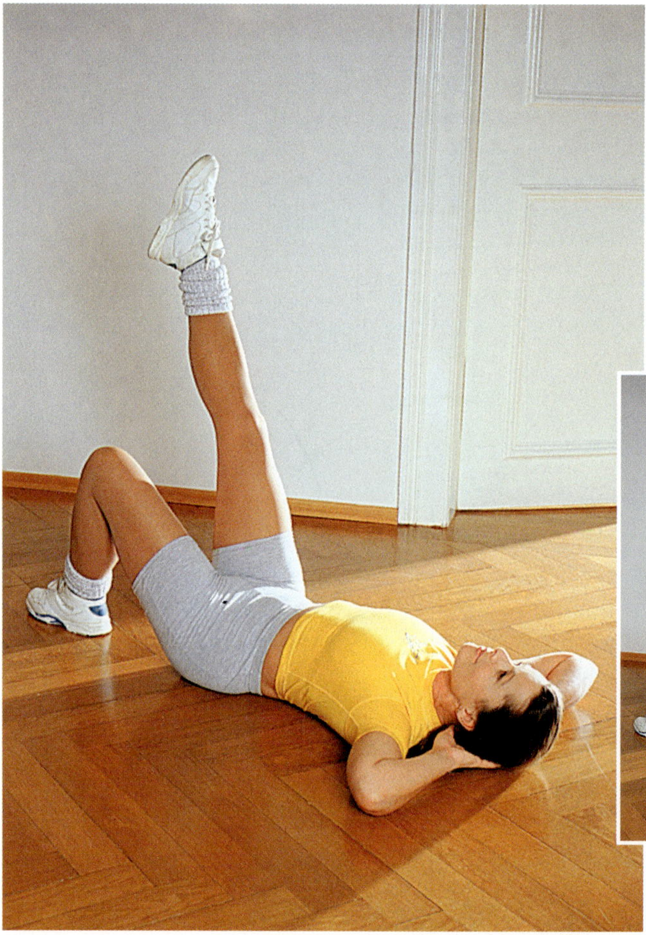

37a

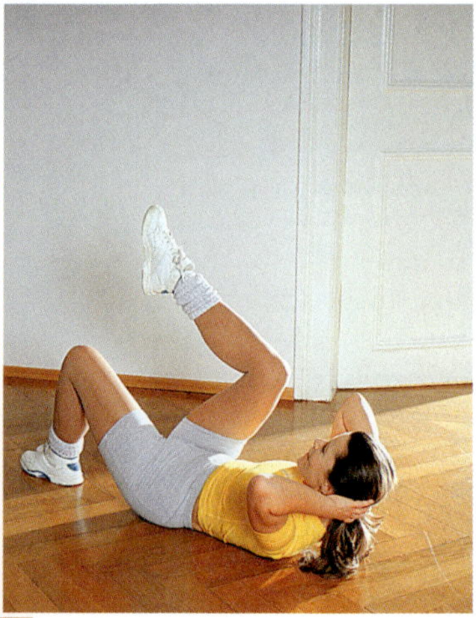

37b

38a Ausgangsposition:
Wie 36a.

38b Übungsposition:
Ausatmen, dabei gleichzeitig das rechte Bein beugen, und mit dem Oberkörper hochrollen und so weit nach rechts abdrehen, daß der linke Ellenbogen das rechte Knie berührt. Position 2 Sekunden halten.

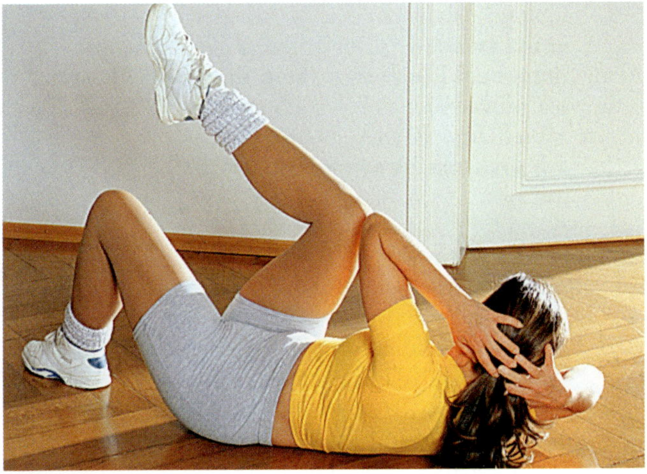

38b

39a Ausgangsposition:
Auf dem Rücken liegen, Arme hinter dem Kopf verschränken, Ellenbogen parallel zum Boden lassen, Gesicht frontal zur Decke. Beide Beine senkrecht nach oben strecken und die Wirbelsäule fest gegen den Boden pressen. Bauch fest anspannen und *einatmen*.

39b Übungsposition:
Ausatmen, dabei mit dem Oberkörper bis zum Brustwirbel langsam hochrollen und gleichzeitig das Becken bis zum Lendenwirbel anheben, so daß beide Ellenbogen die Knie berühren. Position 2 Sekunden halten.
I: 1x15; II: 2x15; III: 3x15.

39a

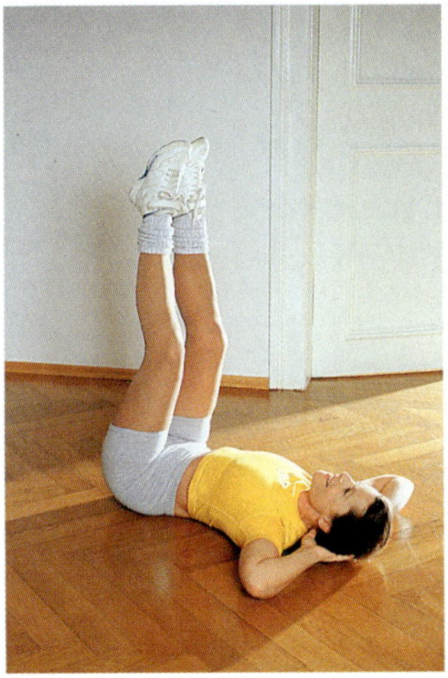

39b

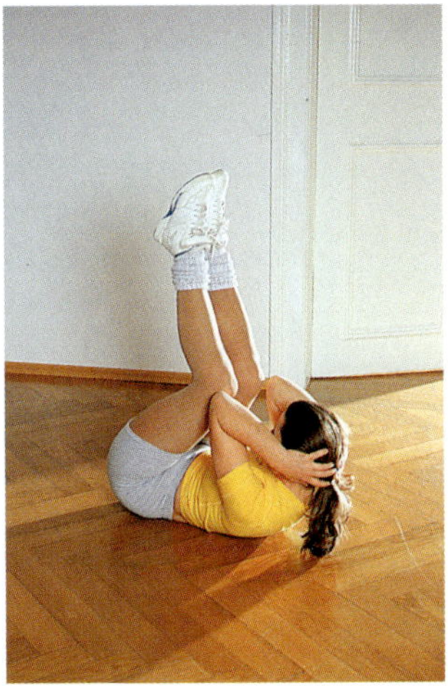

Aktiv gegen Frühjahrsmüdigkeit

Gemüse, Salate und Obst sind vitaminfrische Fitmacher und von Natur aus leicht. Ein Blick in den Saisonkalender von Früchten, Gemüsen und Salaten bietet uns geschmackvolle Vielfalt bei gleichzeitigem günstigem Preis und Nährstoffgehalt. Frische Lebensmittel der Jahreszeit garantieren nicht nur einen ausgezeichneten Geschmack, sondern auch bestmögliche Nährstoffdichte. Außerdem ist Freilandgemüse nitratärmer als Unterglas- bzw. Treibhausware, weil Sonneneinwirkung (UV-Licht) den Nitratabbau in der Pflanze fördert. Frische Erdbeeren schmecken im Frühsommer am besten, wenn sie auf kurzem Weg unseren Speiseplan bereichern. Feinschmecker und Gesundheitsbewußte freuen sich gleichermaßen auf die Spargelzeit im Mai und Juni.

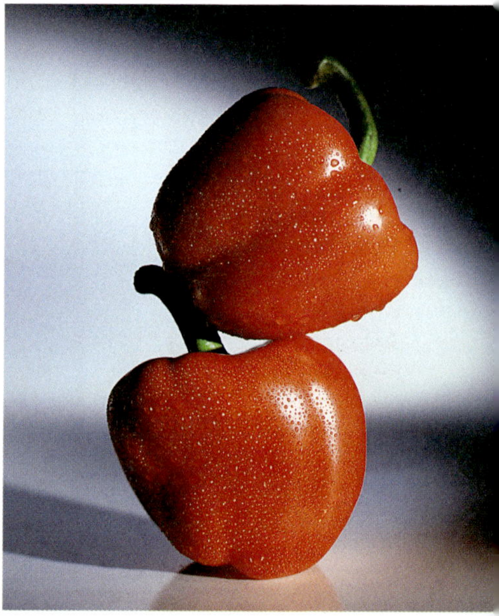

Übrigens:

Wir Deutsche sind Weltmeister im Spargelessen! Im Sommer und Herbst stehen neben frischem Obst viele Gemüse und Salate auf dem Speiseplan, während im Winter vor allem Kohlgemüse, Rote Bete und Kartoffeln Vitamine und Mineralstoffe, wie Vitamin C und Kalium, liefern.

Jahreszeiten bringen aber auch unterschiedliche Stimmungen. Wenn die Tage im Frühjahr allmählich wieder länger werden, helfen der zunehmende Lichteinfluß und eine vitaminfrische Küche, die Frühjahrsmüdigkeit zu vertreiben. Wenn es dagegen draußen kalt und stürmisch sowie früher dunkel wird, steigt die Lust auf herzhafte und deftigere Gerichte. Während Frühjahr und Frühsommer unsere Aktivität geradezu herausfordern, müssen wir im Herbst und Winter, der Erkältungszeit, vor allem darauf achten, gesund und fit durch die kalte Jahreszeit zu kommen. Die dunklen Monate sind obendrein die denkbar schlechteste Zeit für eine Schlankheitsdiät. Im Herbst und Winter schmecken Kürbis, Kohl und rote Rüben sowie mineralstoffreiche Eintopfgerichte mit und ohne Fleisch. Außerdem laden die langen Abende zu festlichen Speisen in gemütlicher Runde ein.

Jahreszeitenküche: Frühjahr

Das Frühjahr ist die beste Zeit für eine Umstellung Ihrer Ernährungsgewohnheiten und ein idealer Start in ein aktives Lebensstilprogramm. Im Frühjahr, wenn die Tage wieder länger und sonniger werden, verläßt uns der Drang nach Süßem und Kuchen. Licht und Zucker haben beide Einfluß auf den Serotoninstoffwechsel des Menschen (siehe Seite 35). Sonnenlicht unterbindet den Abbau des »Gute-Laune-Stoffes«, während wir in der dunkleren Jahreszeit durch das Naschen von Plätzchen versuchen, den Serotoninspiegel hochzuhalten. Licht und Zucker haben offenbar eine vergleichbare Wirkung auf die Stimmung des Menschen. Jedenfalls erwacht im Frühjahr durch Lichteinfluß neuer Tatendrang und macht uns von ganz allein etwas schlanker. Und wenn Sie jetzt kohlenhydratbetont und fettkontrolliert essen, geben Sie Ihrem Körper genau die richtige Energie für sein Aktivprogramm ohne Gefahr für die schlanke Linie.

Frühjahrsmüde durch Vitaminmangel?

Die oft beklagte Frühjahrsmüdigkeit kann nicht mehr mit einem Vitaminmangel entschuldigt werden. Zum Winterende ist zwar die Auswahl an einheimischen frischen Gemüsen gering, dafür steht uns aber eine reichhaltige Palette tiefgefrorener Gemüse zur Verfügung. Das Tiefgefrieren bietet in idealer Weise Frische auf Vorrat und schneidet beim Nährstoffvergleich sicherlich gegenüber so manchem überlagertem Gemüse im Supermarkt besser ab. Ebenfalls sorgen Zitrusfrüchte und Obstsäfte für einen aktivierenden Vitaminnachschub.

Ernährungs-Tip:

Vertreiben Sie die Frühjahrsmüdigkeit, indem Sie sich viel an frischer Luft bewegen und aktivierende Nährstoffe, wie Vitamin C und Jod, zu sich nehmen. Das Spurenelement Jod ist Bestandteil der Schilddrüsenhormone, die den Stoffwechsel ankurbeln. Jod ist in Meeresfischen und -früchten sowie in Algen enthalten. In unserer Ernährung sind jodiertes Speisesalz und mit Jodsalz hergestelltes Brot eine gute Ergänzung.

Das Frühlingserwachen gilt aber auch für die frischen Küchenkräuter. Jetzt schießen Schnittlauch, Petersilie, Kerbel und Dill ins Kraut.

Fitmacher-Knäckebrot mit Frühlingsquark

(1 Portion)

60 g Magerquark
1 TL Keimöl (5 g)
1 EL Milch (1,5 % Fett)
1 EL Schnittlauchröllchen
etwas Jodsalz und Pfeffer
2 Scheiben Sesamknäckebrot
Nährwertangabe pro Portion: circa 15 g Fett, 200 kcal/800 kJ

Spargel und Erdbeeren

Im Mai beginnt die Spargelzeit, und die ersten einheimischen Erdbeeren sind ebenfalls zu haben. Diese beiden wohlschmeckenden Fitmacher lassen sich vielfältig zubereiten, wobei der niedrige Kaloriengehalt einen unbeschwerten Genuß erlaubt. Erdbeeren pur oder mit Joghurt und Quark sowie als Erdbeer-Buttermilch-Mixgetränk schmecken immer. Etwas ungewöhnlicher ist der folgende Salat.

Erdbeer-Kresse-Salat

(2 Portionen)

100 g Brunnenkresse
1 kleiner Kopf Eisbergsalat
50 g Erdbeeren
1 TL Zitronensaft
1 TL Ahornsirup (alternativ Honig)
1/2 TL Senf
1/4 TL eingelegter grüner Pfeffer
1 EL kaltgepreßtes Olivenöl
Brunnenkresse und den Salat verlesen, waschen und in mundgerechte Stücke zupfen. Erdbeeren in kaltem Wasser waschen, abtropfen lassen und halbieren. Alles in einer großen Schüssel anrichten. Den Zitronensaft mit dem Senf und dem Ahornsirup verrühren, die Hälfte des Pfeffers zerdrücken und in die Sauce geben. Nun das Öl unterrühren, die Sauce über den Salat gießen und den restlichen Pfeffer darüberstreuen. Sofort servieren.
Nährwertangabe pro Portion: circa 7 g Fett, 93 kcal/387 kJ

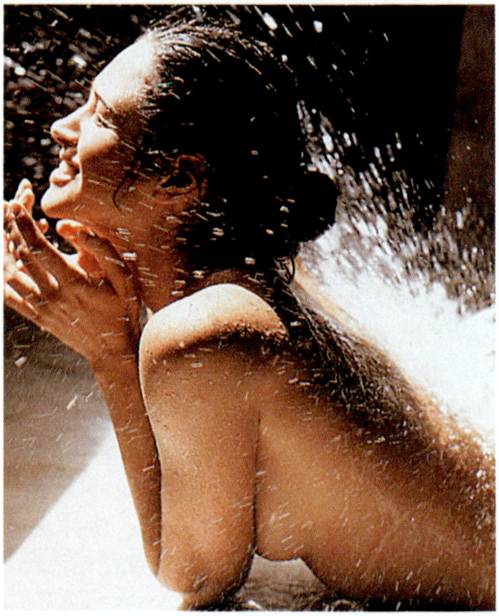

Mit den beiden vitaminfrischen und mineralstoffreichen Fitmachern Erdbeeren und Spargel machen manche eine regelrechte Kur. Der hohe Kaliumgehalt von Spargel entwässert, und in 100 Gramm frischem Spargel sind mal gerade 17 Kilokalorien enthalten. Das schlanke Gemüse hat eine hohe Nährstoffdichte an Vitaminen und Mineralstoffen. Mit neuen Kartoffeln und etwas zerlassener Butter ist Spargel eine komplette Mahlzeit, bei der ein Verzicht auf Fleisch leicht fällt. Und für den richtigen Umgang mit dem feinen Gemüse ist sorgsames Schälen und vorsichtiges Kochen (etwa 15 bis 20 Minuten) erforderlich, damit Nährwert und Geschmack erhalten bleiben.

Entwässern mit Spargel, Reis und Kartoffeln

Diese Lebensmittel haben ein günstiges Kalium-Natrium-Verhältnis und deshalb eine entwässernde Wirkung auf den Körper. Während Natrium (Kochsalzbestandteil) Wasser im Körper bindet, gilt Kalium als dessen Gegenspieler bei der Regulation des Flüssigkeitshaushalts.

Vollkornreis ist fettarm und deshalb leicht verdaulich. Seine komplexen Kohlenhydrate liefern uns die notwendige Energie wohldosiert über einen längeren Zeitraum sowie ausreichend Vitamin B1 (7x soviel wie weißer Reis), Kalium (doppelt soviel wie weißer Reis) und Eisen (mehr als 3x soviel wie weißer Reis) – mehr Kalium als Natrium. Reis – ungesalzen – ist deshalb ideal für einen gesunden Blutdruck.

Kartoffeln bestehen zu fast 80 Prozent aus Wasser und zu 15 Prozent aus Stärke, dem Energieträger, der durch das Garen aufgeschlossen werden muß. Sie liefern wertvolle Ballaststoffe, während das Eiweiß mit seiner hohen biologischen Wertigkeit zur ausgewogenen Ernährung beiträgt, und wichtige Mineralstoffe, Spurenelemente und Vitamine gesellen sich auch noch dazu.

Fazit:

Machen Sie Beilagen, wie Kartoffeln, Reis und Nudeln, zusammen mit Gemüse zur Hauptsache beim Essen!

Noch mehr Rezepte:

Spargel mit Petersilien-Pistazien-Sauce und Pellkartoffeln (4 Portionen)
2 kg weißer Spargel
Salz, Zucker, Zitronensaft
1/8 l Hühnerbrühe
4 Eigelb
1 TL Senf
3 EL Olivenöl
1 Bund glatte Petersilie
1 Bund krause Petersilie
50 g Pistazienkerne
Pfeffer aus der Mühle
1 kg Kartoffeln
Den geschälten Spargel 20 Minuten in kochendem Salzwasser mit einer Prise Zucker und etwas Zitronensaft garen. Hühnerbrühe erhitzen. Eigelb mit Senf in einem Topf im Wasserbad verrühren und die heiße Brühe nach und nach mit dem Handrührgerät unterschlagen, bis die Sauce bindet. Den Topf in eine Schüssel mit Eiswasser stellen und die Sauce kalt schlagen. Dabei das Öl tropfenweise unterschlagen. Petersilie waschen, trocknen und feinhacken. Pistazienkerne feinmahlen und mit Petersilie unter die Sauce rühren. Mit Zitronensaft und Pfeffer abschmecken und bis zum Servieren kühlstellen.
Dazu Pellkartoffeln: Neue Kartoffeln kochen, schälen und mit dem lauwarmen Spargel und der Sauce servieren.
Nährwertangabe pro Portion: circa 23 g Fett, 491 kcal/2051 kJ

Hafermüsli mit Erdbeermilch (1 Portion)
2 EL Haferschrot
5 frische Erdbeeren
1 EL Sonnenblumenkerne
5 EL Sojamilch
Haferschrot mit 4 EL klarem Wasser mischen und über Nacht quellen lassen. Die Erdbeeren waschen, zupfen, halbieren und in schmale Streifen schneiden. Den gequollenen Haferschrot mit den Erdbeerstückchen, den Sonnenblumenkernen und der Sojamilch vermengen.
Hafer gilt wegen seines nussigen Aromas als die aromatischste Getreidesorte. Hafer besitzt einen hohen Anteil an wertvollem Eiweiß und wird durch seine anregende und aktivierende Wirkung auch gerne als Fit- oder Muntermacher bezeichnet.
Nährwertangabe pro Portion: circa 9 g Fett, 194 kcal/811 kJ

Brennesselgemüse (1–2 Portionen)
150 g handlange Triebe der Brennessel
1 TL Halbfett-Butter
1 kleine Zwiebel
1/2 Tasse Gemüsebrühe
Pfeffer, Muskatnuß
Das Gemüse 10 Minuten in siedendem Wasser kochen. Die Flüssigkeit ablaufen lassen und das Gemüse kleinhacken. Butter in einem Topf zerlassen, die Zwiebel darin glasig

dünsten und das gehackte Gemüse dazugeben. Mit Brühe aufgießen und 5 Minuten leise köcheln lassen.
Die jungen Triebspitzen mit den zarten Blättern lassen sich auch gut mit Löwenzahn, Sauerampfer oder anderen mildschmeckenden Kräutern als Gemüse kochen bzw. als Salat mischen.
Nährwertangabe pro Portion:
circa 3 g Fett, 53 kcal/220 kJ

Tip:
Frische Brennessel feinhacken und unter Magerquark mischen.
Eine köstliche Ergänzung zu Pellkartoffeln.

Für das nun folgende Rezept brauchen Sie zwar etwas mehr Zeit als gewöhnlich, aber Ihre Mühe wird durch eine köstlich schmeckende Mahlzeit belohnt.

Hausgemachte Gnocchi mit Basilikumsauce (4 Portionen)
Gnocchi-Teig:
400 g mehligkochende Kartoffeln
1 Ei
100 g Magerquark
75 g Weizengrieß
100 g geröstete Pinienkerne
Pfeffer aus der Mühle, geriebene Muskatnuß, etwas Mehl zum Formen.

Basilikumsauce:
1/4 l Gemüsebrühe
250 g fettarmer Joghurt
2 cl Sherryessig
1 Bund Basilikum
2 EL Crème fraîche
100 g frisch geriebener Parmesan
Die Kartoffeln schälen, in Stücke schneiden und in wenig Salzwasser garkochen. Die gekochten Kartoffeln durch eine Presse drücken und das Ei, den Quark sowie den Grieß und die Pinienkerne unter den Kartoffelbrei mischen. Mit Pfeffer und Muskat abschmecken und alles zu einem glatten Teig verkneten. Nun die Masse in einen Spritzbeutel füllen und etwa 3 Zentimeter lange, fingerdicke Rollen auf eine bemehlte Arbeitsfläche spritzen.
Für die Sauce die Brühe, den Essig und Crème fraîche in einem Topf um ein Drittel einkochen lassen, die Basilikumblätter feinhacken und mit dem Joghurt unter die eingekochte Sauce ziehen. Inzwischen Wasser zum Kochen bringen und die Gnocchi in siedendem Wasser garen lassen, bis sie an der Oberfläche schwimmen. Mit einem Schaumlöffel herausheben und gut abtropfen. Die Gnocchi auf Teller verteilen, mit der Sauce übergießen und mit dem Käse bestreuen.
Nährwertangabe pro Portion: circa 29 g Fett, 509 kcal/2130 kJ

Die Frühjahrskur

Nach den langen und meist kalorienreichen Wintertagen verspüren wir das dringende Bedürfnis, den Körper mal so richtig zu entwässern und zu entlasten. Eine Frühjahrskur, die sowohl für die innere wie auch äußere Reinigung sorgt, ist jetzt ganz das richtige.

Wacholder, Geranie und Basilikum eignen sich zum Beispiel hervorragend für solch eine Reinigungskur und bieten dem Körper auf sinnvolle und einfache Weise eine »biologische« Schönheitskur (Rezepte siehe Seite 108f.).

Wacholder

Wächst sowohl als niedriger Strauch wie auch als größerer Baum. Die blauschwarzen und kugelrunden Früchte werden nach der Blütezeit gepflückt und in reifem Zustand genutzt.

Den üppigsten Wildwuchs findet man an Berghängen, auf Heideland, im Moor und auf lichten Waldstücken. Aber Vorsicht beim Pflücken! Wegen der stacheligen Nadeln empfiehlt es sich, Handschuhe zu tragen oder die Früchte durch sanftes Schütteln herunterzuholen.

An einem luftigen Ort trocknen und dabei gelegentlich vorsichtig umdrehen.

Die Wacholderbeere wirkt durch das in der Beere enthaltene ätherische Öl entwässernd und entlastend. Vorwiegend Frauen leiden unter mehr oder minder starker Cellulite in den Beinen oder unter Tränensäcken.

Achtung:

Bei Schwangerschaft und Nierenkrankheit bitte nicht anwenden.

Beauty-Tip:

Abgekühlte Tees eignen sich hervorragend zum Waschen, als Gesichtswasser oder zum Auftragen auf betroffene Stellen der Haut, wie zum Beispiel Flechten und Entzündungen.

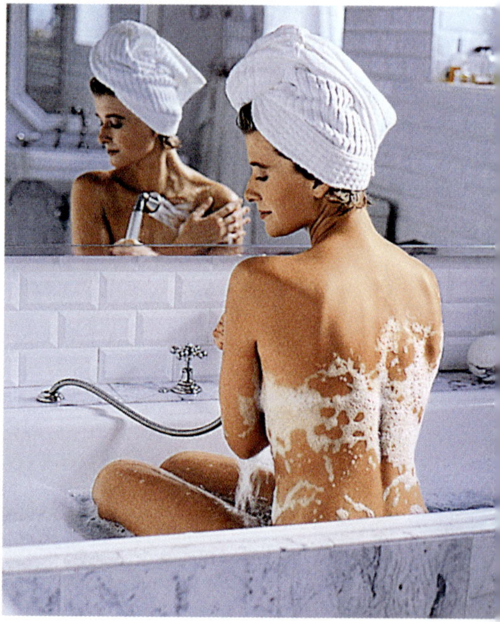

Geranie

Die in unseren Gefilden prächtig blühende Geranie enthält ein sehr wertvolles, ätherisches Öl für die Schönheitspflege. Man gewinnt es aus blühenden Pflanzen und deren Blätter wie Stengel durch Wasserdestillation. Neben seiner lymphaktivierenden Funktion wirkt es antiseptisch, blutstillend, reinigend und entzündungshemmend. Es empfiehlt sich daher besonders für die allgemeine Hautpflege, bei Bindegewebsschwäche und Cellulite, Flechten und Entzündungen. Auch bei Brustspannen und gegen Insektenstiche hat sich dieses nach Minze und Rose duftende Öl bewährt.
Geranie zeigt eine gute Verträglichkeit mit allen anderen ätherischen Ölen!

Brennessel

Ideal zur Blutreinigung im Frühjahr oder Herbst geeignete Pflanze, die wohl jeder schon einmal »zu spüren« bekommen hat. Diese zarte, aber auch aggressive Pflanze sucht sich ihren Platz vornehmlich in der Nähe von Menschen und wächst wild auf Wiesen, in Gärten, unter Zäunen; sogar auf Schutthaufen kann man sie gedeihen sehen. Zwischen Mai und Juli sollte man die Blätter und oberen Spitzen von Pflanzen aus guten Lagen pflücken und an der Luft trocknen. Als Tee oder Saft (dazu die derben Stengelteile pressen) wirkt Brennessel entwässernd, blutreinigend, und sie regt den gesamten Stoffwechsel an.

Basilikum

Aus den blühenden Spitzen des Krauts wird durch Destillation ein klares und dünnflüssiges Öl gewonnen. Diese Pflanze eignet sich ideal für den Eigenanbau auf dem Balkon. Wintermüde, schlaffe Haut erhält durch die anregende und stimulierende Wirkung in einem Pflegebad Spannkraft und Geschmeidigkeit zurück. Auch als Massageöl für Körper und Kopf (bei Haarausfall) ein wirksames Mittel.

Tips für die Verwendung

Alle hier vorgestellten Rezepte lassen sich sowohl für die äußere als auch innere Anwendung schnell und einfach selbst herstellen. Für Körperöle, Bäder und Gesichtspflege eignen sich am besten hochwertige und kaltgepreßte Pflanzenöle wie das pflegende Oliven- oder das feuchtigkeitsspendende Jojobaöl besonders gut. Da bei allen Rezepturen auf den chemischen Zusatz von Emulgatoren verzichtet wurde, ist es möglich, daß sich die ätherischen Öle in den Cremes oder auf der Wasseroberfläche absetzen. Um sie gleichmäßig aufzulösen und zusätzlich noch eine pflegende Wirkung zu erzielen, verbindet man die ätherischen Öle gerne auch mit Sahne, flüssigem Honig oder fetter Vollmilch.

Rezepte zur äußeren Anwendung

Tiefenreinigendes Ölbad:
10 ml Olivenöl mischen mit
4 Tropfen Wacholderöl
4 Tropfen Geraniumöl
2 Tropfen Lavendel
und zum Schluß in die volle Wanne geben.

Anti-Cellulite-Cremebad:
1/2 Becher Sahne mischen mit
5 Tropfen Wacholderöl
5 Tropfen Geraniumöl
und in den laufenden Strahl des Badewassers geben.

Lymphaktivierendes Massageöl:
100 ml Jojobaöl
20 Tropfen Wacholderöl
10 Tropfen Geraniumöl
10 Tropfen Basilikumöl

Abschwellendes und entzündungshemmendes Augenöl:
40 ml Reisöl
10 ml Jojobaöl
10 g frische Petersilie
Petersilie feinhacken, in eine braune Apothekerflasche geben, das Reisöl darübergießen und 4 Tage an einem dunklen Ort ziehen lassen. Zwischendurch schütteln und danach durch ein weißes Leintuch gießen. Den Pflanzenrückstand gut auspressen und mit dem Jojobaöl vermischen. Das Öl auf die Augenumgebung tupfen und sanft einmassieren.

Mildes Basilikum-Gesichtsöl:
30 g Basilikum
1 Gewürznelke
100 ml süßes Mandelöl
30 ml Reisöl
Die ganzen Basilikumblätter in eine bauchige Glasflasche füllen, die Nelke zerquetschen, dazugeben und beide Öle darübergießen. Die verschlossene Flasche an einen dunklen, warmen Ort stellen und 2 Wochen ziehen lassen. Zwischendurch immer wieder schütteln, dann das Öl durch einen Kaffeefilter gießen und die Rückstände gut auspressen.

Die Brennessel wirkt auf die Kopfhaut äußerst aktivierend und anregend. Durch das berühmte Provitamin A sowie durch Lecithin und Pflanzenschleime wird die Brennnessel auch heute noch ihrem legendären Ruf als Top-Haarpflegemittel absolut gerecht.

Belebendes Brennessel-Honig-Haarwasser:
30 ml Brennesseltinktur
40 ml Rosenwasser
60 ml destilliertes Wasser
30 ml Alkohol (50%)
Alle Flüssigkeiten in einer braunen Glasflasche zusammenrühren und gut verschlossen aufbewahren.
Eine Frühjahrskur bringt durch die reinigende Wirkung auch so manche Hautunreinheit, sprich Pickel und Mitesser, ans Tageslicht.

Eine Maske und eine Gesichtscreme gegen unreine Haut, die während der Kur 2- bis 3x wöchentlich angewendet werden können:

Klärende Hafermehl-Peelingmaske:
10 ml Sojaöl
5 ml Jojobaöl
11/2 EL Hafermehl
1 TL Heilerde
2 Tropfen Salbeiöl
Soja- und Jojobaöl in einer Schüssel verrühren, dann das Salbeiöl, Hafermehl und Heilerde dazugeben und in eine Glasdose füllen. Da diese Maske circa 6 Monate haltbar ist, empfiehlt es sich, gleich auf Vorrat zu produzieren. Dazu die hier ange-

gebenen Mengen einfach verfünf- oder verzehnfachen.
Sahne war sozusagen der Vorläufer unserer heutigen Cremes und bildet mit Vitaminen, Mineralien, Fetten und Eiweiß die optimale Nahrung für unsere Haut. Nehmen Sie den fertigen Rahm ausschließlich von frischer, unbehandelter Vollmilch, oder entrahmen Sie selbst frische Bio-Milch. Dazu brauchen Sie nur die Milch 1 Tag stehen lassen, sodann den Rahm abschöpfen.

Reinigende Kampfer-Rahmcreme:
50 ml Sahne mit 7 Tropfen Kampfer mischen und nach der Reinigung sofort auf Gesicht und Hals auftragen, 20 Minuten einwirken lassen und mit lauwarmem Wasser abwaschen.

Meersalzbad zur Entgiftung:
250 g bis 500 g Meersalz im Badewasser auflösen und maximal 15 Minuten darin baden. Dieses Vollbad entfgiftet den Körper und wirkt anregend und stärkend.

. . . und anschließend ein Körperpeeling, zur Verstärkung der Wirkung:

2 Tassen Meersalz mit soviel frischer Sahne verrühren, bis eine dicke Paste entsteht. Circa 10 Minuten die Haut damit sanft massieren und anschließend warm abduschen.
Zurück bleibt eine samtweiche Babyhaut.

Heilerdebad zur Entgiftung:
1,5 bis 2 Kilo Heilerde in die Wanne geben und das Wasser einlaufen lassen. Maximal 15 bis 20 Minuten darin baden, abduschen, in ein warmes Handtuch einwicklen und 20 Minuten ruhen. Damit die Giftstoffe ungehindert ausgeschieden werden können, nach dem Bad nicht eincremen.
Bei einer erfolgreichen Frühjahrskur darf auch der entwässernde Löwenzahn nicht fehlen. Als Saft (Blätter und Wurzeln durch den Entsafter geben) oder Tee hat er gerade eine phänomenale Wirkung auf Leber und Nieren. Als Salat, Brotaufstrich, Suppe oder Gemüse regt er die Ausscheidung an und wirkt wie kein anderes Kraut günstig auf das Bindegewebe.

Zellstoffwechselstimulierender Löwenzahn-Tee:
1 bis 2 Teelöffel frisch geschnittene Löwenzahnblätter mit 1 Tasse Wasser übergießen, zum Sieden bringen und nach circa 1 Minute vom Herd nehmen. 10 Minuten ziehen lassen und dann abseihen und als Ergänzung zur Frühjahrskur 4 bis 8 Wochen lang morgens und abends je 1 Tasse trinken.

Rezepte zur inneren Anwendung

Brennessel-Entwässerungstee
2–3 TL Brennesselblätter mit kochendem Wasser überbrühen und abseihen. Jeweils morgens und abends eine große Tasse trinken.

Brennessel-/Wacholder-Entwässerungssaft:
100 g Brennessel
1–3 Wacholderbeeren
Die dicken, derben Stengel der Brennessel im Entsafter auspressen, den Saft sowie die zerstoßenen Wacholderbeeren in einen Mixer geben und kräftig mixen. Sofort trinken.
Ideale Frühjahrskur – über 3 Wochen 1–3 Gläser pro Tag trinken.

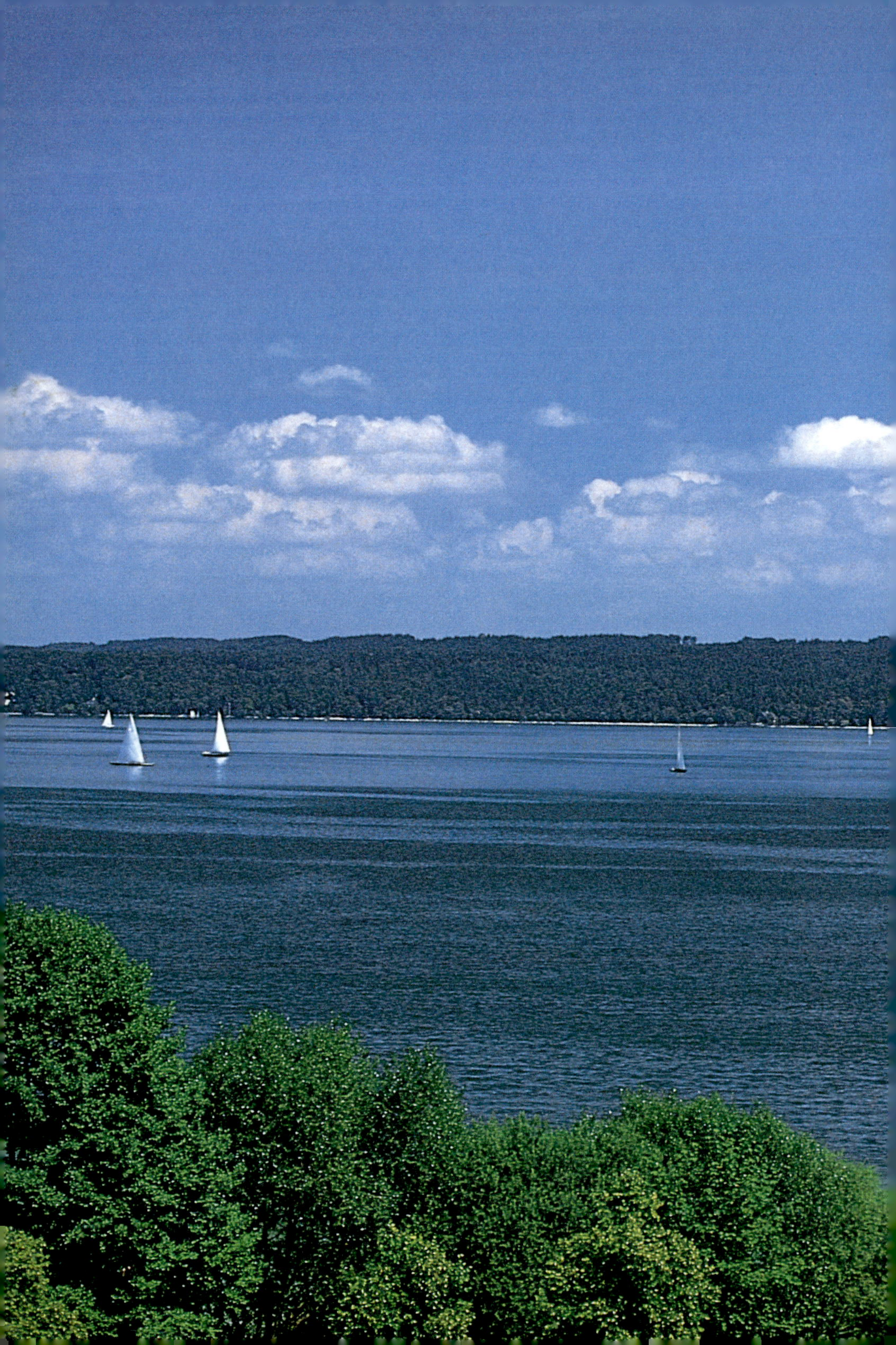

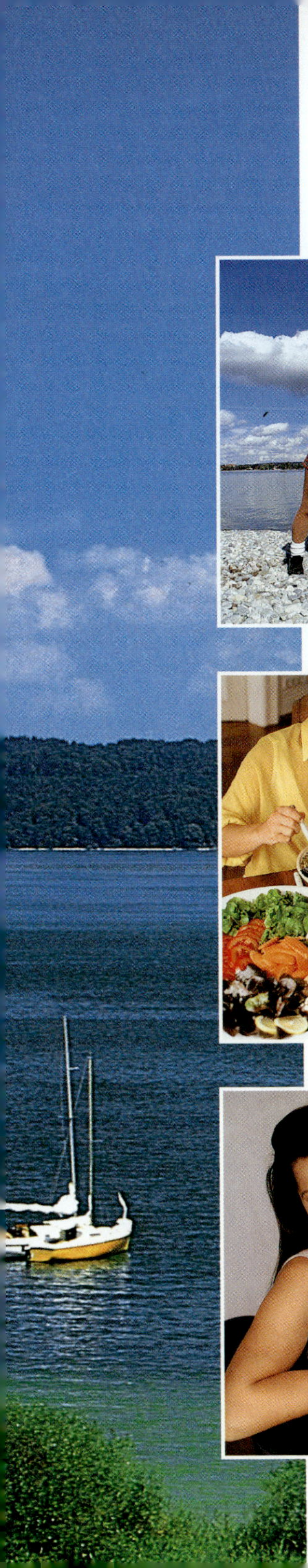

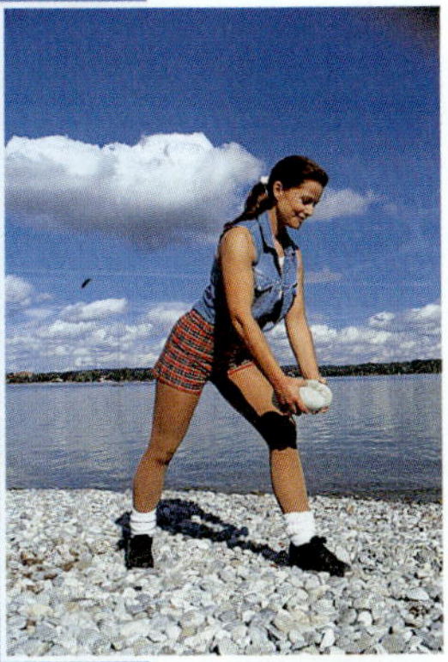

Fitneß im Sommer:

Rausgehen in die Natur und mit der Natur arbeiten! Es bieten sich Stöcke und Steine an – wer will nimmt einen Ball mit. Outdoor-Training vom Feinsten. Seite 112.

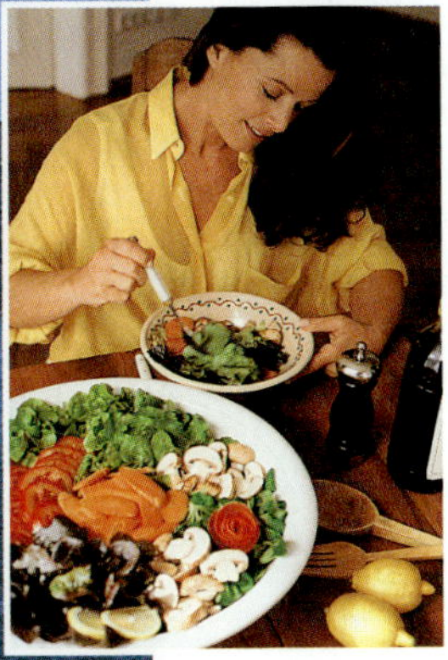

Jahreszeitenküche im Sommer:

Kalt, frisch, saftig oder knackig, kurz: eine Wohltat für den Gaumen, so wünscht man sich die Sommerkost. Mehr ab Seite 142.

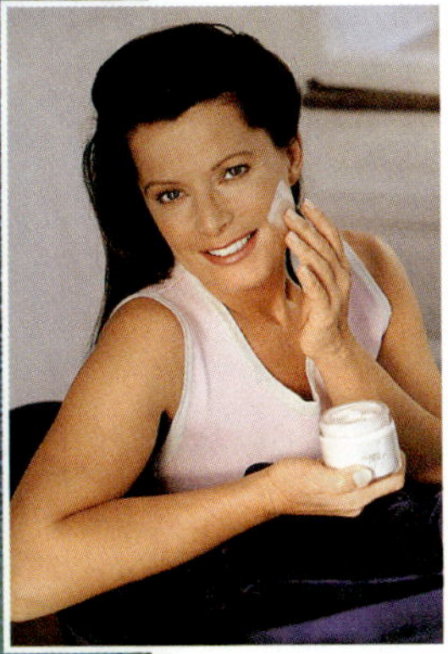

Beauty special im Sommer:

Erfrischende Bodycooler – auch bei hohen Temperaturen. Gefragt sind Pfefferminze, Zitrone und Melisse. Seite 146.

Nacken, Schultern, Rücken

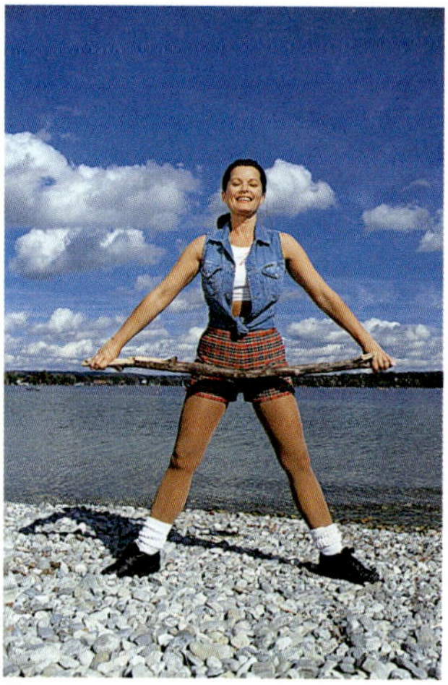

1a

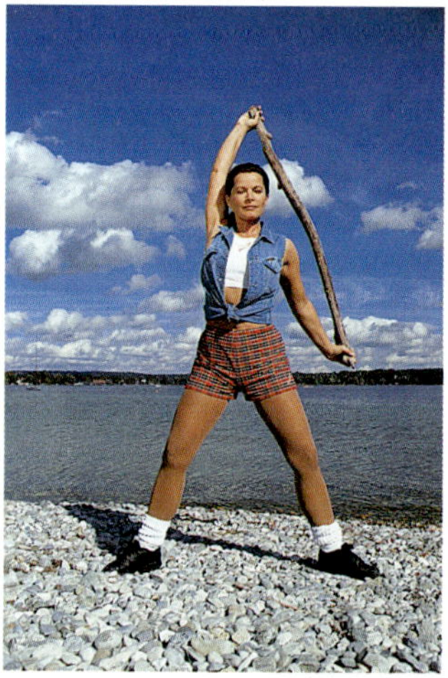

1b

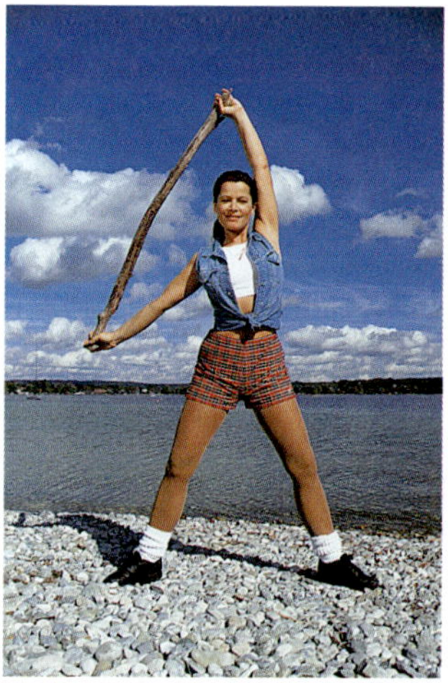

1c

1a Ausgangsposition:
Beine in die Grätsche stellen (leicht beugen), Knie und Füße ausdrehen, Hüfte nach vorn pressen (Contraction), Bauch fest anspannen, Schultern unten lassen und Kopf und Wirbelsäule gerade halten. Die Arme nach unten strecken, den Stock an den Enden mit beiden Händen (Handinnenflächen zeigen nach innen) halten und tief *einatmen.*

1b Übungsposition:
Beide Arme nach oben strecken und dabei den Stock waagerecht hinter den Kopf ziehen. Nun zuerst den linken Arm mit dem Stock gestreckt nach unten und rechten Arm nach oben ziehen, bis der Stock beinahe senkrecht hinter dem Rücken steht, dann *ausatmen.* Position 2 Sekunden halten.

1c Übungsposition:
Einatmen, aus der Schulter heraus rotieren und die Arme hinter dem Rücken wechseln (Sie zeichnen figürlich die Zahl acht), so daß nun der rechte Arm unten und der linke Arm oben ist.
I: 1x10; II: 2x10;
III: 3x10.*

***Hinweis:**

Die Erklärungen zum Aufbau der verschiedenen Schwierigkeitsstufen finden Sie auf Seite 8.

Trainings-Tip:

Stufe II und III zwischen den Sets jeweils zurück in die Ausgangsposition 1a gehen und circa 30 Sekunden pausieren.

Outfit: Top »New York« (Gaby Just), Shorts und Jeansweste »Fire & Ice« (Bogner)

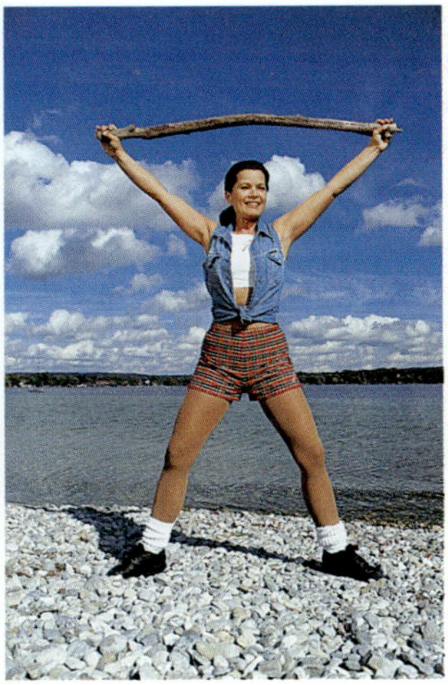
2b

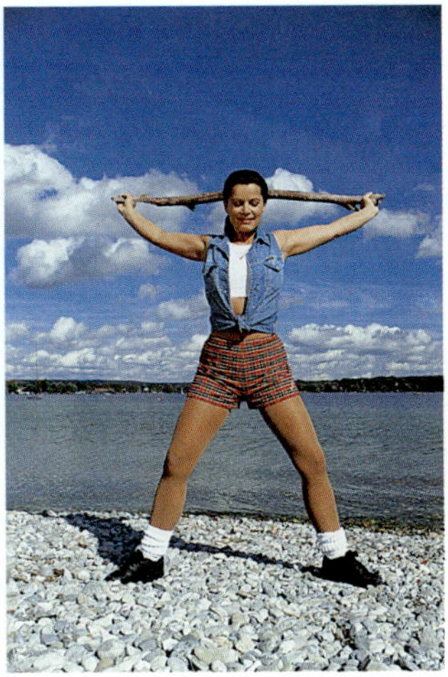
2c

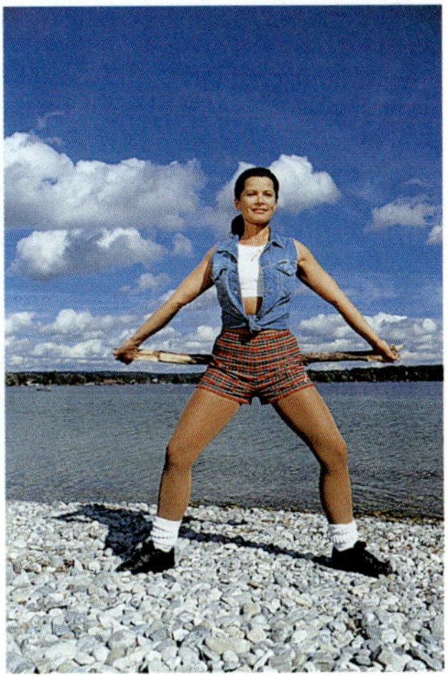
2d

2a Ausgangsposition:
Wie 1a und *einatmen.*

2b Übungsposition:
Mit gestreckten Armen den Stock über den Kopf führen, dabei die Schultern unbedingt unten lassen.

2c und 2d:
Ausatmen und den Stock, so weit es geht, waagerecht hinter den Rücken führen, jedoch ohne dabei ins Hohlkreuz zu gehen. Zurück in die Ausgangsposition.
I: 1x10; II: 2x10; III: 3x10.

3a

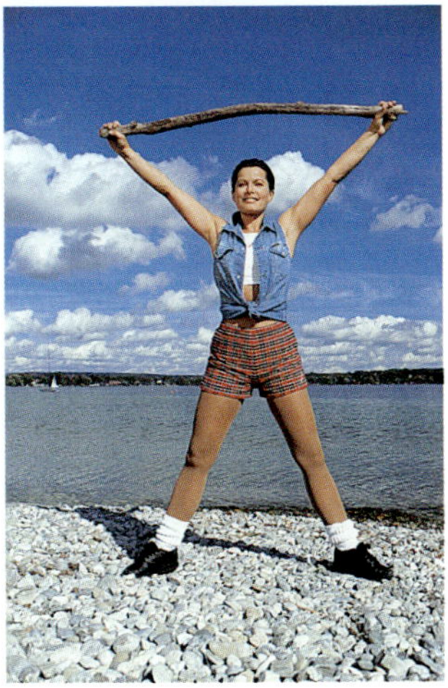

3b

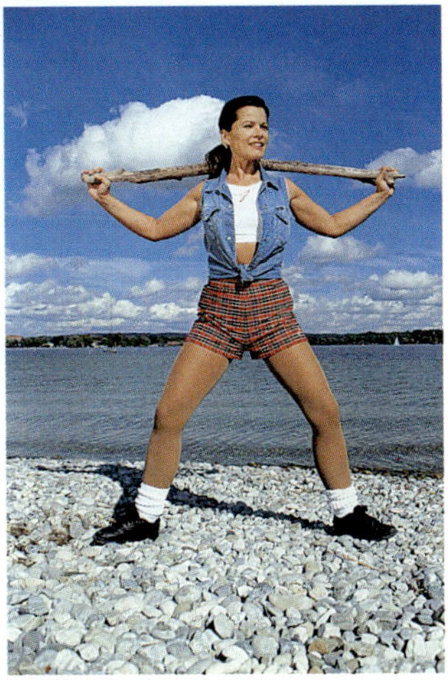

Rücken und Arme

3a Ausgangsposition:
Wie 1a, jedoch beide Arme lang nach oben strecken (Handinnenflächen zeigen nach außen). **Achtung:** Schultern unbedingt tief lassen. *Einatmen.*

3b Übungsposition:
Die Arme nach hinten anwinkeln und langsam wieder gerade nach oben strecken. *Einatmen.*
I :1x15; II: 2x15; III: 3x15.

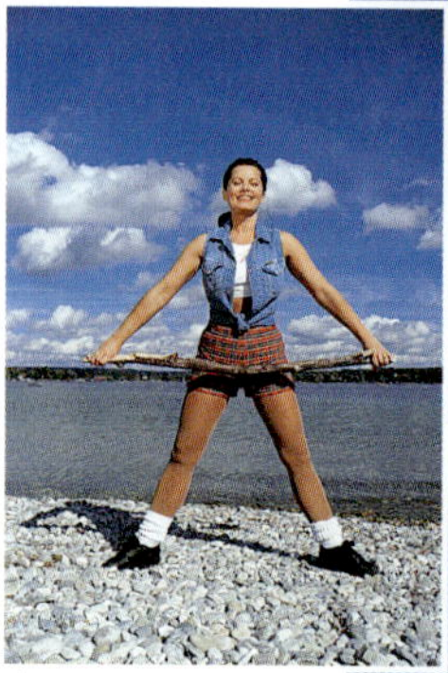

4a

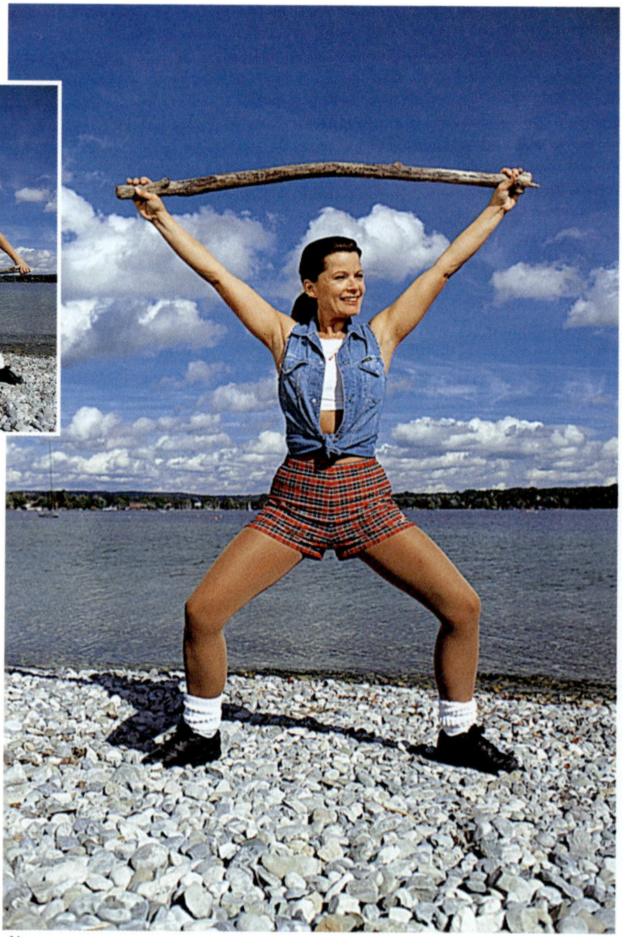

4b

4a Ausgangsposition:
wie 1a

4b Übungsposition:
Die gestreckten Arme langsam nach oben führen und langsam ins Knie gehen. Schultern unbedingt tief lassen.
I: 1x10; II: 2x10; III: 3x10.

Oberschenkel, Taille und Oberkörper

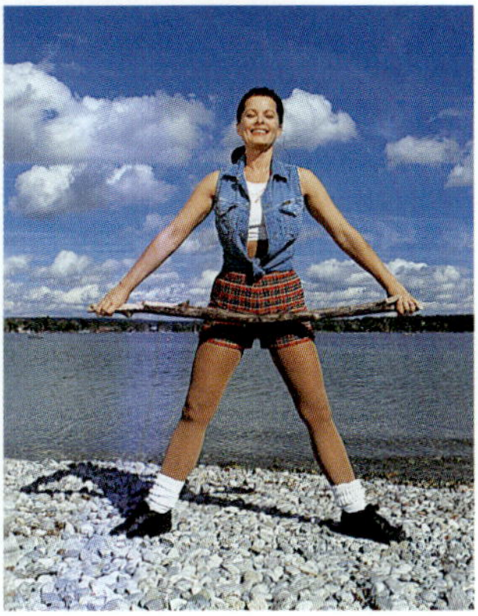
5a

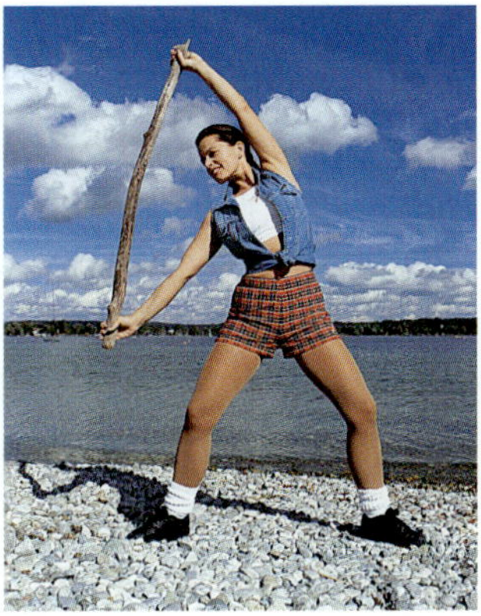
5b

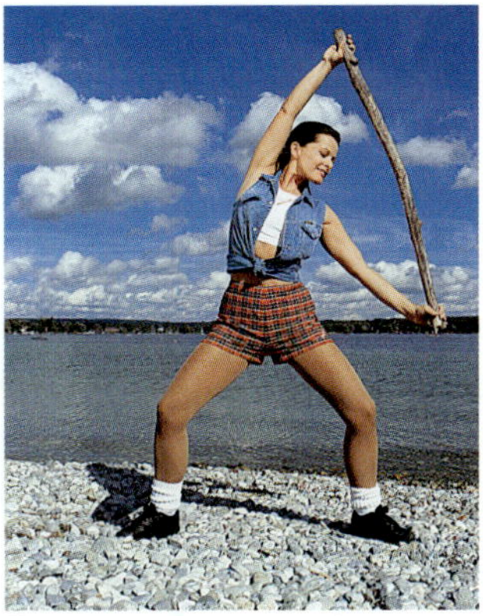
5c

5a Ausgangsposition: (Foto 1a)
Wie 1a.

5b Übungsposition:
Die gestreckten Arme mit dem Stock über den Kopf ziehen, Schultern dabei unbedingt tief und Bauch fest lassen, aus der Taille heraus den Oberkörper nach rechts biegen und dabei *ausatmen.* Position 2 Sekunden halten, zurück in die Mitte und *einatmen.*
I: 1x10;II: 2x10; III: 3x15.

5c:
Wie 11b, jedoch den Oberkörper langsam nach links biegen, *ausatmen,* Position 2 Sekunden halten, zurück in die Mitte und wieder *einatmen.*
I: 1x10; II: 2x10; III: 3x10.

6b
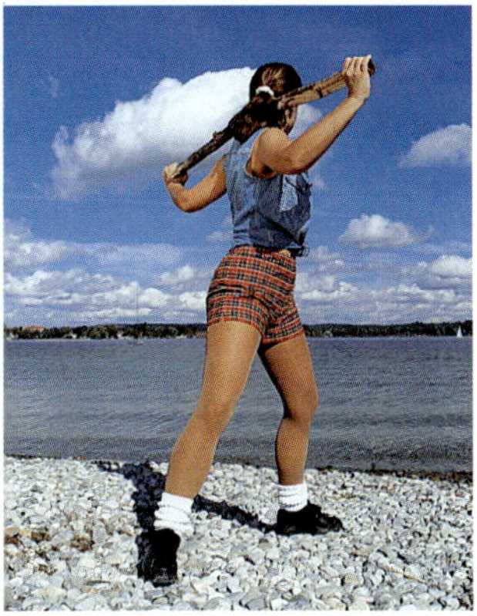

6c
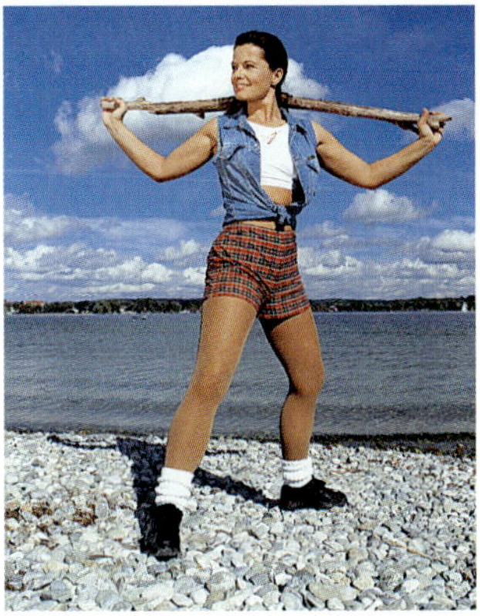

Taille und Rücken

6a Ausgangsposition:
Wie 1a, jedoch den Stock mit beiden Händen (Handinnenflächen zeigen nach vorn) waagerecht auf die Schultern legen und *einatmen.*

6b und 6c Übungsposition:
Ausatmen und aus der Taille heraus zuerst nach links (4b), zurück in die Mitte (4a) und dann nach rechts twisten (4c). **Achtung:** Hüfte und Knie nicht mitdrehen, sondern unbedingt frontal lassen.
I: 1x15; II: 2x10; III: 3x10.

Po und Oberschenkel

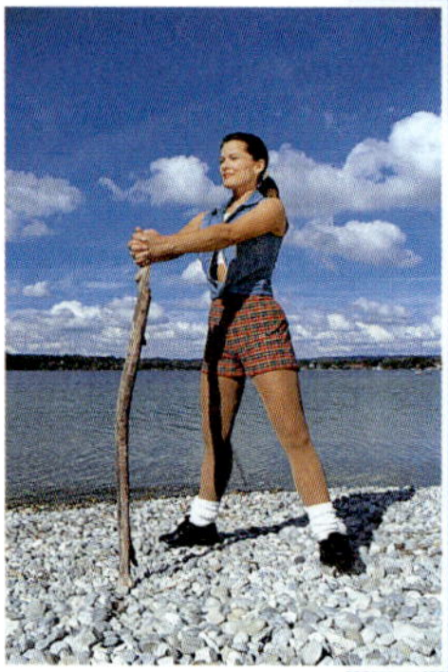

7a

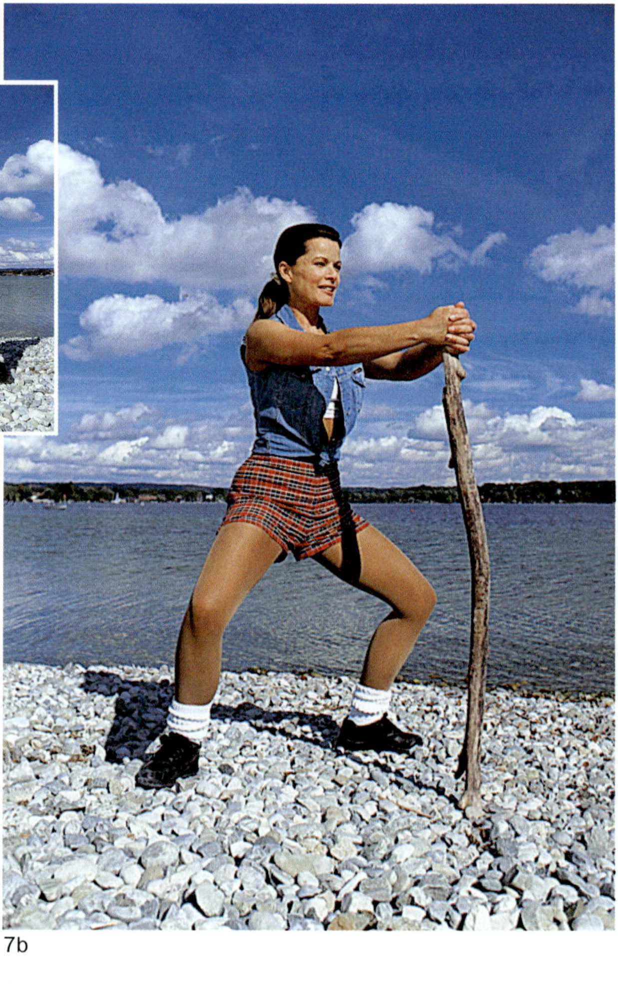

7b

7a Ausgangsposition:
Wie 1a, jedoch die Arme in Schulterhöhe gerade nach vorn strecken und den Stock senkrecht in den Boden stecken. *Einatmen.*

7b Übungsposition:
Ausatmen und langsam so weit ins Plié gehen, bis Knie und Fußspitzen in einer Linie sind. Langsam wieder die Beine strecken, dabei die Hüfte nach vorn pressen und den Po-Muskel fest anspannen.
I: 1x15; II: 2x15; III: 3x15.

8a Ausgangsposition:
Wie 7a, jedoch mit beiden Füßen auf die Spitze stellen.

8b Übungsposition:
Wie 7b, jedoch mit beiden Füßen auf der Spitze bleiben.

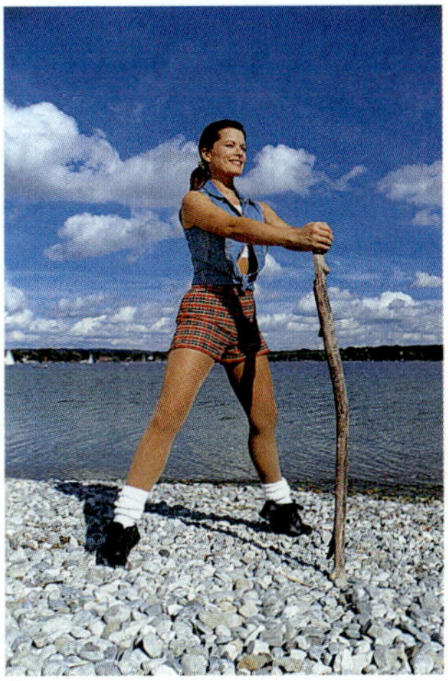
8a

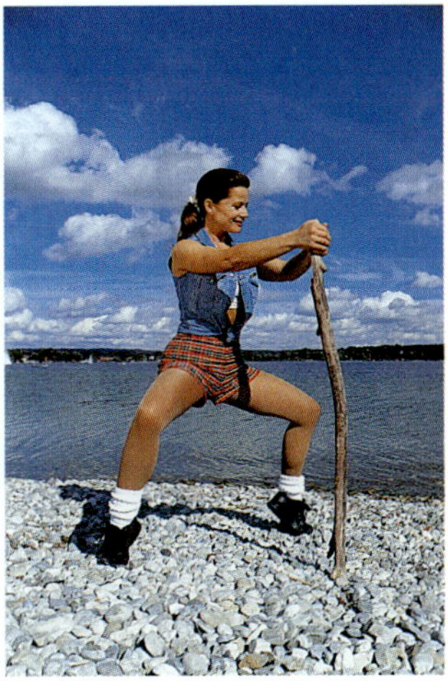
8b

> ***Trainings-Tip:***
>
> ***Stufe II und III: Die Arme vor der Brust verschränken, den Stock waagerecht in die Armbeuge legen und mit der oberen Hand halten.***

9a

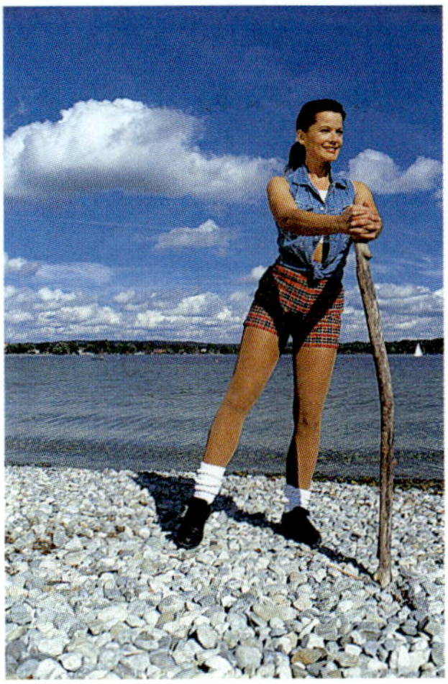

9b

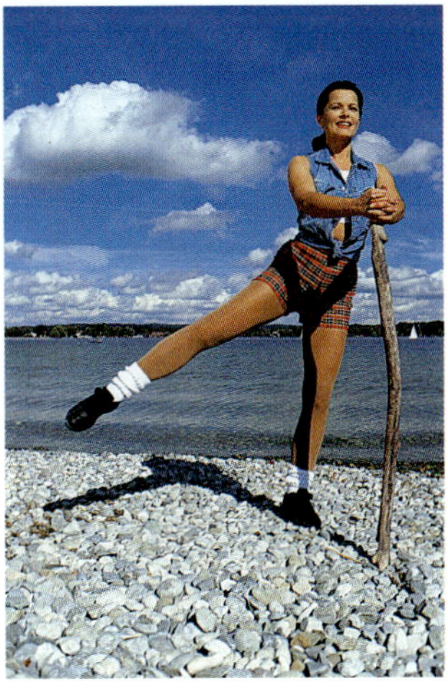

Oberschenkel

9a Ausgangsposition:
Das Gewicht auf das linke Bein (Standbein) verlagern, die rechte Fußspitze berührt leicht den Boden. Hüfte nach vorn pressen (Contraction), Bauch fest anspannen, Schultern unten lassen und Kopf und Wirbelsäule gerade halten. Die Arme gerade nach vorn strecken, den Stock senkrecht in den Boden stecken und mit beiden Händen halten. Tief *einatmen.*

9b Übungsposition:
Langsam das gestreckte Bein seitlich anheben, *ausatmen*, Position 1 Sekunde halten und langsam wieder senken. Pro Bein 1 Set, dann Beinwechsel.
I: 1x10; II: 2x10; III: 3x15.

Po und Oberschenkel

10a Ausgangsposition:
Wie 9a, jedoch den rechten Fuß ein wenig hinter das Standbein aufsetzen. *Einatmen.*

10b Übungsposition:
Langsam das gestreckte Bein mit geflextem Fuß nach hinten strecken, *ausatmen*, Position 1 Sekunde halten und ebenso langsam wieder senken. Pro Bein 1 Set, dann Beinwechsel.
I: 1x15; II: 2x15; III: 3x15.

Trainings-Tip:

Superset – Stufe II: Übungen 9 bis 12 ohne Pausen durchführen (je Übung 1 Set pro Bein)
Gigantset – Stufe III: Übungen 9 bis 12 ohne Pausen durchführen (je Übung 2 Sets pro Bein)

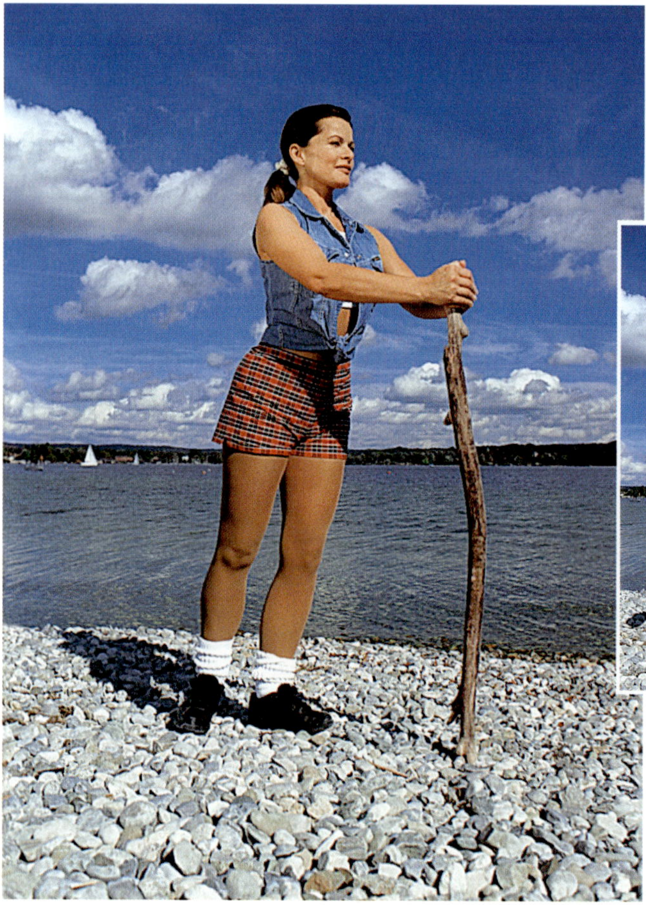

10a

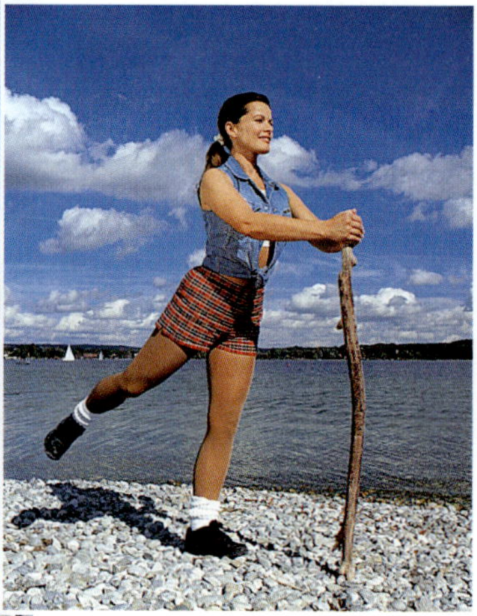

10b

Oberschenkel

11a Ausgangsposition: Wie 9a, jedoch das linke Bein im rechten Winkel anwinkeln.

11b Übungsposition: Langsam das angewinkelte Bein aus dem Kniegelenk heraus strecken, dabei *ausatmen*, Position 1 Sekunde halten und ebenso langsam wieder beugen. Pro Bein 1 Set, dann Beinwechsel. I: 1x8; II: 2x8; III: 3x8.

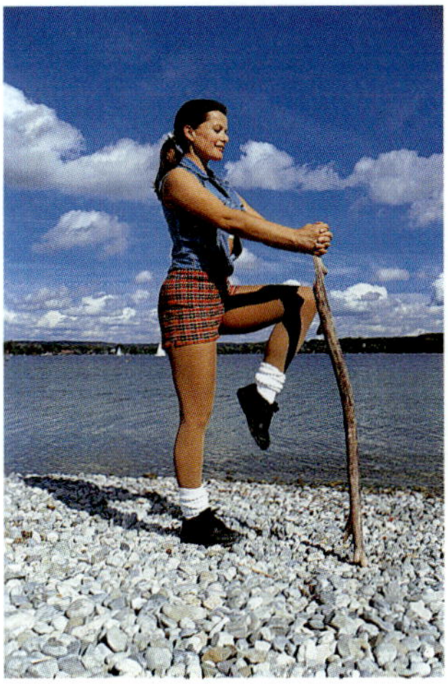
11a

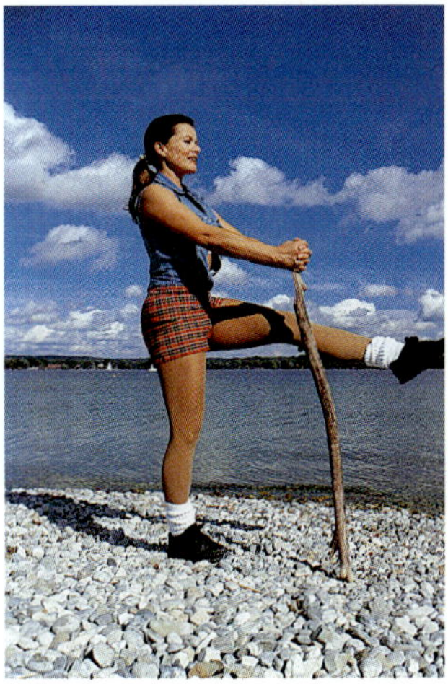
11b

12a
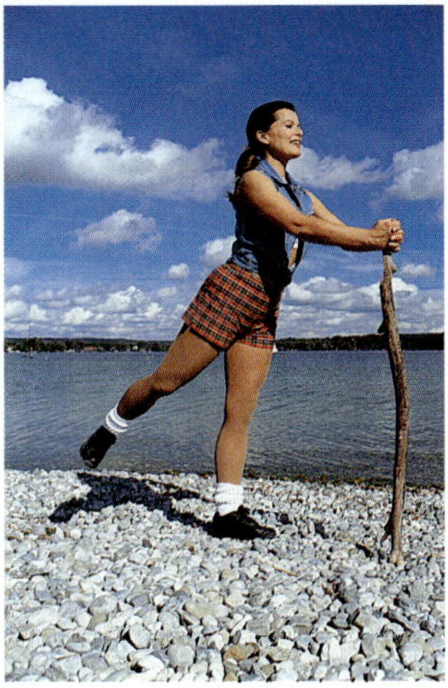

12b
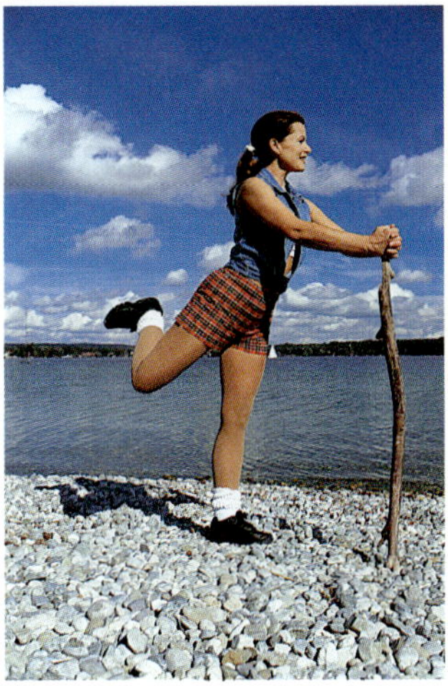

Po und Oberschenkel

12a Ausgangsposition: Wie 9a, jedoch das rechte Bein circa 40 Zentimeter vom Boden hinten anheben, den Fuß flexen und *einatmen.*

12b Übungsposition: Langsam das gestreckte Bein aus dem Kniegelenk heraus beugen, dabei *ausatmen*, Position 1 Sekunde halten und ebenso langsam wieder strecken. Pro Bein 1 Set, dann Beinwechsel. I: 1x8; II: 2x8; III: 3x8.

Bitte beachten Sie

- Folgende Gewichte pro Schwierigkeitsgrad für Ball und Steine sind zu empfehlen:
Stufe I: 0,5 bis 1kg
Stufe II: 1 bis 1,5 kg
Stufe III: 1,5 bis 2 kg
- Die Übungswiederholungen und Sets nur so lange durchführen, wie auch eine einwandfreie und saubere Ausführung gesichert ist. Lieber früher aufhören und zwischen den Sets pausieren, als die Bewegung zu schnell und dadurch »schlampig« auszuführen.
- Am Anfang besser mit weniger Gewicht beginnen und dafür die vorgegebene Wiederholungszahl einhalten, als zuviel Gewicht aufzuladen und dafür zu früh abzubrechen.
- Bei einigen Übungen dient der Stock als Hilfsmittel zum ausgiebigeren Strecken und Dehnen, ein gerolltes Handtuch würde jedoch dieselbe Funktion erfüllen.
- Erst wenn Sie sich bei der Durchführung der angegebenen Sets Ihres Levels bequem und komfortabel fühlen, wechseln Sie das Gewicht bzw. die Stufe.
- Alle hier vorgestellten Übungen sind anstrengend und schwierig, wenn sie korrekt nach Anweisung durchgeführt werden. Selbst Fortgeschrittene sollten am Anfang besser mit Stufe I beginnen, um sich so eine korrekte Körperhaltung zu sichern, und später dann auf Stufe II und III umsteigen (Qualität vor Quantität!). Sie sollten deutlich den Muskel, den Sie gerade bearbeiten, spüren, andernfalls arbeiten Sie aus der falschen »Zone« (Rücken, Hüfte oder mit Schwung).

Brust und Arme

13a Ausgangsposition: Einen großen Schritt nach vorn gehen, das hintere Bein strecken, dabei den Fuß flach aufsetzen (starkes Ziehen in der Wade vermeiden) und das vordere Bein beugen. Mit der linken Hand auf dem vorderen Bein aufstützen und dabei den Oberkörper nach vorn neigen. Den rechten Arm lang nach unten strecken und einen großen Kieselstein in die Hand nehmen. Bauch fest anspannen und tief *einatmen.*

13a

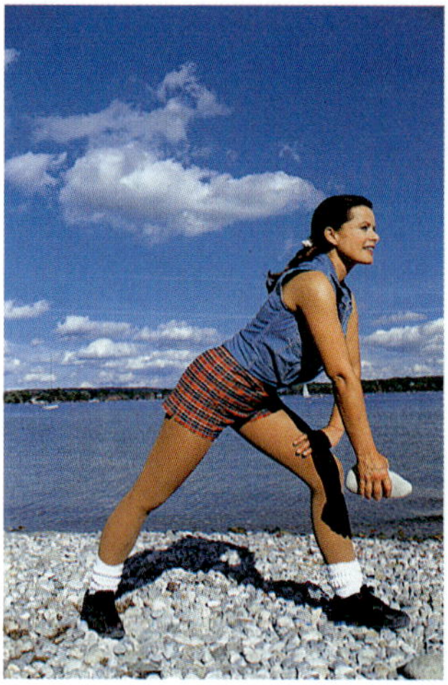

13b Übungsposition:
Den rechten, gestreckten Arm fest an den Körper pressen und langsam so weit angewinkelt hochziehen, bis Ellenbogen und Schulter in einer Linie sind. Dabei *ausatmen* und Position 1 Sekunde halten.

13c:
Einatmen und den angewinkelten Arm langsam nach hinten ausstrecken, dabei *ausatmen.* **Achtung:** Schultern unbedingt unten und Ellenbogen mit der Schulter in einer Linie lassen. Position 1 Sekunden halten.

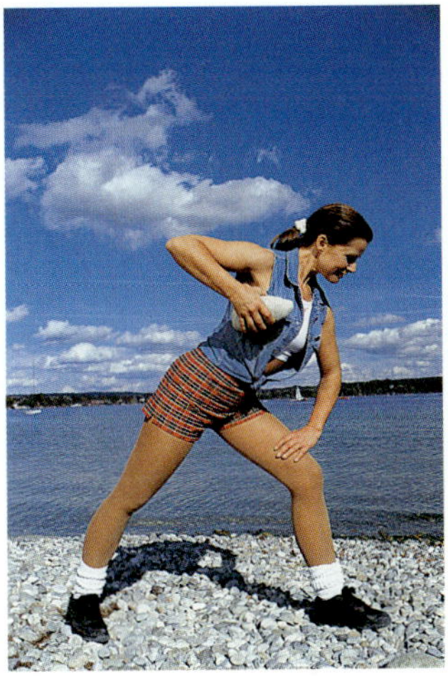
13b

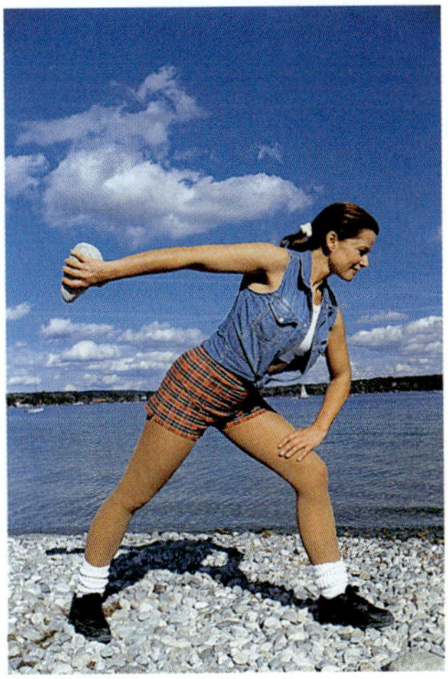
13c

13d
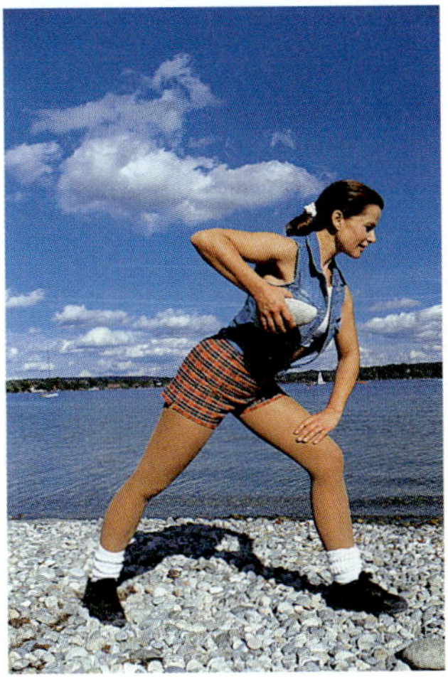

13d:
Einatmen und den gestreckten Arm langsam wieder beugen, Schulter und Ellenbogen dabei in einer Linie halten.

13e (Bewegung siehe 13a):
Den angewinkelten Arm langsam nach unten strecken und dabei *ausatmen.* Pro Arm 1 Set, dann Armwechsel.
I: 1x15; II: 2x15; III: 3x15.

Arme

14a Ausgangsposition:
In die Grätsche gehen, Knie und Füße ausdrehen, beide Knie leicht beugen und Bauch fest anspannen. Die Arme lang nach unten strecken und in beiden Händen einen großen Kieselstein halten (Handinnenflächen nach außen). Wirbelsäule gerade und Schultern tief lassen. *Einatmen.*

14b Übungsposition:
Langsam ins Plié gehen (Knie dürfen die Fußspitzen nicht überragen), gleichzeitig die Arme anwinkeln und *ausatmen.* Position 2 Sekunden halten und ebenso langsam Arme und Beine wieder strecken. I: 1x15; II: 2x15; III: 3x15.

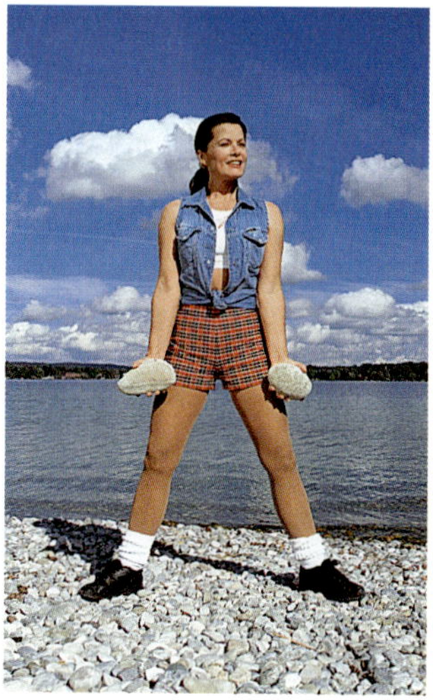
14a

Arme, Po und Beine

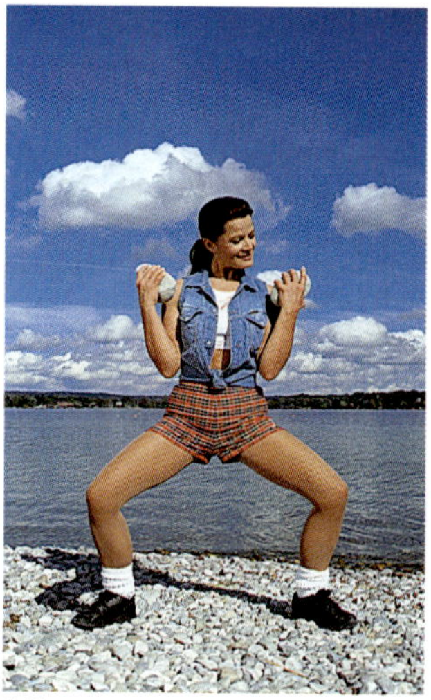
14b

15a Ausgangsposition A: (nur für Bein-/Arm-Wechsel)
Knie und Füße eng zusammenstellen, Arme am Körper seitlich hängen lassen, Schultern tief und Bauch fest anspannen. In der linken Hand einen großen Kieselstein halten und tief *einatmen.*

15b Ausgangsposition B:
Einen großen Schritt nach vorn gehen, dabei den Fuß des hinteren Beines leicht auf die Spitze stellen.

15a
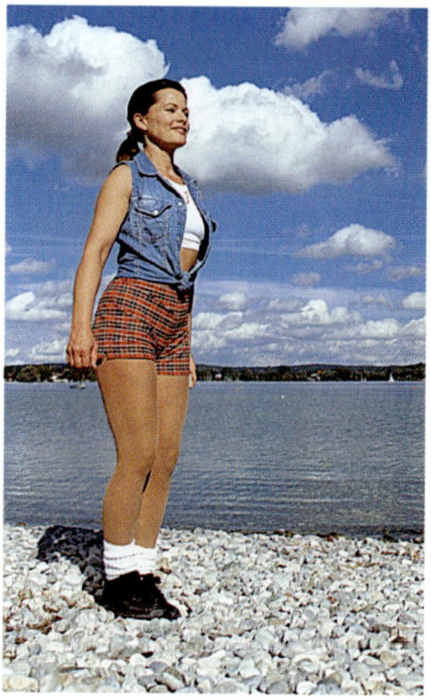

15b
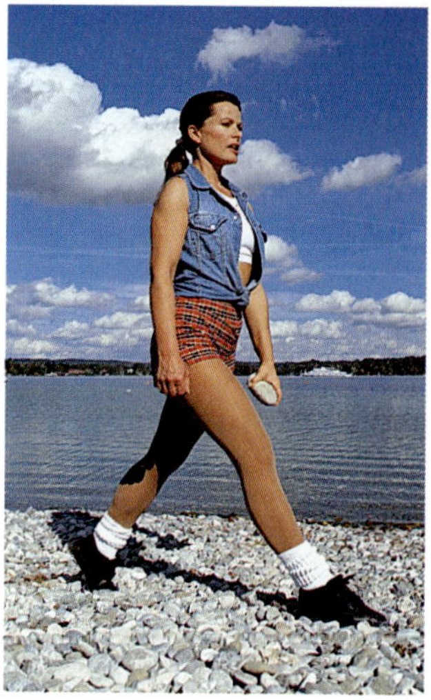

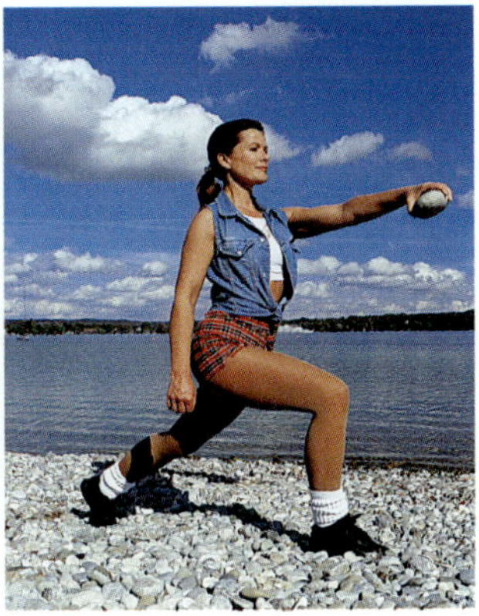

15c

15c Übungsposition:
Das vordere Bein im rechten Winkel beugen (Knie und Fußgelenk in einer Linie), gleichzeitig den linken Arm so weit lang nach vorn ausstrecken, bis Schulter und Arm ebenfalls in einer Linie sind und *ausatmen.* Position 1 Sekunde halten, dann zurück in Position 15b. Pro Bein und Arm 1 Set, dann Bein-/Arm-Wechsel (15a).
I: 1x; II: 2x8; III: 3x8.

Trainings-Tip:

Stufe I: beide Beine anwinkeln und überkreuzen, Stufe III: die gestreckten Beine überkreuzen.

Brust und Arme

16a Ausgangsposition:
Auf den gerade gestreckten Armen abstützen (Stirn und Hände in einer Linie), unter jede Hand einen großen Kieselstein legen, die Fingerspitzen zeigen zueinander, Beine strecken und die Füße auf die Spitzen stellen. Den Kopf als Verlängerung der Wirbelsäule gerade und gestreckt halten, Rücken ebenfalls gerade lassen und den Bauch fest anspannen. Tief *einatmen.*

16b Übungsposition:
Langsam die Arme beugen und so weit den Oberkörper absenken, bis die Arme im rechten Winkel sind, dabei *ausatmen.* Position 1 Sekunde halten und die Arme langsam wieder strecken.
I: 1x10; II: 2x10; III: 3x10.

16a

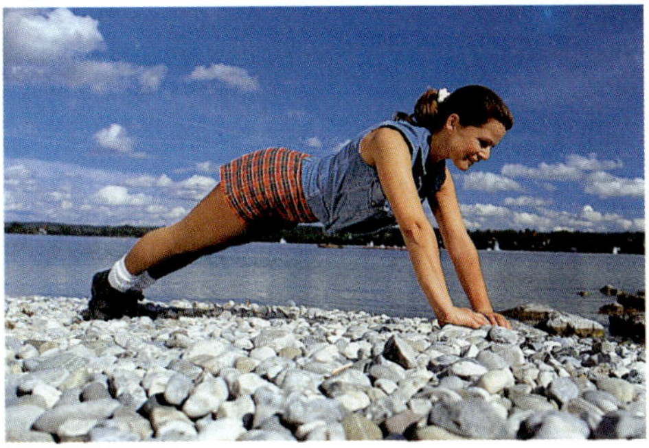

16b

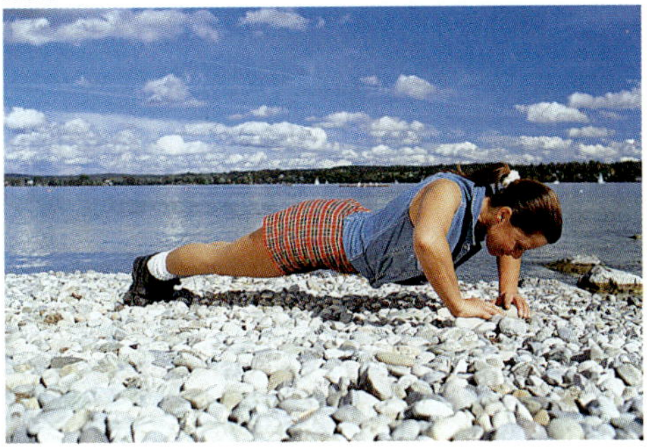

Rücken, Schultern, Arme und Taille

17a Ausgangsposition: (o. Foto)
In die Grätsche gehen, Knie und Füße leicht ausdrehen, beide Knie ein wenig beugen und den Bauch fest anspannen. In beide Hände einen großen Kieselstein nehmen und beide Arme nach vorn anwinkeln (Handinnenflächen zeigen nach innen). Die Ellenbogen sind dabei fest an den Körper gepreßt. *Einatmen.*

17b Übungsposition A:
Aus der Taille heraus den Oberkörper frontal nach rechts dehnen, dabei den linken Arm gerade nach oben strecken (Schulter unten lassen) und *ausatmen.* Position 1 Sekunde halten, zurück in die Ausgangsposition und *einatmen.*
I: 1x15; II: 2x15; III: 3x15.

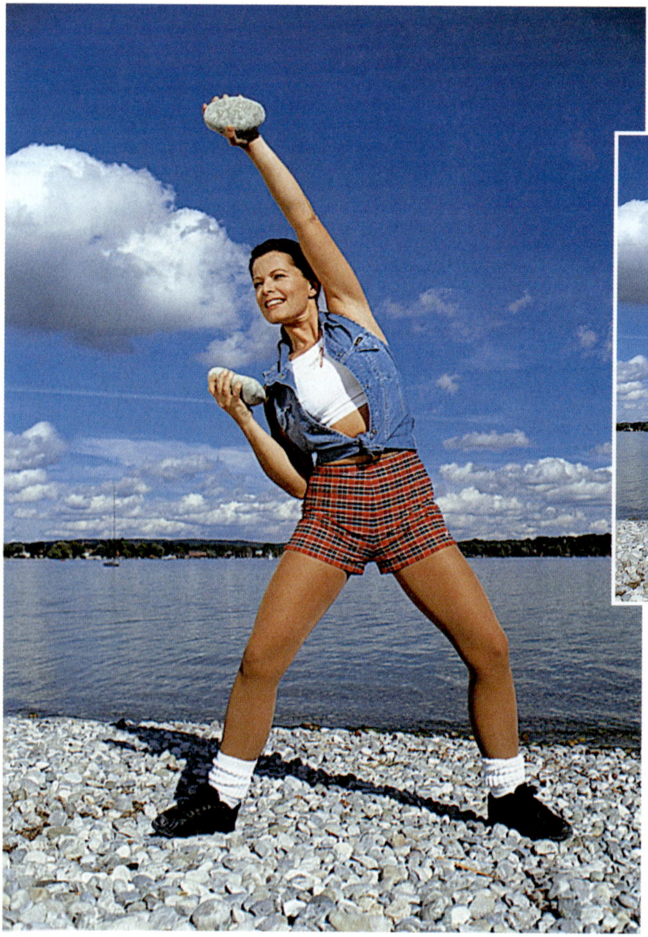
17b

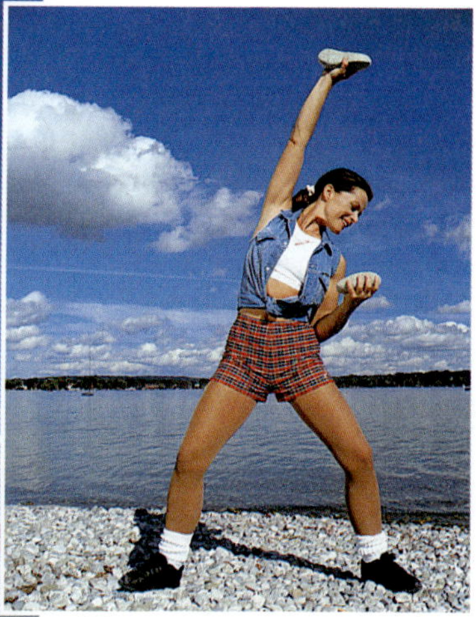
17c

17c Übungsposition B:
Nun den Oberkörper aus der Taille heraus frontal nach links dehnen, dabei den rechten Arm gerade nach oben strecken und *ausatmen.* Position 1 Sekunde halten und zurück in die Ausgangsposition.
I: 1x15; II: 2x15; III: 3x15.

Brust und Schultern

18a Ausgangsposition: Körperstellung wie 17a, jedoch beide Arme nach oben anwinkeln, die Ellenbogen öffnen und die Hände dabei zusammenlassen, so daß sich die Steine berühren und über der Stirn befinden. *Einatmen.*

18b Übungsposition: *Ausatmen* und dabei die Ellenbogen langsam in Schulterhöhe zusammenführen. Position 2 Sekunden halten. Achtung, Schultern und Ellenbogen unbedingt in einer Linie lassen.
I: 1x15; II: 2x15; III: 3x15.

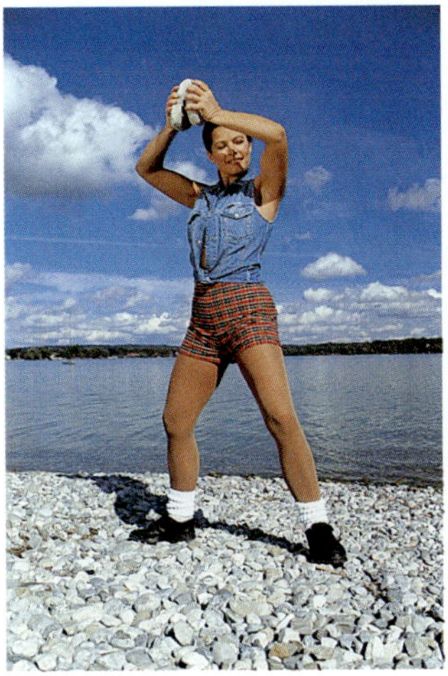
18a

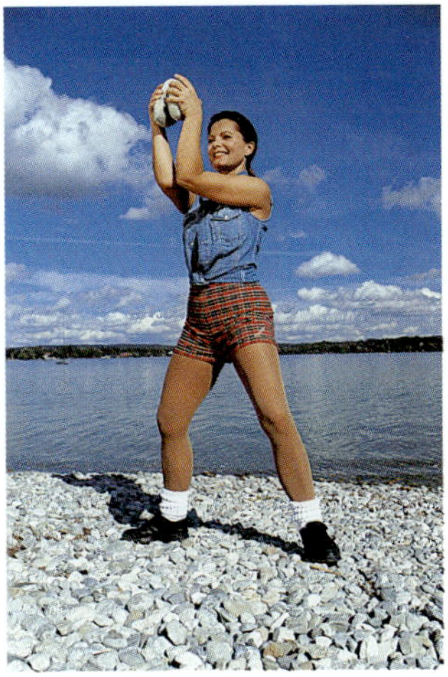
18b

19b

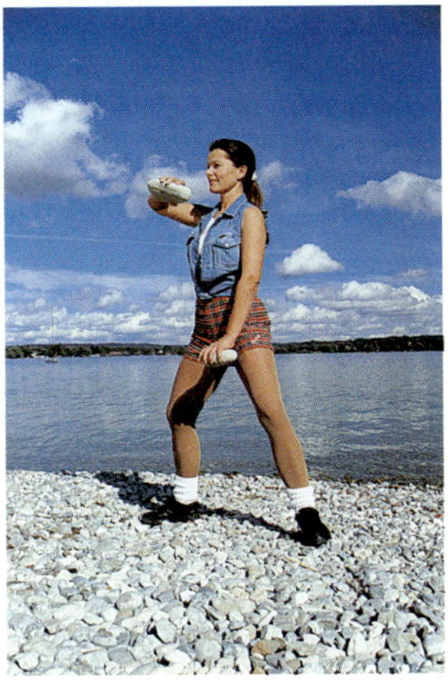

19c

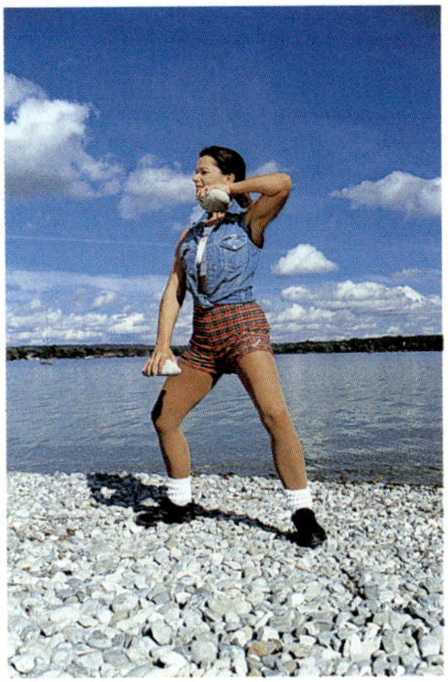

Schultern und Arme

19a Ausgangsposition (o. Foto): Körperstellung wie 17a, jedoch beide Arme lang nach unten strecken (Handinnenflächen zeigen zur Seite).

19b Übungsposition A: *Ausatmen* und dabei zuerst den rechten Arm langsam nach vorn so weit anwinkeln, bis Schulter, Ellenbogen und die rechte Hand auf einer Höhe sind. Position 2 Sekunden halten und *einatmen.*

19c Übungsposition B: Nun die Arme wechseln, so daß der linke Arm oben und der rechte Arm unten ist und dabei *ausatmen.*
I: 1x15; II: 2x15; III: 3x15.

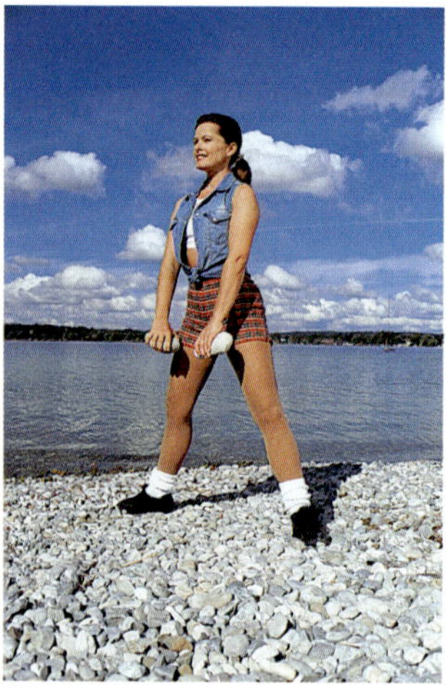

20a

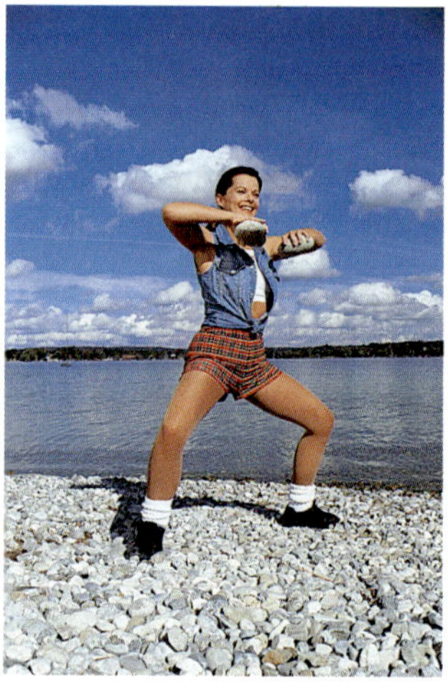

20b

20a Ausgangsposition:
Wie 19a.

20b Übungsposition:
Beide Arme so weit vorn anwinkeln, bis Schultern, Ellenbogen und beide Hände in einer Linie sind, dabei gleichzeitig ins Plié (Kniebeuge) gehen und *ausatmen.*
I: 1x15; II: 2x15; III: 3x15.

Schultern, oberer Rücken und Arme

21a Ausgangsposition:
Wie 17a, jedoch beide Arme lang seitlich ausstrecken (Handinnenflächen zeigen nach außen). Achtung, Schultern unbedingt tief lassen! *Einatmen.*

21b Übungsposition:
Beide Arme langsam nach vorn anwinkeln und dabei *ausatmen.* Schultern, Ellenbogen und Hände wieder in einer Linie lassen. Position 1 Sekunde halten.
I: 1x15; II: 2x15; III: 3x15.

21a

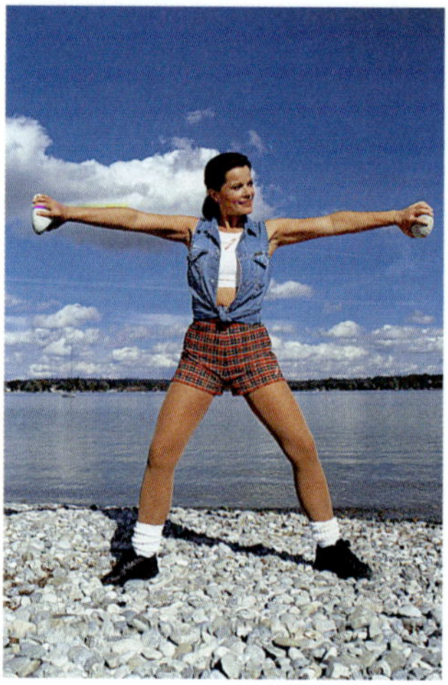

21b

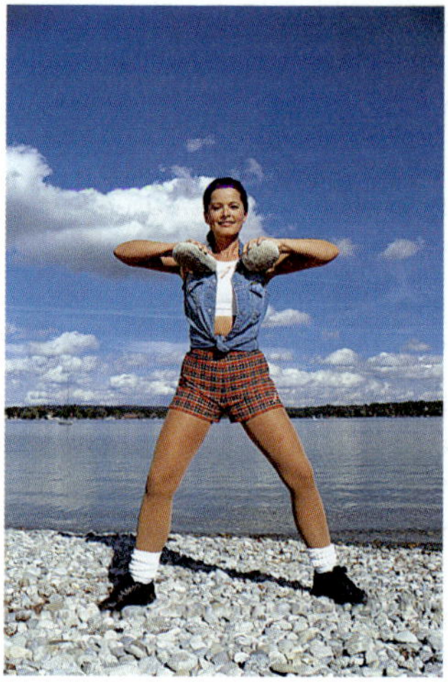

Rücken und Arme

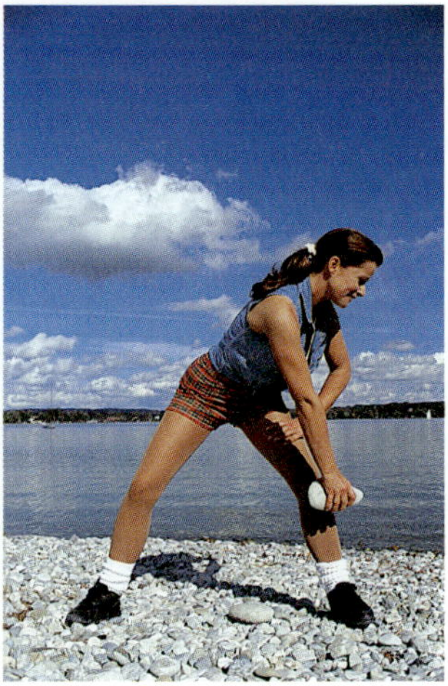

22a

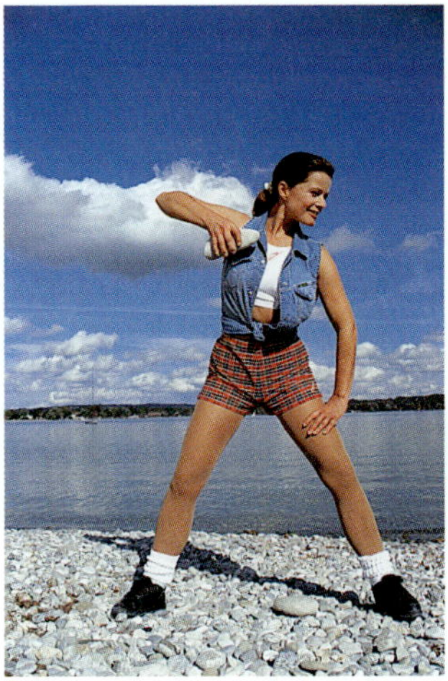

22b

22a Ausgangsposition: Beinstellung wie 17a, jedoch mit der linken Hand auf den linken Oberschenkel stützen, den Oberkörper linksseitig nach vorn beugen und den rechten Arm lang nach unten ausstrecken (Handinnenfläche zeigt nach innen). Tief *einatmen.*

22b Übungsposition: Den Oberkörper aufrichten, dabei den rechten Arm nach vorn in Schulterhöhe anwinkeln und *ausatmen.* Position 1 Sekunde halten. I: 1x15; II: 2x15; III: 3x15, dann Arm- und Beinwechsel.

23a Ausgangsposition: Einen großen Schritt nach vorn gehen, das linke Bein beugen und das rechte Bein gestreckt lassen. Mit der linken Hand auf dem linken Oberschenkel abstützen und dabei den Oberkörper nach vorn neigen. Den rechten Arm lang nach vorn ausstrecken (Handinnenfläche zeigt nach unten), Bauch fest anspannen und *einatmen.*

23b Übungsposition: Die Handinnenfläche des gestreckten Armes nach oben drehen, den Arm anwinkeln und langsam so weit wie möglich nach hinten ziehen (den Arm dabei dicht am Körper lassen). Position 2 Sekunden halten. I: 1x15; II: 2x15; III: 3x15, dann Arm- und Beinwechsel.

23a

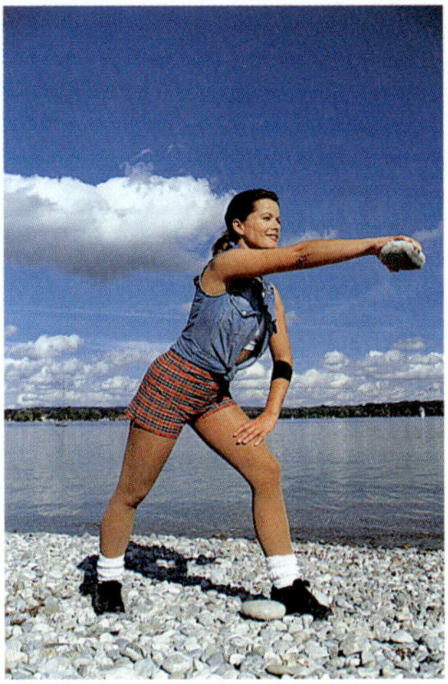

23b

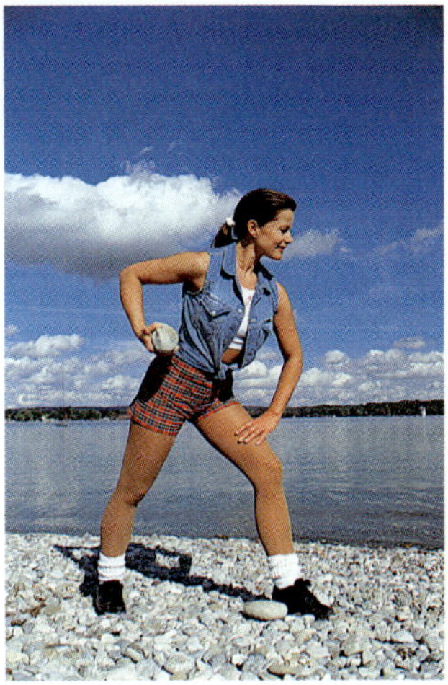

Brust, Arme, oberer Rücken und Schultern

24a Ausgangsposition: Wie 23a, jedoch beide Arme nach unten strecken (Handinnenflächen zeigen nach innen) und aus dem Ellenbogengelenk heraus leicht beugen. *Einatmen.*

24b Übungsposition: Beide Arme langsam anwinkeln und so weit nach hinten ziehen, bis die Ellenbogen in Schulterhöhe sind, dabei *ausatmen* und die Position 1 Sekunde halten. I: 1x15; II: 2x15; III: 3x15.

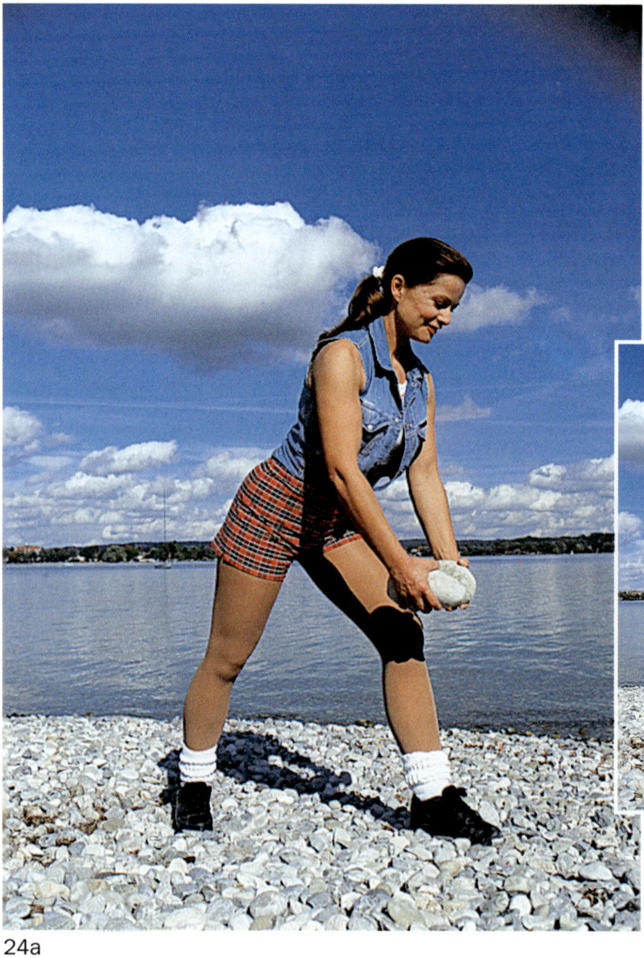

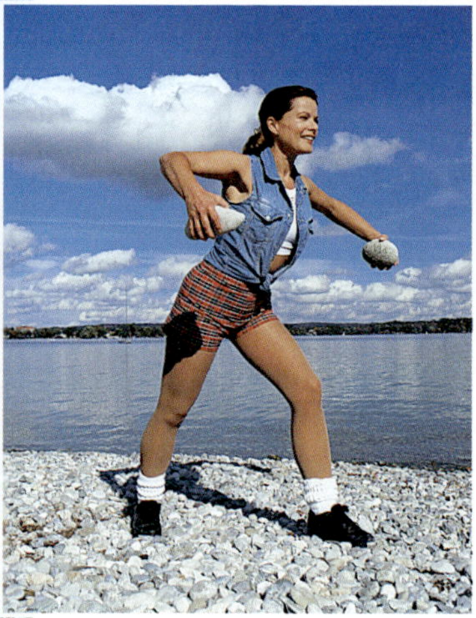

24b

24a

Arme (Trizeps)

25a Ausgangsposition:
In die Grätsche gehen, dabei das rechte Bein beugen (Knie im rechten Winkel halten) und das linke Bein gestreckt lassen. Beide Arme nach oben strecken (Handinnenflächen zeigen zueinander), Schultern tief lassen und *einatmen.*

25b Übungsposition:
Ausatmen und aus dem Ellenbogengelenk heraus die Arme nach hinten abwinkeln, dabei gleichzeitig das rechte Bein strecken und das linke Bein beugen. Position 1 Sekunde halten, *einatmen* und wieder zurück in die Ausgangsposition.
I: 1x15; II: 2x15; III: 3x15.

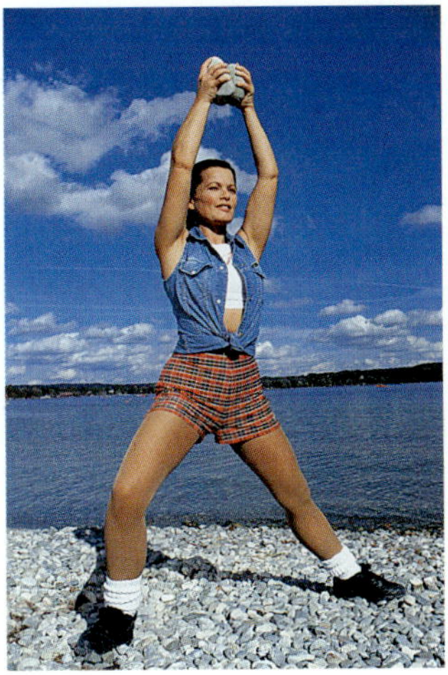
25a

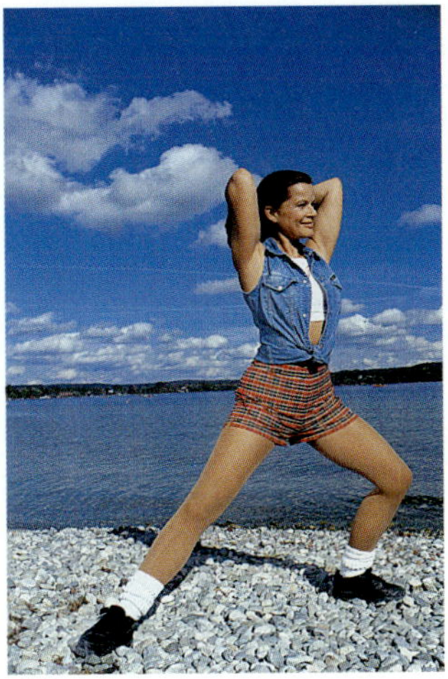
25b

Po und Oberschenkel

26a Ausgangsposition:
In die Grätsche gehen, Knie leicht beugen und Füße ausdrehen. Becken nach vorn pressen (Contraction), Arme leicht anwinkeln und die Hände mit den Steinen in Hüfthöhe halten. Bauch anspannen und *einatmen.*

26b Übungsposition:
Ausatmen und so weit ins Plié gehen, bis beide Beine im rechten Winkel stehen, Position 1 Sekunde halten, langsam wieder in die Ausgangsposition gehen und dabei den Po-Muskel fest anspannen.

26a
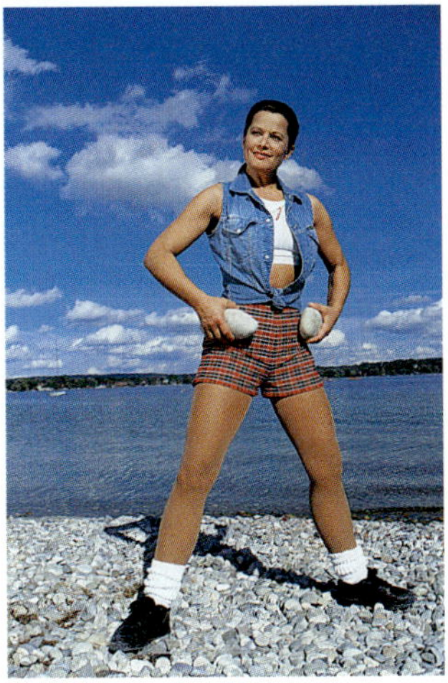

26b
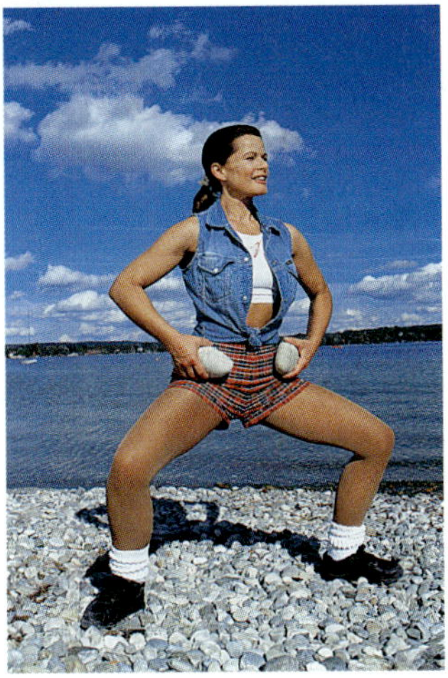

Bauch, Schultern und Rücken

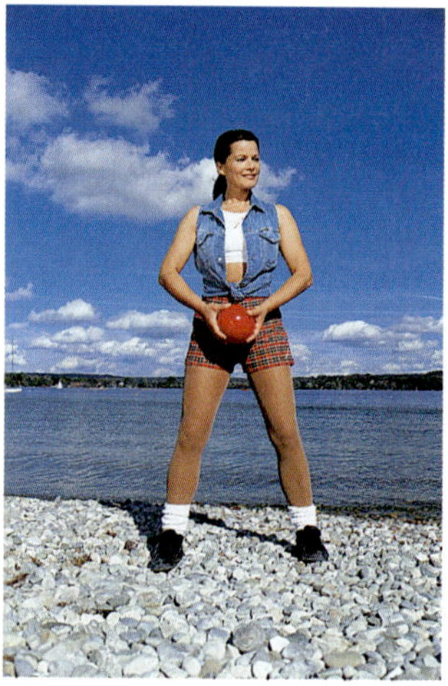

27a

27a Ausgangsposition: Füße parallel und einen halben Schritt auseinander, Knie leicht gebeugt und die Wirbelsäule gerade halten. Die Arme leicht anwinkeln und mit beiden Händen den Ball halten. Bauch fest anspannen, Oberkörper strecken und die Schultern tief lassen. *Einatmen.*

27b Übungsposition A: Den Oberkörper mit den Schultern nach links drehen und dabei den Ball in Höhe der linken Hüfte halten.

27c Übungsposition B: Den Ball mit beiden Armen diagonal in Form einer Acht über die rechte Schulter nach oben strecken, dabei den Oberkörper frontal nach rechts neigen und *ausatmen.*

27d Übungsposition C: Nun die gestreckten Arme über den Kopf nach links führen und dabei den Oberkörper frontal ebenfalls nach links neigen. *Einatmen.*

27b

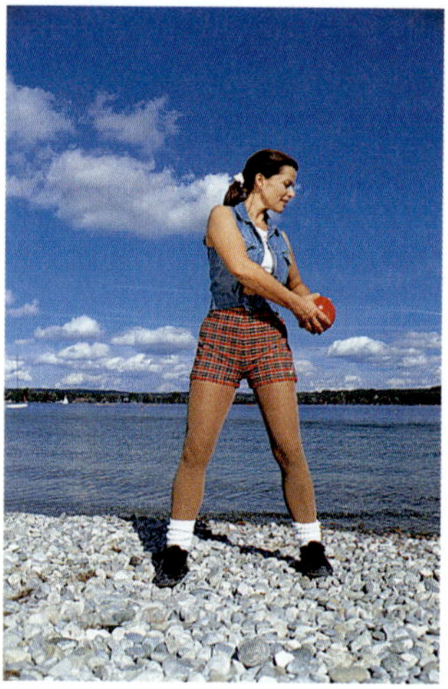

27c

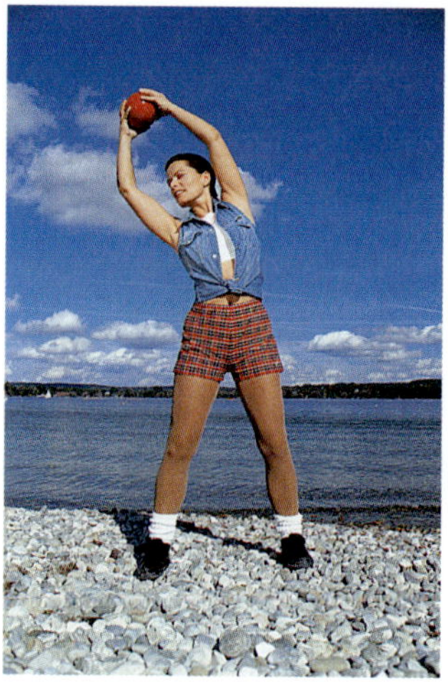

27d

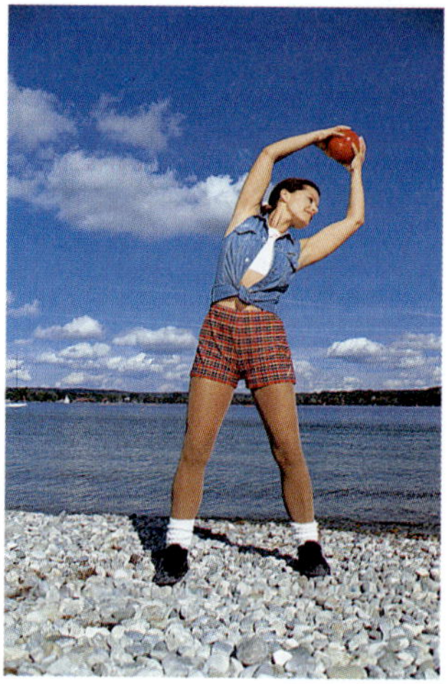

Rücken, Schultern und Arme sowie Wadendehnung

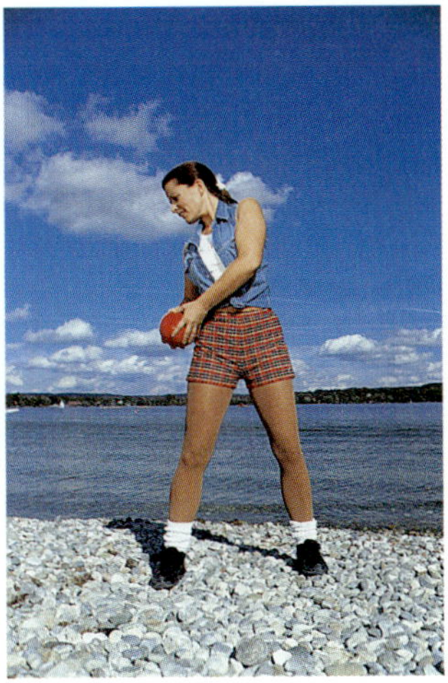

27e

27e Übungsposition D: Mit beiden Armen den Ball diagonal in Form einer Acht über die linke Schulter auf die rechte Hüfte führen und *ausatmen.* Zurück in die Ausgangsposition und gleich anschließend die Übung wiederholen, jedoch mit der rechten Seite beginnen. I: 1x5; II und III: 2x5.

28a Ausgangsposition: Mit dem linken Bein einen großen Schritt nach vorn gehen, dabei das linke Knie leicht beugen und die Ferse des rechten Fußes gegen den Boden drücken. Beide Arme über dem Kopf nach oben strecken und mit beiden Händen den Ball halten. Schultern unbedingt tief und Bauch fest lassen. *Einatmen.*

28b Übungsposition A: Nun aus der Taille heraus den Oberkörper mit gestreckter Wirbelsäule und Armen nach vorn beugen und *ausatmen.*

28c Übungsposition B: In der Körperhaltung bleiben, jedoch beide Arme anwinkeln (Schultern und Ellenbogen bilden wieder eine Linie) und dabei *einatmen.* Zurück in Übungsposition I und langsam wieder in Ausgangsposition. I: 1x10, II und III: 2x10.

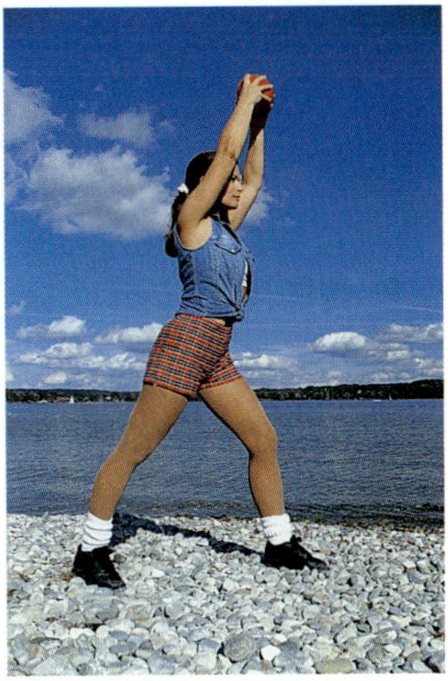

28a

Trainings-Tip:

Stufe I: nach einem halben Set (5mal) Beinwechsel, Stufe II und III: nach jedem Set Beinwechsel.

28b

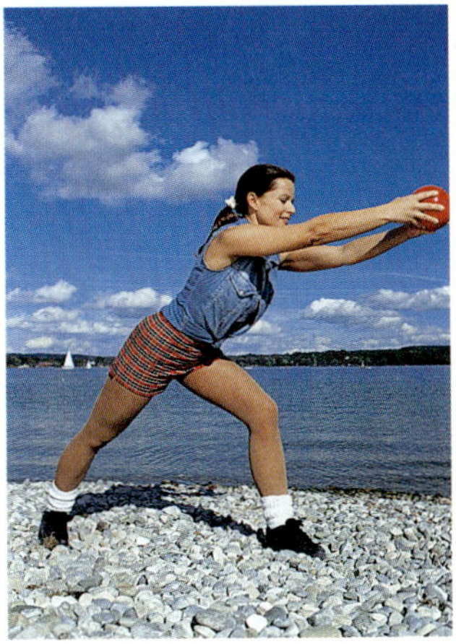

28c

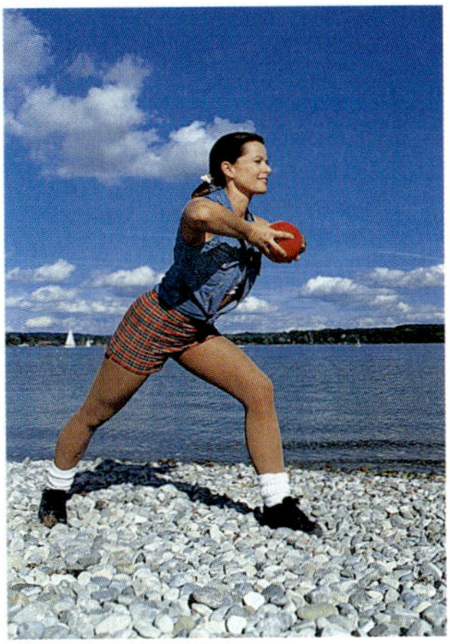

Unterer Rückenbereich, Bauch und Po

29a Ausgangsposition: Auf allen vieren niederknien, Ellenbogen und Schultern sowie Knie und Hüfte in einer Linie halten. Der Rücken, Nacken und Kopf bilden ebenfalls eine gerade Linie. Beide Füße auf die Spitzen stellen, den Ball in beiden Händen halten, um so den Oberkörper zu stabilisieren. Bauch fest anspannen, die Hüfte nach innen rollen (Contraction), um so ein Hohlkreuz zu vermeiden und *einatmen.*

29b Übungsposition: Die Knie leicht anheben, dabei das Körpergewicht gleichmäßig auf Arme und Füße verteilen und *ausatmen.* Position 5 Sekunden halten und wieder zurück in die Ausgangsposition.
I: 1x5, II und III: 2x5; zwischen den Sets jeweils 30 Sekunden pausieren.

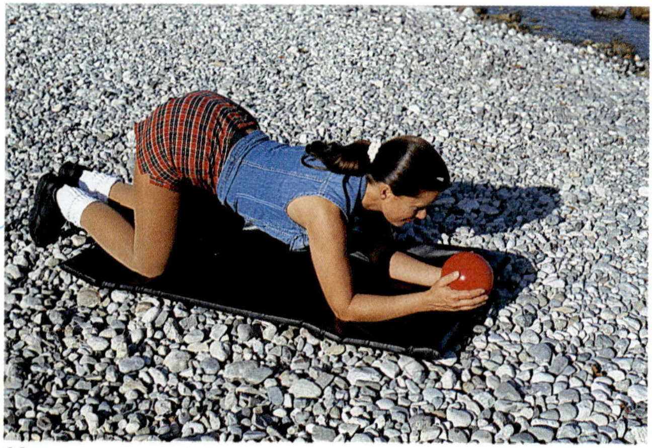

29a

> **Trainings-Tip:**
>
> **Stufe II und III: Die Knie anheben und dabei die Beine gerade strecken.**

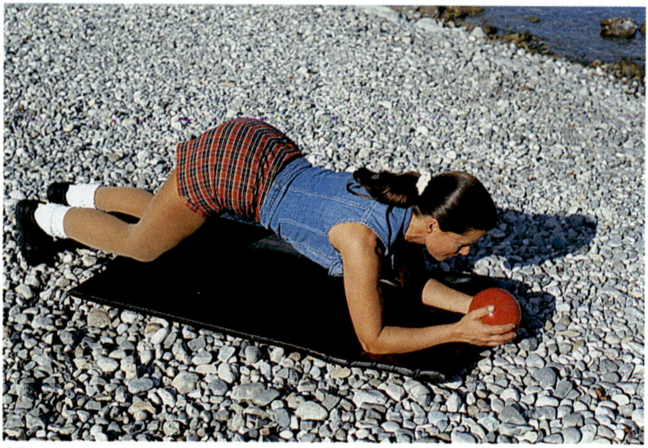

29b

Unterer Rücken

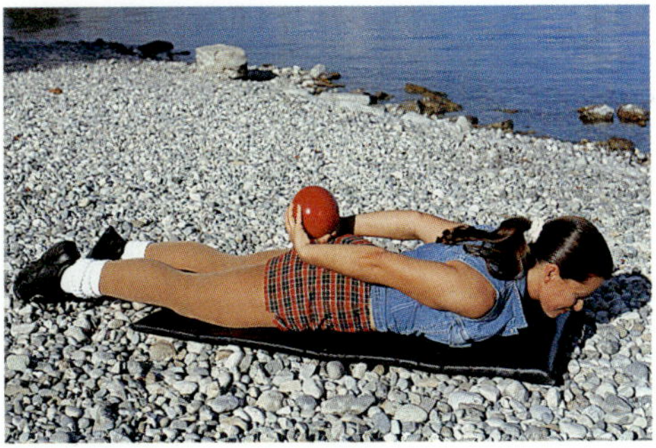
30a

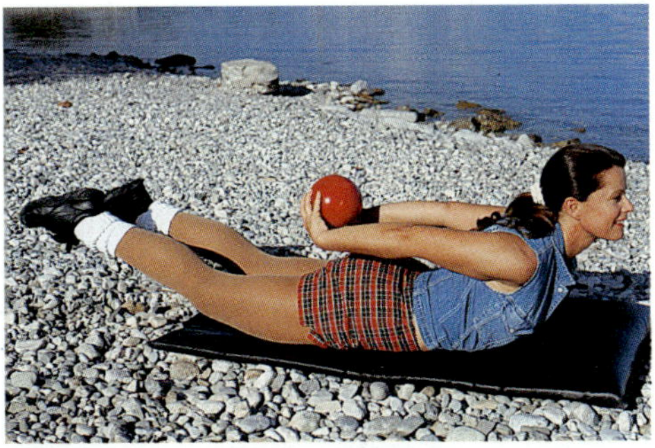
30b

30a Ausgangsposition: Flach auf den Bauch legen, die Beine sind gestreckt und leicht geöffnet, die Fußspitzen berühren den Boden. Brust und Schultern unten lassen und mit beinahe gestreckten Armen den Ball hinter dem Rücken halten. Bauch fest anspannen und *einatmen.*

30b Übungsposition: Gleichzeitig den Oberkörper bis zum Brustwirbel und die Beine bis Mitte Oberschenkel anheben, dabei die Arme strecken und *ausatmen.* Die Position 5 Sekunden halten und zurück in die Ausgangsposition.
I: 1x5, II und III: 2x5; zwischen den Sets circa 30 Sekunden pausieren.

31a Ausgangsposition: Wie 30a, das Kinn auf den linken, abgewinkelten Arm abstützen, den rechten Arm mit dem Ball nach vorn ausstrecken. *Einatmen.*

31b Übungsposition: Gleichzeitig den Oberkörper bis zum Brustwirbel, den gestreckten Arm und das linke, gestreckte Bein bis Mitte Oberschenkel anheben und dabei *ausatmen.* Position 5 Sekunden halten und wieder in die Ausgangsposition.
I: 1x5, II und III: 2x5 pro Arm und Bein.

31a

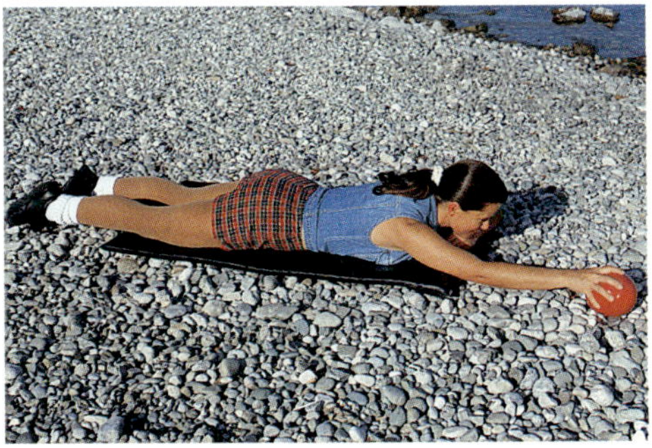

31b

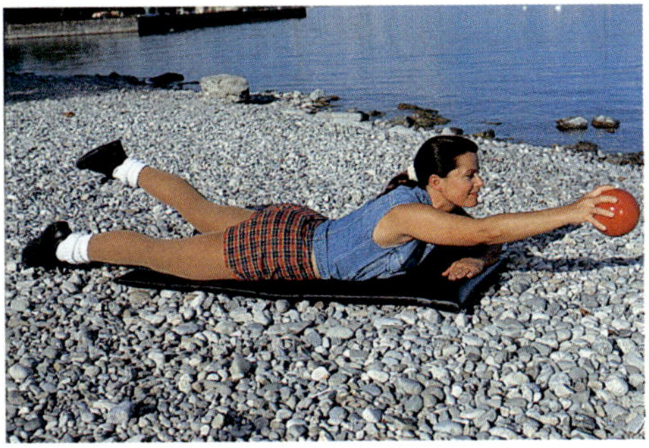

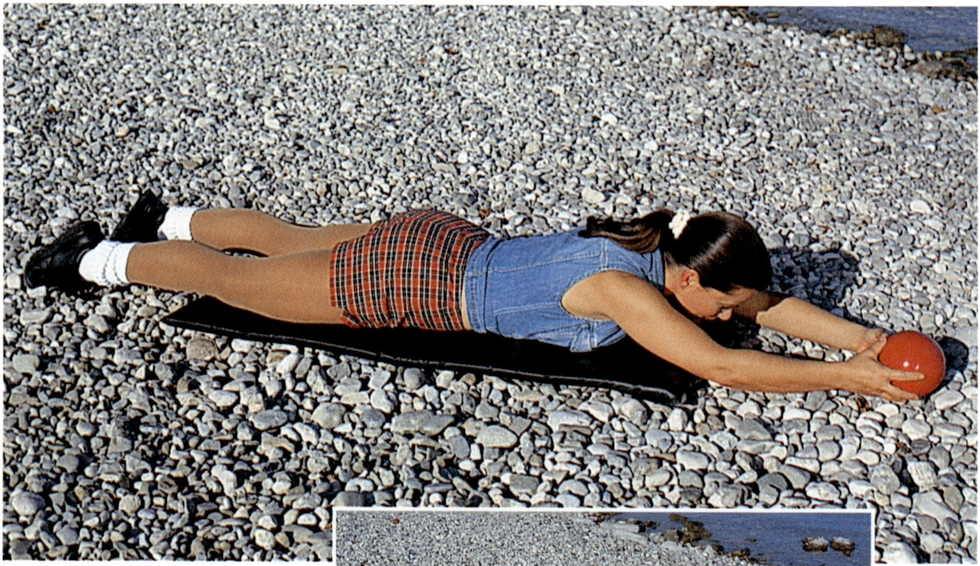

32a

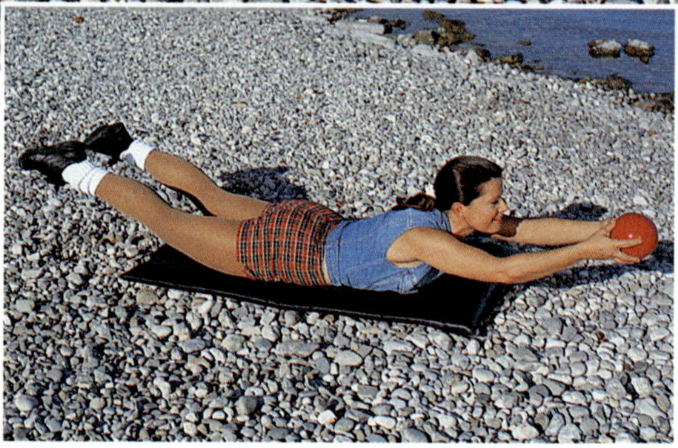

32b

32a Ausgangsposition:
Wie 30a, jedoch beide Arme lang nach vorn strecken und den Ball in beiden Händen halten. *Einatmen.*

32b Übungsposition:
Wie 30b, jedoch die gestreckten Arme nach vorn so weit anheben, bis der Ball in Nasenhöhe ist. *Ausatmen* und Position 5 Sekunden halten.
I: 1x5, II und III: 2x5.

Oberschenkel innen

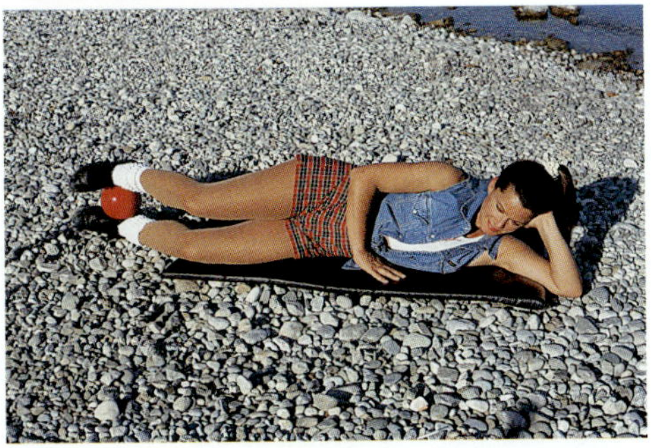

33a

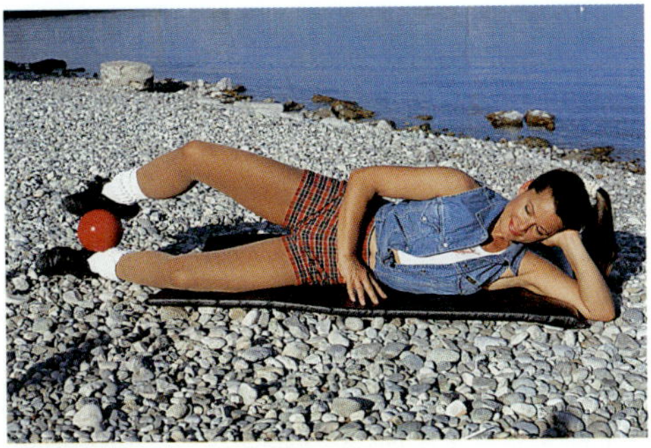

33b

33a Ausgangsposition: Auf die Seite legen, mit dem unteren Arm den Kopf abstützen und den oberen Arm entspannt vor den Oberkörper legen. Den Ball zwischen die Füße klemmen, die Beine leicht anwinkeln und die Hüfte nach vorn pressen.

33b Übungsposition: Die Knie langsam öffnen, dabei den Ball mit den Füßen festhalten.
I: 1x15; II: 2x15; III: 3x15, dann Bein- und Seitenwechsel.

Bauch

34a Ausgangsposition: Flach auf den Rücken legen, beide Beine anwinkeln, leicht öffnen, die Arme ebenfalls anwinkeln und die Hände mit dem Ball auf die Brust legen. Den Kopf als Verlängerung der Wirbelsäule gerade lassen und den Bauch fest anspannen und tief *einatmen.*

34b Übungsposition: Langsam den Oberkörper bis zum Brustwirbel hochrollen, dabei die Arme lang nach vorn ausstrecken und *ausatmen.*
Position 5 Sekunden halten und wieder in die Ausgangsposition.
I: 1x15; II: 2x15; III: 3x15.

34a

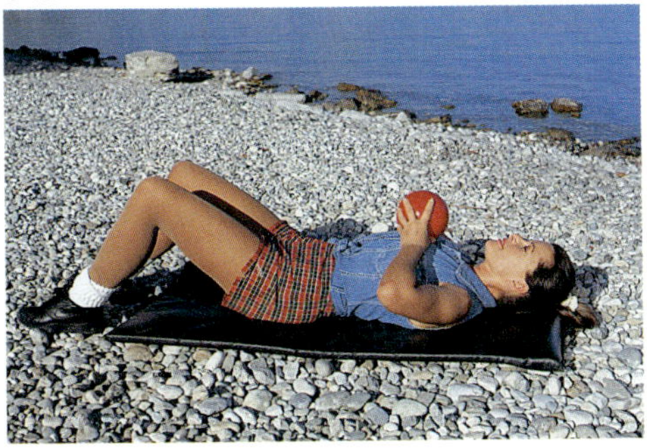

34b

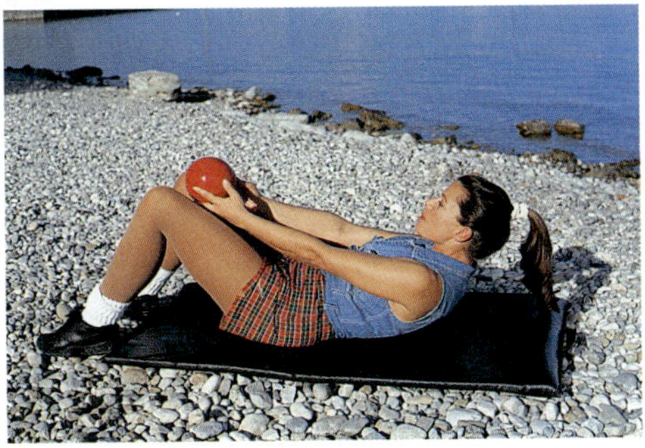

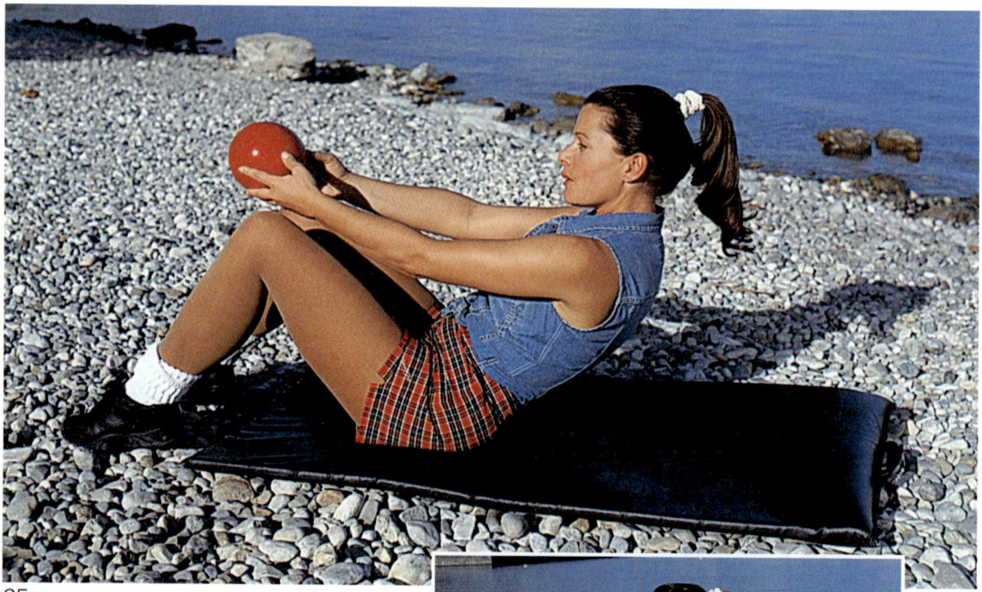

35a

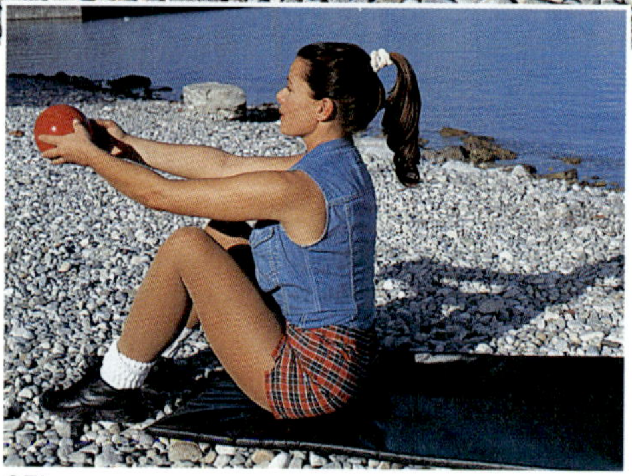

35b

35a Ausgangsposition:
Auf den Po setzen, beide Beine anwinkeln, die Wirbelsäule gerade und gestreckt lassen und die Arme mit dem Ball gerade nach vorn strecken. Bauch fest anspannen und tief *einatmen.*

35b Übungsposition:
Einen runden Rücken machen und langsam, maximal bis zum Lendenwirbel (Steißbein), nach hinten abrollen, die Arme bleiben lang nach vorn gestreckt und dabei *ausatmen.* Achtung, nicht ins Hohlkreuz gehen und nie federn!

Position 5 Sekunden halten und wieder in die Ausgangsposition.
I: 1x5, II und III: 2x5.
Zwischen den Sets jeweils 30 Sekunden pausieren.

Bauch und unterer Rücken

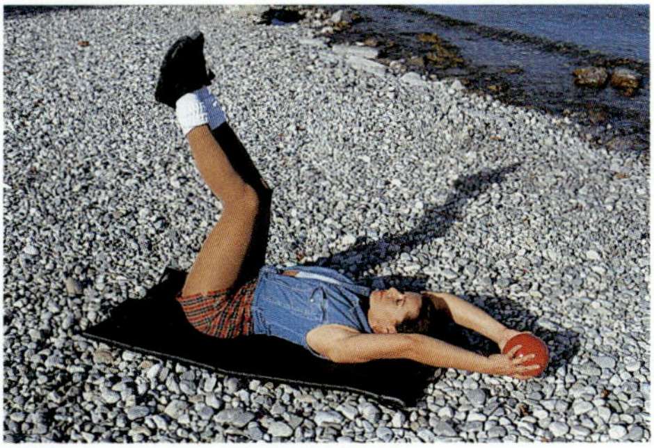
36a

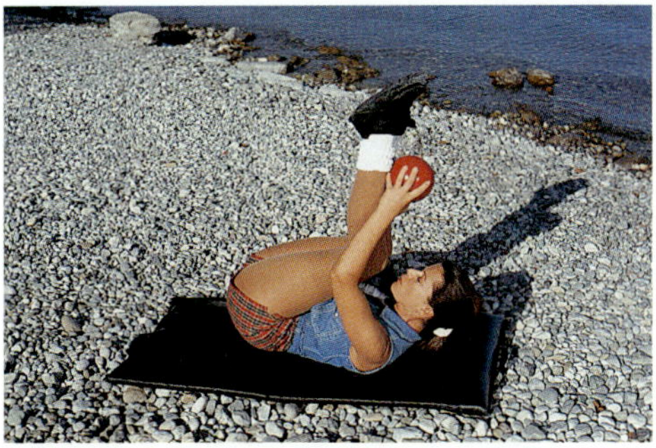
36b

36a Ausgangsposition: Auf den Rücken legen, beide Beine leicht gebeugt nach oben abwinkeln, Knie und Füße sind zusammen und die Arme mit dem Ball beinahe gerade hinter den Kopf gestreckt. Hüfte gegen den Boden pressen, Bauch anspannen, Schultern tief lassen und *einatmen.*

36b Übungsposition: Mit dem Oberkörper bis zum Brustwirbel hochrollen (dabei berührt der Ball das Schienbein) und gleichzeitig den Po bis zum Lendenwirbel anheben. Beim Hochrollen *ausatmen.* **Achtung:** Nicht mit Schwung, sondern nur mit der Kraft des Bauch- und Rückenmuskels arbeiten!
I: 1x8; II: 2x8; III: 3x8.

37a Ausgangsposition: Auf den Rücken legen, beide Beine leicht gebeugt nach oben abwinkeln, den Ball zwischen die Füße pressen, Arme hinter dem Kopf verschränken. *Einatmen.*

37b Übungsposition: Gleichzeitig mit dem Oberkörper bis zum Brustwirbel und mit dem Becken bis zum Lendenwirbel hochrollen, dabei *ausatmen.*
I: 1x15; II: 2x15; III: 3x15.

37a
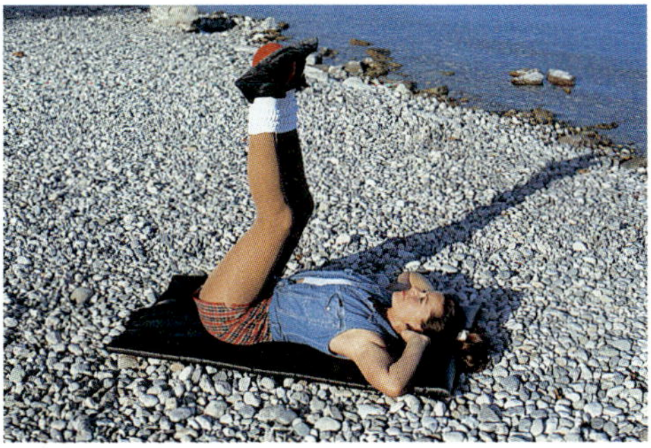

37b
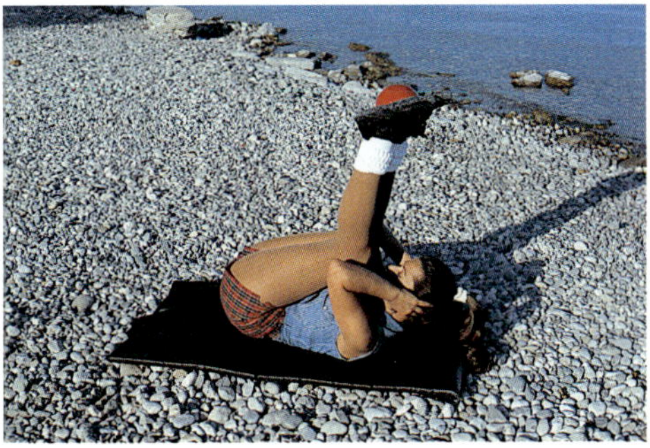

Bauch und unterer Rücken

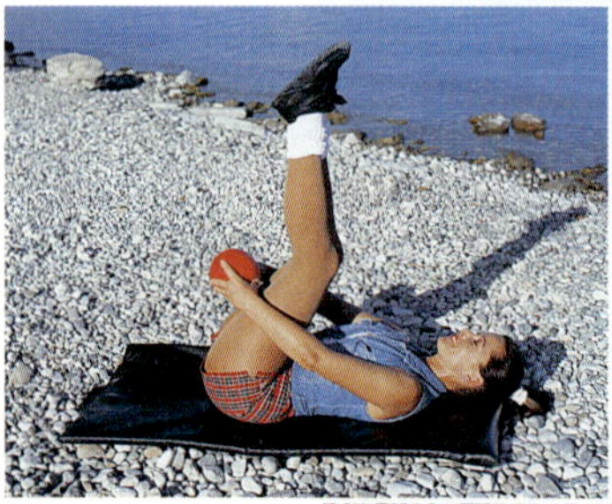

38a

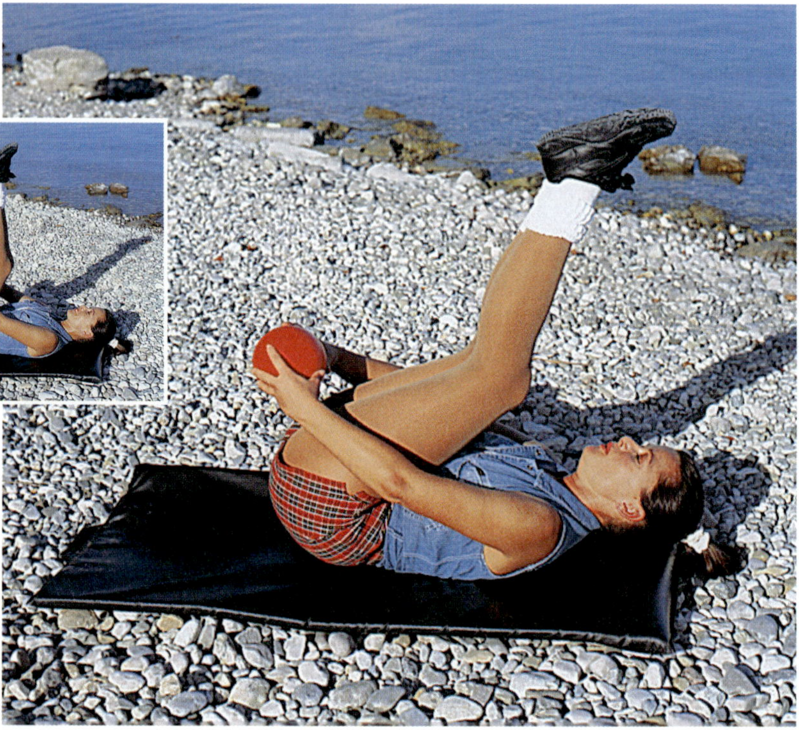

38b

38a Ausgangsposition:
Wie 37a, jedoch den Ball mit gestreckten Armen hinter die Beine führen. *Einatmen.*

38b Übungsposition:
Mit dem Po bis zum Lendenwirbel hochrollen und dabei *ausatmen,* Position 2 Sekunden halten.
I: 1x15; II: 2x15; III: 3x15.

Po, Oberschenkel und unterer Rücken

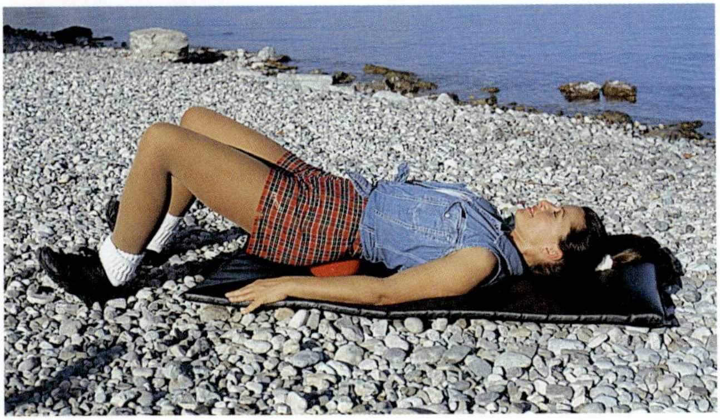
39a

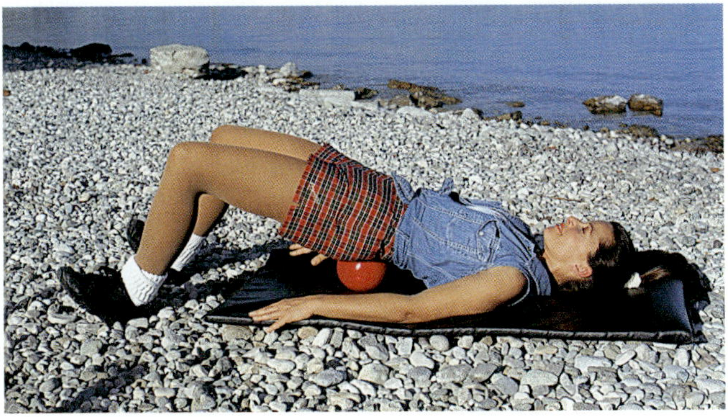
39b

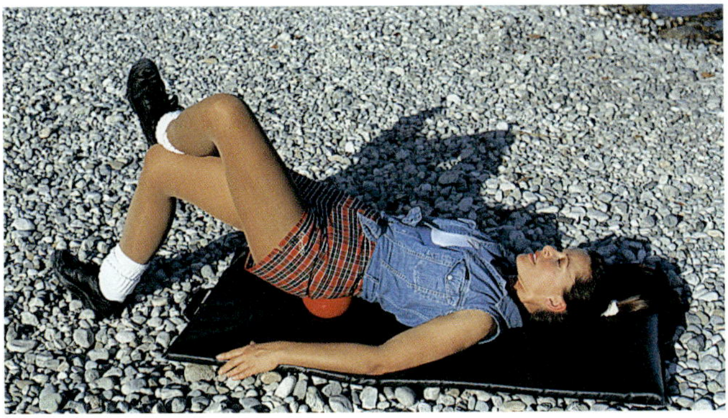
40b

39a Ausgangsposition:
Auf den Rücken legen, beide Beine anwinkeln, die Füße auf den Fersen aufstellen und die Arme entspannt neben den Körper legen. Den Ball als Stütze unter den Rücken (Lendenwirbelbereich) stecken, Bauch fest anspannen und tief *einatmen.*

39b Übungsposition:
Po-Muskeln fest anspannen und mit der Hüfte hochrollen, dabei *ausatmen.*
I: 1x15; II: 2x15; III: 3x15.

40a Ausgangsposition: (o. Foto)
Wie 39a, jedoch den linken Fuß auf dem rechten Knie abstützen und *einatmen.*

40b Übungsposition:
Wie 39b.
I: 1x15; II: 2x15; III: 3x15 pro Bein.

Seitliche Bauchmuskulatur

41a Ausgangsposition: Beide Beine anwinkeln, die Wirbelsäule fest gegen den Boden pressen, das Gesicht frontal halten und den Bauch anspannen. Beide Arme seitlich anwinkeln und mit den Händen den Ball halten. *Einatmen.*

41b Übungsposition: Die Arme strecken und dabei mit dem Oberkörper so weit rechts seitlich hochrollen, bis der Ball die Außenseite des rechten Oberschenkels berührt, und *ausatmen.* Position 2 Sekunden halten.
I: 1x15; II: 2x15; III: 3x15, dann Seitenwechsel.

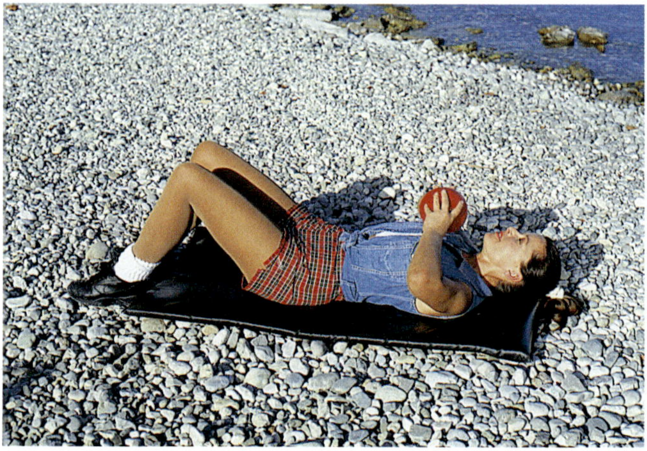

41a

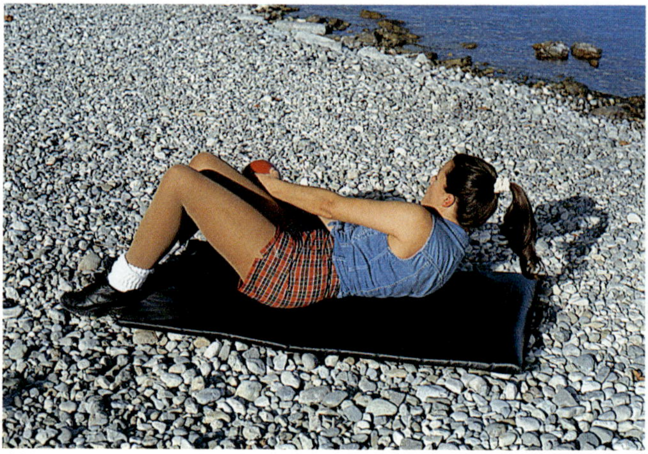

41b

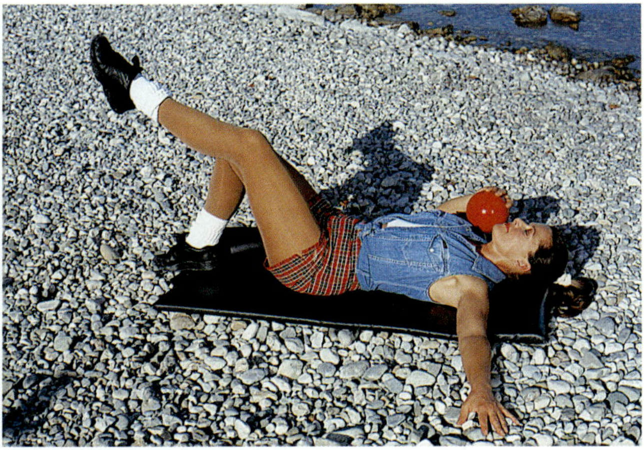

42a

42a Ausgangsposition:
Auf den Rücken legen, dabei die Wirbelsäule fest gegen den Boden pressen. Das rechte Bein anwinkeln, den Fuß fest auf den Boden stellen und das linke Bein leicht gebeugt nach oben strecken. Den linken Arm lang seitlich ausstrecken, den rechten Arm anwinkeln und mit der rechten Hand den Ball auf die rechte Schulter legen. Bauch anspannen und tief *einatmen.*

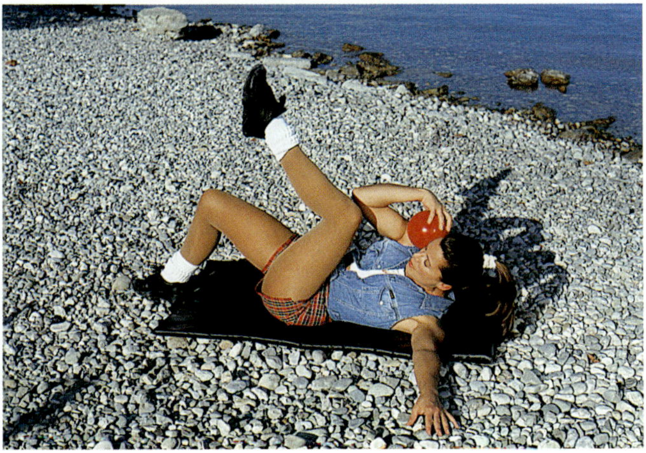

42b

42b Übungsposition:
Das linke Bein an den Oberkörper ziehen und gleichzeitig mit dem Oberkörper so weit rechts seitlich hochrollen, bis der rechte Ellenbogen das linke Knie berührt, dabei *ausatmen.* Position 2 Sekunden halten.
I: 1x15; II: 2x15; III: 3x15, dann Seitenwechsel.

Jahreszeiten-Küche: Sommer

Im Sommer haben vor allem Beerenfrüchte und viele Salatgemüse Saison. Kaum eine andere Frucht verwöhnt uns mit soviel Aroma und wichtigen Stoffen für Gesundheit und Schönheit zugleich wie die Erdbeere. Ihr Vitamin-C-Gehalt übertrifft den von Orangen und Zitronen. Mit einer Portion (circa 200 Gramm) decken Sie schon mehr als den gesamten Tagesbedarf. Vitamin C ist ein vielseitiges Schutzvitamin und neben Beta-Carotin – das ebenfalls in Erdbeeren vorkommt – auch ein richtiger Schönmacher. Beides sind Hautschutzvitamine. Vitamin C ist zusätzlich für ein straffes Bindegewebe und die Wundheilung wichtig. Weitere gesunde Inhaltsstoffe der Erdbeeren sind Kalium, Eisen und B-Vitamine. Also: Erdbeeren möglichst oft genießen!

Gemüse und Früchte als Durstlöscher

Gemüse und Früchte sind von Natur aus leicht, da sie sehr wasserreich sind. Im Durchschnitt bestehen diese Lebensmittel zu 90 Prozent und mehr aus Wasser. Der hohe Wassergehalt macht Obst auch zu einem erfrischenden Durstlöscher im Sommer. Die heiße Jahreszeit verlangt eine vermehrte Flüssigkeitsaufnahme, insbesondere wenn wir sportlich aktiv sind und viel schwitzen. Durch die Absonderung von Schweiß, der an der Hautoberfläche verdunstet, schützt sich der Körper vor einer Überwärmung.
Neben Obst und Gemüse, die in der warmen Jahreszeit tagsüber oft als leichte Imbißmahlzeit genügen, erfrischen frisch gepreßte Obstsäfte, fruchtige Buttermilch-Mixgetränke oder mit viel Mineralwasser verdünnte Fruchtsäfte besonders gut.

Ernährungs-Tip:

Vorsicht vor Alkohol in der Sonnenhitze! Auf Alkohol sollten Sie vor allem tagsüber lieber verzichten, denn durch seine gefäßerweiternde Wirkung heizt er den Körper zusätzlich zur Sonnenwärme auf und belastet so den Organismus.

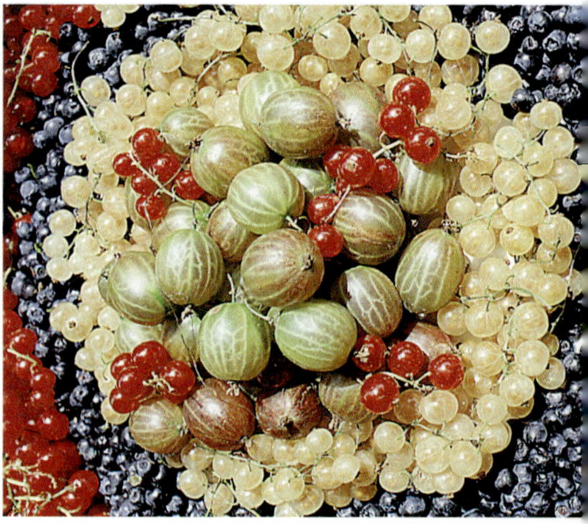

Vitaminfrische und mineralstoffreiche Durstlöscher im Sommer

Apfeltee
(4 Portionen)
3/4 l Wasser
3 Beutel Früchtetee
2 EL Honig
1/4 l Apfelsaft
Zitronenscheiben
Das Wasser zum Kochen bringen. Teebeutel circa 5 Minuten darin ziehen lassen. Anschließend mit Honig und Apfelsaft verrühren. Kühlen und auf die Gläser verteilen. Mit Zitronenscheiben garnieren.

Fitneß-Schorle
(4 Portionen)
300 ml Apfelsaft
700 ml magnesiumreiches Mineralwasser (100 mg Magnesium und mehr je Liter)
Zitronenmelisse
Getränke mischen und in Gläser füllen. Mit Zitronenmelisseblättchen garnieren. Kühl, aber nicht eiskalt, genießen.

Melonendrink
(1 Portion)
1/2 Honigmelone
Saft von 1/2 Zitrone
Mineralwasser
1 TL Honig
Honigmelone schälen. Etwa die Menge von 1 Eßlöffel in kleine Würfel schneiden, den Rest pürieren. Mit Zitronensaft und Mineralwasser aufgießen und mit Honig abschmecken. Kühlen und in einer Cocktailschale servieren. Mit den Melonenstückchen garnieren.

Der Sommer ist aber auch die Zeit für Outdoor-Aktivitäten. Neben den richtigen Durstlöschern ist jetzt seitens der Ernährung eine hohe Zufuhr an antioxidativen Schutzvitaminen (C, E und Beta-Carotin) gefragt. Sport im Freien (UV-Licht, Ozonproblematik) erhöht den Bedarf an Schutznährstoffen. Wir empfehlen, in erster Linie der Jahreszeit entsprechend, mehr Obst, Salate und Gemüse zu essen. Wenn Sie zum Obst einige Mandeln oder Sonnenblumenkerne knabbern, ergänzen Sie die Obst-Vitamine C und Beta-Carotin mit dem Zellschutzvitamin E. Zur Salatrohkost oder zum gedünsteten Gemüse gehören daher einige Tropfen Oliven- oder Keimöl; auch dadurch wird der Nährstoffschutz der Gemüse erst komplett. Außerdem kann der Körper die fettlöslichen Vitamine dann besser ausnutzen.

Ernährungs-Tip:

Salate und Gemüse sind neben magnesiumreichem Mineralwasser die beste Quelle für das Hochleistungselement Magnesium, das bei körperlicher Aktivität für das richtige Zusammenspiel von Nerven und Muskeln sorgt und vor Muskelkrämpfen schützt.

Sommerzeit – Salatzeit

Ein frischer Salat ist der Inbegriff für gesunden, leichten und vitaminreichen Genuß. Deshalb sollte er jede Mahlzeit begleiten. Bereiten Sie aber Rohkost erst kurz vor dem Verzehr zu, so gehen keine Vitamine verloren. Und essen Sie den Salat als ersten Gang, denn er regt zum Kauen an und fördert dadurch ein figurfreundliches Eßtempo. Darüber hinaus stillt eine Salatvorspeise den ersten Hunger und fördert die Produktion der Verdauungssäfte.

Übrigens:

In der warmen Jahreszeit macht es viel Spaß, unter freiem Himmel zu genießen. Frische Zutaten bekommt man überall, und auch für das Grill- oder Gartenfest kann man viele vegetarische Köstlichkeiten zubereiten, z. B. Gemüsespieße oder Pellkartoffeln mit Frischkräuter-Quarksauce und natürlich die Vielfalt der leichten Sommersalate.

Frische-Rezepte

Bunter Sommersalat mit Schafskäse
(4 Portionen)
1 großer Kopfsalat
2 Tomaten
1 grüne Paprikaschote
1 große Zwiebel
150 g Fetakäse (Schafskäse)
1 EL gehackte Petersilie
Für die Salatsauce:
3 EL Rotweinessig
3 EL Pflanzenöl
1 TL Senf
1 Knoblauchzehe
Salz, schwarzer Pfeffer
Die Salatzutaten waschen, Salatblätter gut trocken schleudern. Tomaten achteln, Paprika und Zwiebel in Streifen bzw. Ringe schneiden. Alle Salatzutaten mit der Marinade mischen. Den Käse würfeln und über den Salat verteilen. Mit Petersilie garnieren.
Nährwertangabe pro Portion: circa 15 g Fett, 200 kcal/800 kJ

Tagliatelle mit Zitrone
(4 Portionen)
Nudelteig:
300 g Weizenmehl
3 Eier
oder 500 g fertige Tagliatelle
1 EL Öl
2 unbehandelte Zitronen
2 EL Halbfett-Butter
150 g Magerquark
weißer Pfeffer aus der Mühle
100 g frisch geriebener Parmesan
Aus Mehl und Eiern mit den Händen einen glatten Teig kneten, zudecken und 20 Minuten ruhen lassen. Nun den Teig in 2 Teile schneiden, auf einem bemehlten Brett mit einem bemehlten Nudelholz von der Mitte gleichmäßig messerrückendick ausrollen und

circa 5 Minuten antrocknen lassen. Den Teig wieder aufrollen, mit einem scharfen Messer in 0,5 Zentimeter breite Tagliatelle schneiden und die Streifen auseinander rollen. Wasser zum Kochen bringen, das Öl hinzufügen und die Nudeln in wenigen Minuten »al dente« kochen.
In der Zwischenzeit die Zitronen unter fließend heißem Wasser gut abbürsten, den Saft auspressen, die Schale abreiben. Butter erhitzen, die geriebene Schale darin andünsten, den Saft dazugeben, langsam kurz aufkochen und mit den Nudeln unter den gut durchgeschlagenen Quark heben. Pfeffern und mit dem Parmesan servieren.
Nährwertangabe pro Portion: circa 14 g Fett, 483 kcal/1986 kJ

Sommersalat mit Minze-Honig-Dressing
(2 Portionen)
1 Kopf Friseesalat oder Blattsalat Ihrer Wahl
2 große Strauchtomaten
1 große Karotte
1/2 Honigmelone
1 Zitrone
2 EL Olivenöl
1 TL Senf
1 EL Honig
2 EL fein gehackte frische Minze
frisch gemahlener schwarzer Pfeffer
2 Zweige frische Minze zum Anrichten
Den Salat waschen, putzen und in mundgerechte Stücke schneiden oder zupfen. Die Tomaten ebenfalls waschen, halbieren, das weiße Mittelstück entfernen und vierteln. Die Karotte raspeln, vierteln und in dünne Scheiben schneiden. Die Kerne der Melone herauskratzen, das Fruchtfleisch herauslösen und in kleine Stifte schneiden. Alle Zutaten miteinander vermischen, mit Klarsichtfolie abdecken und 20 Minuten in den Kühlschrank stellen. Für das Dressing den Saft der Zitrone, das Öl, den Senf, den Honig und die gehackte Minze mischen, verrühren und sofort über den kalten Salat gießen.
Nährwertangabe pro Portion: circa 13 g Fett, 269 kcal/1125 kJ

Geeister Pfefferminz-Tee
(4–6 Portionen)
2 EL getrocknete Pfefferminze
100 g Erdbeeren
1/4 l frisch gepreßter Orangensaft
Eiswürfel (aus Orangensaft hergestellt)
frische Minzeblätter
1 Liter Wasser zum Kochen bringen, die zerdrückten Pfefferminzblätter hineinstreuen, 5 Minuten ziehen lassen und durch ein Sieb in eine Schüssel gießen. Die Erdbeeren pürieren (5 Stück zum Garnieren auf die Seite legen), durch ein Haarsieb streichen und in den erkalteten Tee geben. Mit dem Orangensaft aufgießen, umrühren und zugedeckt in den Kühlschrank stellen. Die Eiswürfel in einen gläsernen Krug geben und den Tee darübergießen. Mit Minzestengel und Erdbeerscheiben garnieren.

Erfrischende Bodycooler

An heißen und schwülen Sommertagen braucht der Körper kühlende Lotions und leichte Cremes. Ob als Naturpeeling mit Zitronenöl, heilende Crememasken bei Sonnenbrand mit Pfefferminze oder Soforthilfe bei Schweißfüßen durch Melisse, die »coolen Drei« gelten als die Fitmacher der Sommersaison und sind zwischen Juni und August unentbehrlich (Rezepte siehe Seite 148 f.).

Pfefferminze

Diese Pflanze ist eine Kreuzung zwischen verschiedenen Minzarten. Sie wächst daher nicht wild, kann aber im Garten aus Ablegern gezüchtet werden. Besondere Vorliebe dieses Krauts: feuchter Boden oder toniger Kalk. Zur inneren Anwendung gilt der Tee als ausgezeichnetes Magenmittel gegen Übelkeit, bei Krämpfen und gegen Blähungen. Er sorgt für schnelle und dauerhafte Abhilfe. Für die äußere Anwendung wird durch Destillation des Krauts dünnflüssiges und klares Öl gewonnen, das unter anderem Menthol und Limonen enthält. Neben der erfrischenden und kühlenden Komponente verwendet man Pfefferminzöl in der Kosmetik gerne zur Behandlung von fetter Haut, Akne, Schuppen und Hautentzündungen.
Achtung: Bitte vorsichtig dosieren, da es die Haut leicht irritiert.

Beauty-Tip:

Auch ein kaltes Erfrischungsbad mit einem Schuß Pfefferminzöl ist zur Regeneration der Haut ungewöhnlich angenehm.

Zitrone

Leider wachsen die herrlich duftenden Zitronenbäume, die im übrigen gleichzeitig blühen und üppig tragen können, nur in den südlichen Ländern. Zwar gibt es auch bei uns in einigen klimatisch günstigen Zonen Zitronenbäume, aber wenn man bedenkt, daß man etwa 200 Kilogramm unbehandelter, reifer Fruchtschalen braucht, um durch Kaltpressung 1 Kilogramm gelblichen, ätherischen Öls zu gewinnen, ist es doch um einiges bequemer, wenn man dieses Öl mit dem unverwechselbaren, frischen und spritzigen Zitronenduft fertig im Laden kauft. Das beste Öl kommt aus Sizilien, da sowohl Klima mit intensiver Sonnenbestrahlung wie auch Bodenbestandteile (vulkanisch, felsig) für die besonders feine und aromatische Qualität dieses Öls sorgen.

Zitronenöl wirkt antibakteriell, antiseptisch, hautreinigend und -pflegend sowie blutstillend. Das Öl klärt und strafft die Haut und kommt schlaffer und alternder Haut sehr zugute. Durch die anregende Hautfunktion wird die Gesichtshaut aufgefrischt. Da es einen leicht bleichenden Charakter hat, wird es gern zur Behandlung von Sommersprossen eingesetzt (nur verdünnt anwenden!); auch in der Handpflege und zur Behandlung brüchiger Nägel hat es sich bewährt.

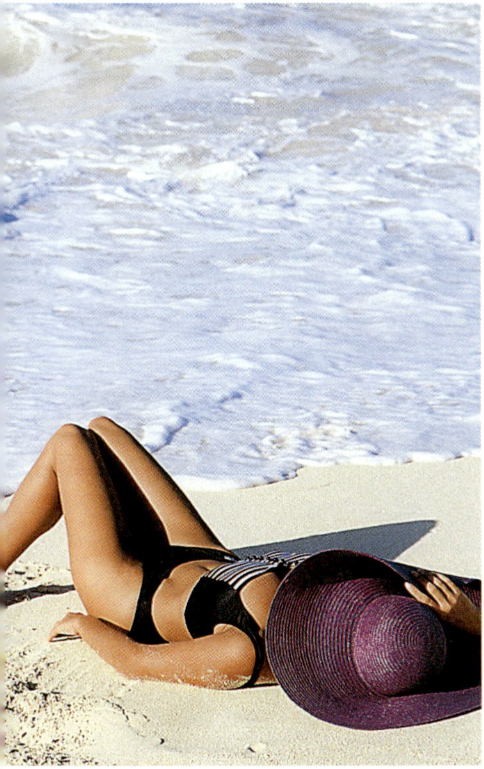

Melisse

Eine bewährte alte Gartenpflanze, die in der Kräuterheilkunde als bekanntes und hilfreiches Allheilmittel gilt und 1988 sogar den Preis als Heilpflanze des Jahres bekam. Bereits Karl der Große ließ die hohe Staude mit den herz- bis eiförmigen Blättern in seinem Klostergarten anbauen und befahl seinen Untertanen, Gleiches zu tun. Sie gilt als unempfindliche, dankbare Pflanze und ist sowohl als Arzneimittel wie auch als schmackhaftes Gewürz oder in der Kosmetik anwendbar. Die Blütezeit der Melissenstaude liegt zwischen Juni und August. Die Blätter müssen jedoch vor der Blütezeit geerntet werden, da sie während der Blüte an Geruch und Geschmack verlieren. Für die Gewinnung des Melissenöls braucht man sehr große Mengen, daher gehört es zu den kostbarsten und teuersten unter den Aromaölen.

Rezepte zur äußeren Anwendung

Kühlende und straffende Gesichtspackung:
2 EL Quark
1 EL Honig
1 EL Jojobaöl
3 Tropfen Zitronenöl
Miteinander vermischen und auf Gesicht, Hals und Dekolleté auftragen. 20 Minuten einwirken lassen und mit lauwarmem Wasser abwaschen.

Erfrischendes und heilendes Sommerbad (gegen Sonnenbrand):
2 EL Olivenöl
1 EL Honig
4 Tropfen Pfefferminzöl
6 Tropfen Lavendelöl
vermischen und in die volle Wanne füllen.

Muskelentspannendes Melissenbad:
2 EL getrocknete Melissenblätter
1/2 Liter Wasser
3 Tropfen Minzeöl
1 Becher Yoghurt
Die Melissenblätter zusammen mit dem Wasser zugedeckt zum Sieden bringen, abseihen, den Yoghurt und das Minzeöl zugeben und sofort ins Badewasser schütten.

Sanftes Zitronen-Peeling:
3 EL Crème fraîche
3 EL Mandelkleie
3 Tropfen Zitronenöl
Die Zutaten in einem kleinen Behälter miteinander mischen und nach dem Baden oder Duschen auf die noch feuchte Haut auftragen und kreisend einmassieren. Abduschen und ein Körperöl auftragen.

Erfrischendes Pfefferminzöl:
30 g Pfefferminzblüten
20 g Pfefferminzblätter
100 ml süßes Mandelöl
30 ml Reisöl
Die Pfefferminzblüten und -blätter gut miteinander vermischen und in einer Glasflasche mit den beiden Ölen übergießen.
Vier Tage lang verschlossen ziehen lassen, durch einen Kaffeefilter gießen und den Rückstand gut auspressen. Bei Kopfschmerzen die Schläfen sanft damit bestreichen.

Zitronen-Nagelpflegeöl:
20 ml Olivenöl
20 Tropfen Zitronenöl
Die Öle miteinander vermischen, in eine dunkle Flasche geben und die Nägel dick damit bestreichen.

Sommer-Haarkur:
Gerade im Hochsommer, nach einem Bade-Wochenende oder Strandurlaub, werden speziell die Haare durch Sonne und Wind, Salz- und Chlorwasser stark in Mitleidenschaft gezogen. Daher empfiehlt es sich, 1- bis 2x wöchentlich eine Öl-Haarkur oder -Packung aufzutragen, um sprödem und splissigem Haar die nötige Nahrung wie Vitamine und Proteine zuzuführen und dem Haar neuen Glanz zu verleihen. Da ich mich, bedingt durch meine »Just fit!«-Seminare, sehr häufig im Süden aufhalte, wende ich diese »Regenerations-Sommer-Haarkur« selbst regelmäßig an und bin vom Erfolg dieser einfachen Methoden total überzeugt.

Schonende Eigelb-Haarwäsche:
2 Eidotter
1 kleine Zitrone
5 Tropfen Weinbrand
Die Eidotter mit dem Saft der Zitrone (etwas für die Spülung übriglassen) und dem Weinbrand verrühren und die Mischung auf die Kopfhaut und Haare verteilen. Sanft einmassieren,

20 bis 30 Minuten unter einem Handtuch einwirken lassen und mit warmen Wasser gründlich ausspülen. Dem letzten Spülwasser den Rest des Zitronensaftes beigeben (verleiht dem Haar einen schönen Glanz).

Zitronen-Ölkur:
5 EL Olivenöl
1 Zitrone (alternativ 20 Tropfen ätherisches Zitronenöl)
Das Olivenöl im Topf anwärmen, mit dem Saft der Zitrone oder dem Zitronenöl mischen und sanft in das angefeuchtete, aber ungewaschene Haar einmassieren. 45 bis 60 Minuten einwirken lassen und dabei die Haare mit einem großen, angewärmten Handtuch abdecken, um so das Verfliegen der Wirkstoffe zu vermeiden.

Haarpackung »Spezial« gegen sprödes und stumpfes Haar:
5 EL Jojobaöl
1 EL Zitronenöl
2 Eidotter
20 Tropfen Lavendelöl
Jojoba- und Zitronenöl erwärmen, mit den Eidottern und dem Lavendelöl mischen und gut in die Kopfhaut einmassieren. Anschließend die Haare möglichst luftdicht mit einer Haube abschließen und 30 Minuten einwirken lassen. Gut auswaschen und in das letzte Spülwasser einen Schuß Obstessig geben.

Natürliches Sonnen-Pflegeöl:
(Da keine chemischen Zusätze für den Sonnenschutzfaktor beigemischt werden, nur bei bereits vorgebräunter Haut verwenden!)
Zutaten für 100 ml:
80 ml Avocadoöl
20 ml Olivenöl
1 EL Vitamin E Öl
30 Tropfen ätherisches Rosenblütenöl
10 Tropfen ätherisches Karottensamenöl
Alles miteinander vermischen und in eine dunkle Glasflasche füllen. Das Öl immer im Schatten aufbewahren.

Erquickende Öldusche:
(Gesamtmenge 250 ml, für mehrere Anwendungen)
100 ml Olivenöl
100 ml süßes Mandelöl
50 ml Weizenkeimöl
10 Tropfen ätherisches Melissenöl
50 Tropfen ätherisches Zitronenöl
40 Tropfen ätherisches Lavendelöl
Zuerst den Körper unter der Dusche mit einer milden Seife reinigen und in die noch feuchte Haut das Öl 5 Minuten sanft einmassieren. Anschließend noch einmal heiß duschen (dabei den Körper nicht mehr einseifen), kurz kalt duschen und den Körper trockentupfen. Ein anschließendes Eincremen erübrigt sich, die Haut ist glatt und weich.

Rezepte zur inneren Anwendung

Melissen-Beruhigungstee:
2 TL Melissenblätter
1/4 l Wasser
Die Blätter mit dem heißem Wasser übergießen und zugedeckt 10 Minuten ziehen lassen. Mit Honig gesüßt wird die Wirkung unterstützt.

Pfefferminz-Magentee:
1 EL Pfefferminzblätter
1/4 l Wasser
Die Pfefferminze mit kochendem Wasser übergießen, zugedeckt 10 Minuten ziehen lassen und abseihen.

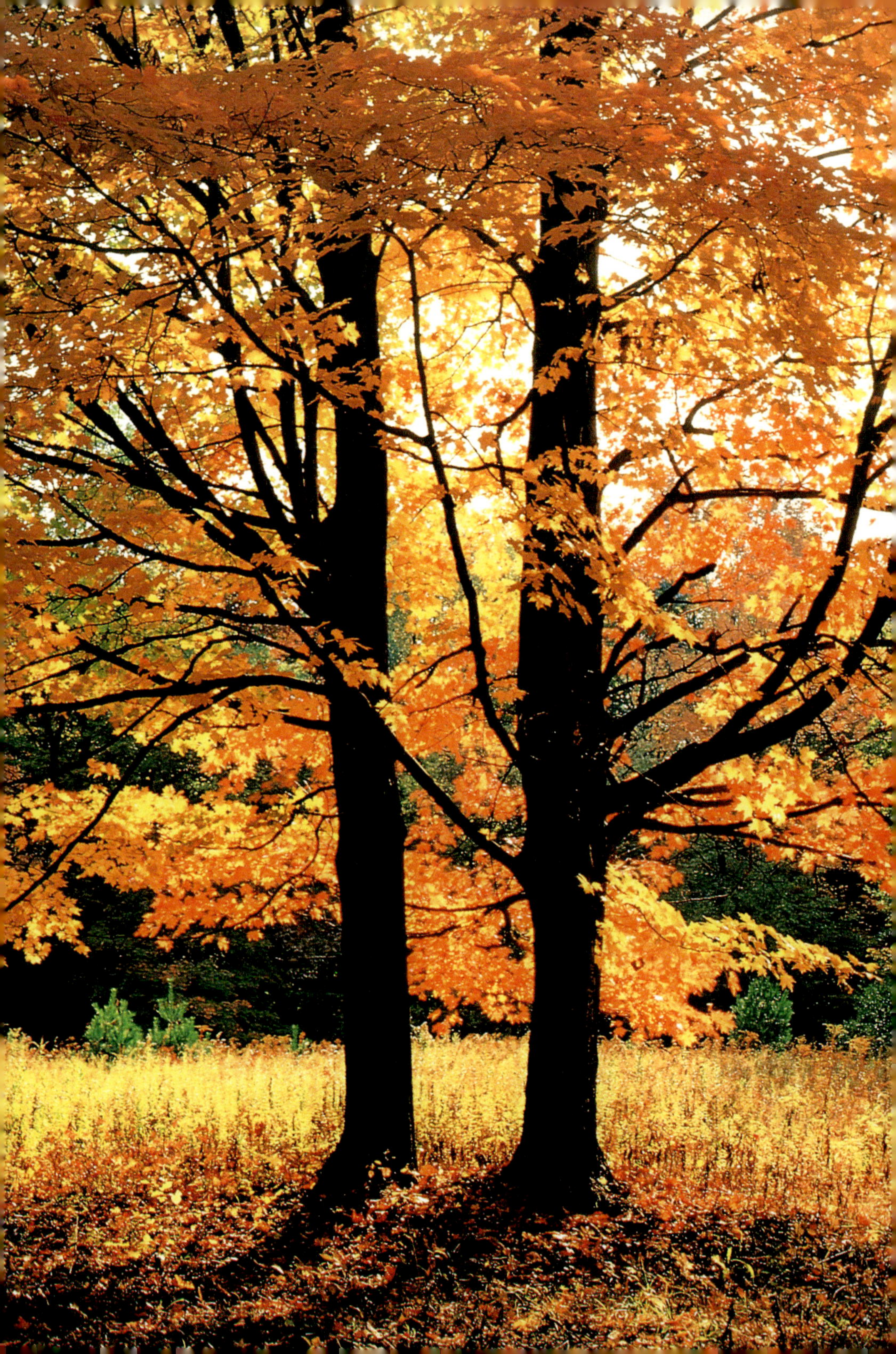

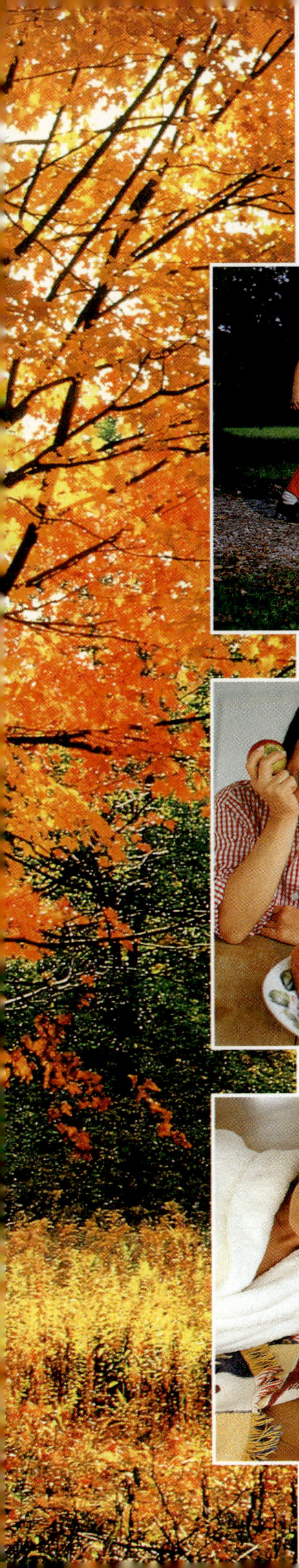

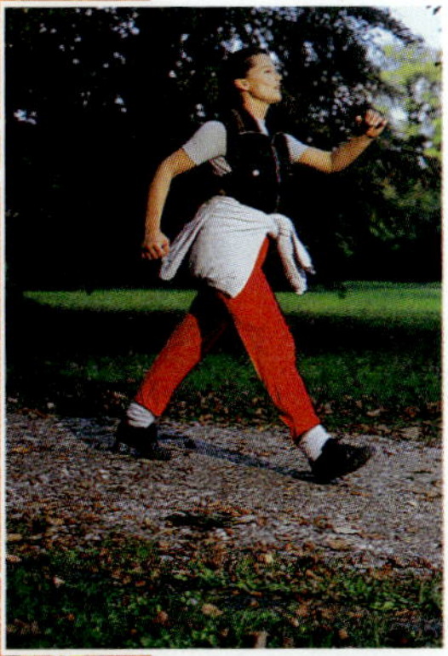

Fitneß im Herbst

Jetzt den Körper auf den Winter vorbereiten mit kleinen Abwechslungen: Walking, Joggen, Sprinten, Step (Stufensteigen), Boxen und Taekwondo. Seite 152.

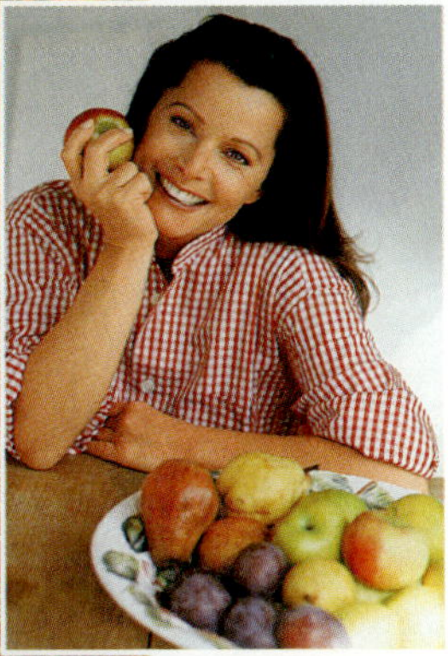

Jahreszeitenküche im Herbst

Proteine, Vitamine und Mineralstoffe sind die Gute-Laune-Macher und festigen unser körpereigenes Abwehrsystem. Seite 170.

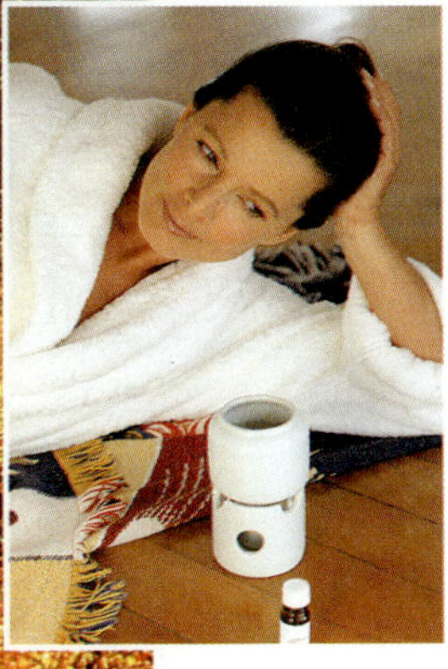

Beauty special im Herbst

Rose, Lavendel und Orangenblüten, das sind die duftenden Stimmungsmacher, die den Herbst so spannend machen. Seite 174.

»Gehen« – einfach, aber oho

Walking, seit einiger Zeit auch bei uns ein Hit für Gesundheitsbewußte und Fitneßliebhaber, ist nichts anderes als in seinen Bewegungsabläufen leicht überbetontes Gehen oder Wandern. »Gehen« ist für jedermann geeignet, gleich welchen Alters, und man sagt dieser Sportart die größere Zukunft im Vergleich zu Joggen voraus. Kein Wunder: Gehen belastet die Beingelenke und die Wirbelsäule weniger als Joggen. Auch ist die Intensität der Bewegung für jedermann leicht dosierbar; wem das Ganze zu anstrengend wird, der geht in Spaziergangtempo über und bremst so jede Überforderung des Herz-Kreislauf-Apparates. Und so wird's gemacht:

Fitneß-Gehen (Walking)

Foto 1: Den Kopf gerade und das Kinn dabei parallel zum Boden halten, die Brust rausstrecken, die Schultern unten und den Bauch fest lassen. Möglichst große Schritte nach vorn machen, dabei die Arme anwinkeln und in entgegengesetzter Richtung zu den Beinen kräftig vor- und zurückstoßen. Regelmäßig tief ein- und ausatmen.
I: 30 Minuten ebenerdig,
II: 30 bis 45 Minuten ebenerdig bis leicht hügelig,
III: 45 bis 60 Minuten ebenerdig bis hügelig-bergig.

Wettkampf-Gehen (Power-Walking)

Foto 2: Körperhaltung wie bei Fitneß-Gehen, jedoch fallen die Schritte wesentlich kleiner aus, die Füße dabei in einer geraden Linie

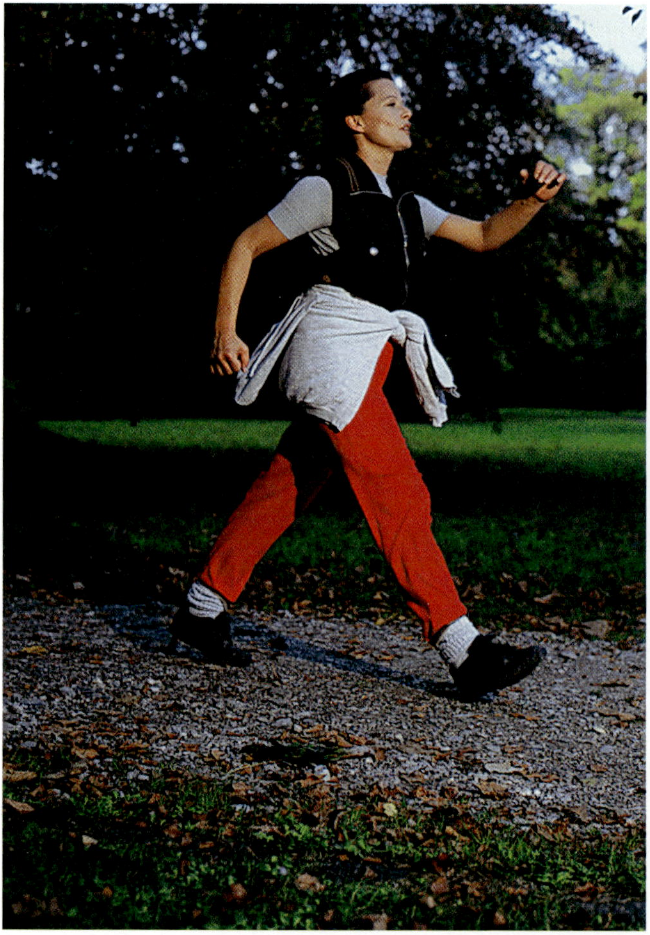

1

Outfit: Top »L.A.« (Gaby Just), Weste und Jogginghose »Fire & Ice« (Bogner)

voreinander setzen. Gleichzeitig rollen die Schultern mit den angewinkelten Armen und die Hüften kräftig nach vorn mit. Während die ganze Fläche des vorderen Fußes kraftvoll gegen den Boden gedrückt wird, wird der Ballen des hinteren Fußes angehoben. Regelmäßig tief ein- und ausatmen.
I: 30 Minuten ebenerdig,
II und III: 45 Minuten ebenerdig.

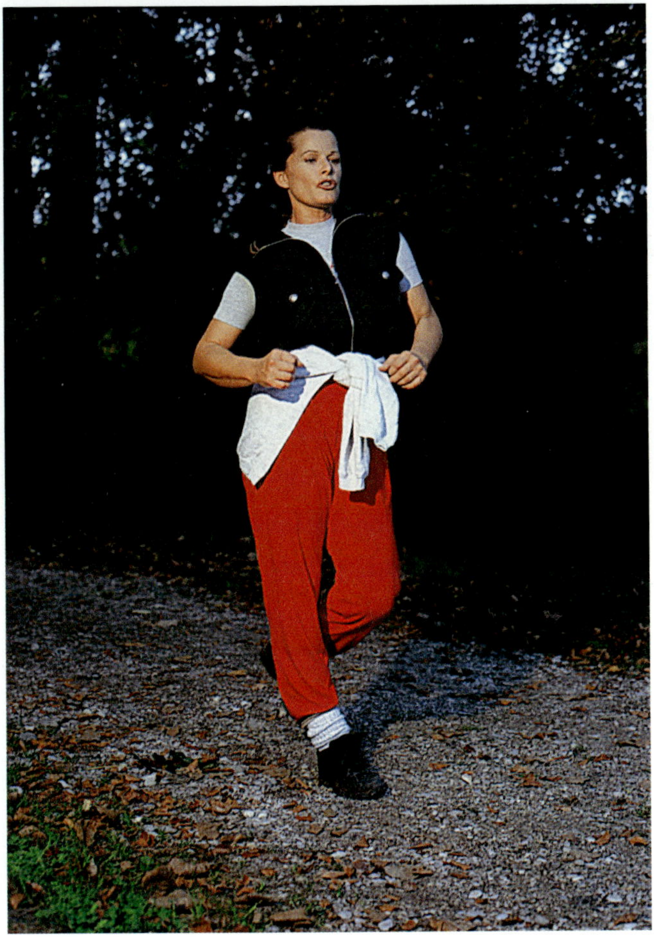

2

Trainings-Tip:

Messen Sie vor Beginn Ihres Geh-Trainings ihren Puls (Pulsmessung, siehe Seite 19). Das Ergebnis ist Ihr Ruhepuls. Beginnen Sie dann Ihr Geh-Training, indem Sie circa 5 Minuten normal gehen, dann zu Fitneß-Gehen wechseln, ohne jedoch zu laufen, so schnell wie möglich mindestens 30 Minuten, ohne sich zu überanstrengen. Behalten Sie während der ganzen Zeit ein gleichmäßiges Tempo bei, und messen Sie nach Beendigung Ihres Fitneß- oder Wettkampf-Gehens Ihren Puls, während Sie langsam weitergehen. Das Ergebnis ist Ihr Trainingspuls.

Laufen – nach wie vor beliebt

Jogging ist nach wie vor die populärste Sportart und stellt für Millionen noch immer das beliebteste Konditionstraining dar. Joggen ist wie Walken eine aerobe Trainings- oder Bewegungsart. Das heißt, daß die Energie für den Muskel aus der Verbrennung von Muskelzucker und -fetten unter Verbrauch von eingeatmetem Sauerstoff kommt. Beim anaeroben Laufen dagegen (Kurzstreckensprints) spielt der Sauerstoff bei der Energiefreisetzung eine untergeordnete oder gar keine Rolle.

Durch regelmäßiges Joggen kann man nicht nur seine Gesamtkondition verbessern – auch das Risiko von Herz-Kreislauf-Erkrankungen sinkt, da die Kapazität der Blutgefäße für den Sauerstofftransport vergrößert wird. Und so funktioniert das Ganze:

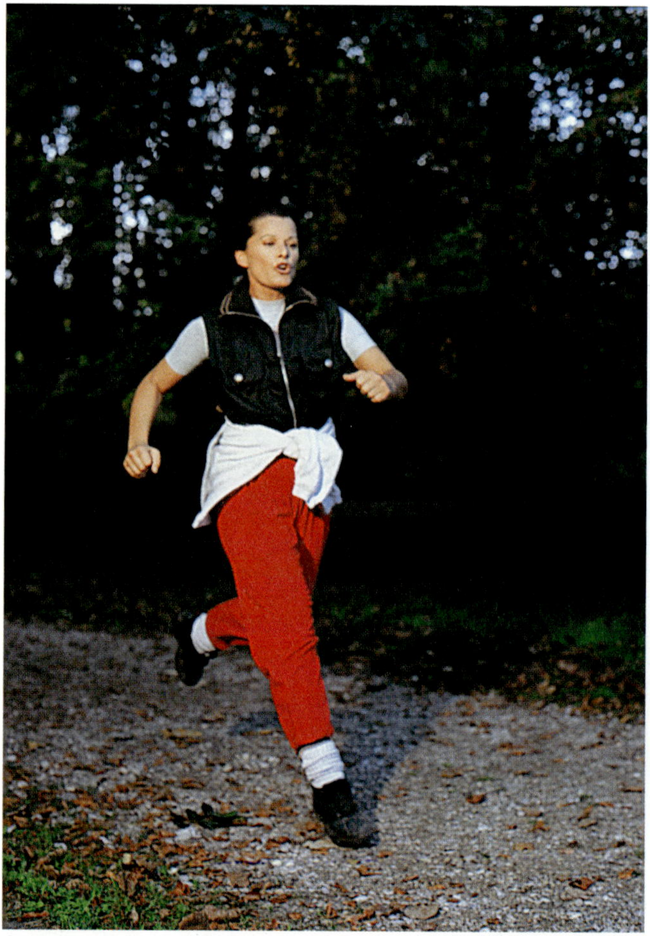

3

Laufen (Joggen)

Den Kopf aufrecht und das Kinn parallel zum Boden halten. Nacken und Schultern entspannt und die Arme angewinkelt lassen. Mit großen, leicht federnden Schritten eine kontinuierliche Laufgeschwindigkeit einhalten. Achtung, mit der ganzen Fußfläche beim Landen aufkommen.

I bis III: 30 bis 45 Minuten auf Wald-, Sand oder Erdboden laufen. Tief und regelmäßig *ein- und ausatmen.*

Sprinten

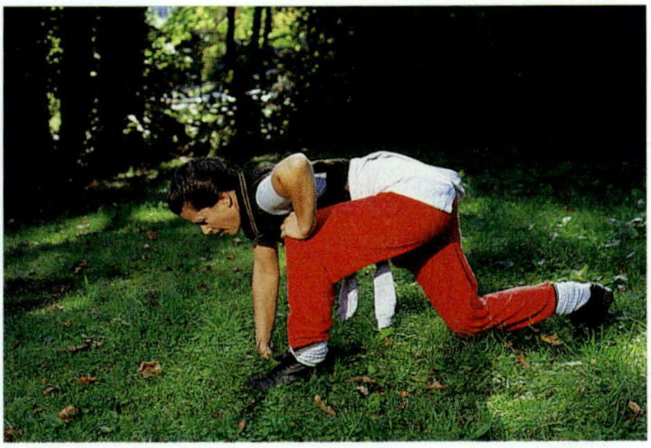

4a

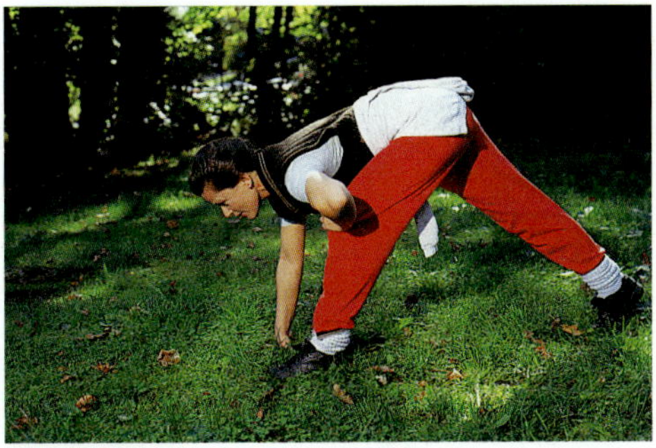

4b

4a Ausgangsposition: Mit dem rechten Knie und der Hand des rechten, gestreckten Armes auf dem Boden abstützen und die Ferse des rechten Beines dabei anheben. Das linke Bein im rechten Winkel anwinkeln und die linke Hand auf das linke Knie legen. Kopf und Wirbelsäule bleiben dabei in einer geraden Linie.

4b Übungsposition I: Das linke Bein beinahe strecken, den Rücken gerade lassen und tief *einatmen.*

> ***Trainings-Tip:***
>
> ***Super-Sprint (II und III) – anstatt zur Ausgangsposition zurückzujoggen, sprinten Sie zurück.***

4c Übungsposition II: Mit dem Oberkörper hochschnellen und aus dem Stand nach vorn sprinten, dabei beide Arme anwinkeln und *ausatmen.*

4d Übungsposition III: In lockeres Joggen übergehen (10 bis 50 Meter), zurückjoggen und den Sprint an gleicher Stelle wiederholen. Anfänger 5 Sprints auf 10 Meter, Mittelstufe 10 Sprints auf 25 Meter, Fortgeschrittene 15 Sprints auf 50 Meter.

4c

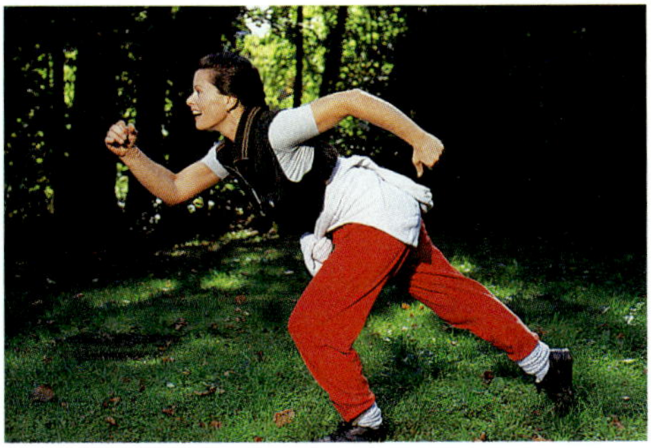

4d

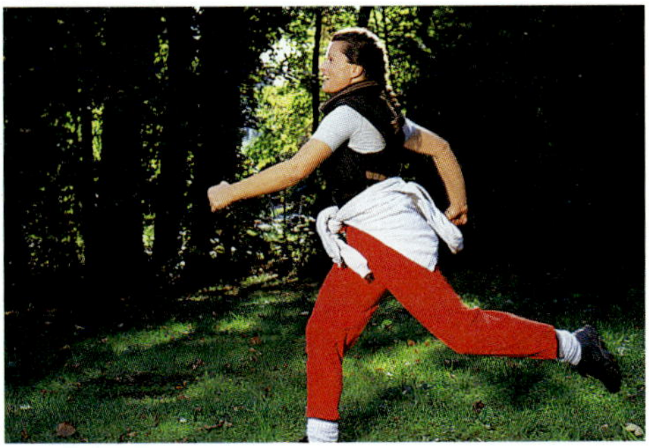

Boxen

Boxen war bereits im Altertum bekannt – die meisten Hochkulturen kennen Faustkämpfe als sportliche Attraktion. Viele denken beim Boxen an die gesundheitlichen Folgen, die durch die sehr wuchtigen Schläge auftreten können. Dennoch kann es auch eine besondere Art der Auseinandersetzung mit einem (auch imaginären) Gegner sein – das ist übrigens die Philosophie von Henry Maske, dem bedeutendsten deutschen Boxchampion seit Max Schmeling: Für Henry Maske bedeutet Boxen vor allem die geistige Auseinandersetzung mit dem Gegner. Es ist wie das Aufeinandertreffen von zwei Feldherren, die mit ihren Fäusten als Armeen kämpfen. Fitneß-Boxen stellt nur eine »spielerische« Variante des eigentlichen Boxens dar.

> ***Hinweis:**
>
> ***Die Erklärungen zum Aufbau der verschiedenen Schwierigkeitsstufen finden Sie auf Seite 8.***

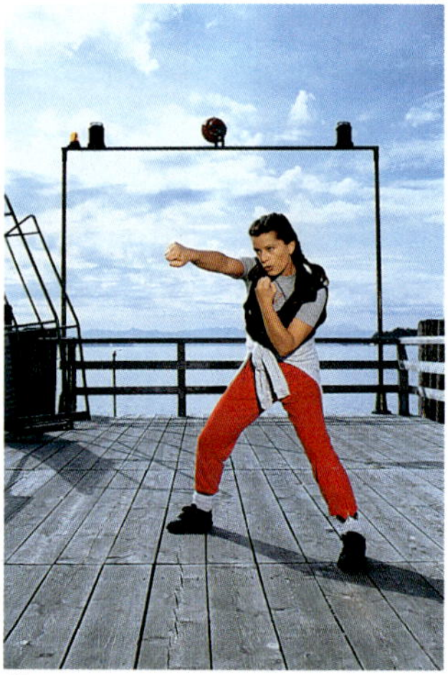

5b

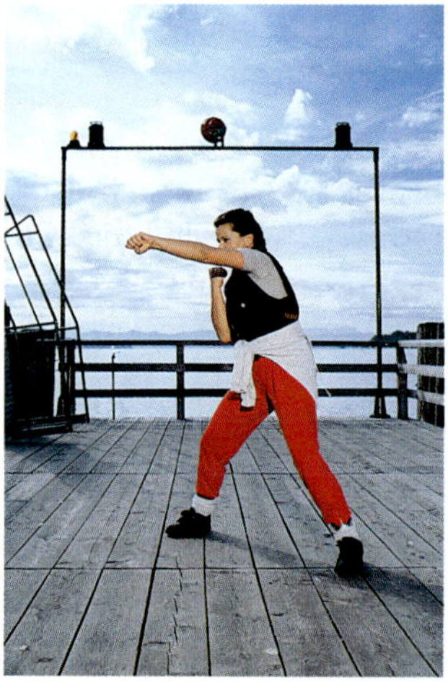

5c

5a Ausgangsposition: (o. Foto)
In der Grätsche stehen, die Knie dabei leicht beugen, beide Arme nach vorn anwinkeln und die Hände zu Fäusten ballen (Faustinnenflächen zeigen nach innen). Die Fäuste sollen dabei das Kinn verdecken.

5b und 5c Übungsposition:
Nun im Wechsel zuerst den rechten, dann den linken Arm wie einen Pfeil in gerader Linie nach vorn schnellen lassen und dabei die Faust nach außen drehen. Regelmäßig *ein- und ausatmen.*
I: 1x50; II: 2x50; III: 3x50.*

> ***Trainings-Tip:***
>
> ***1 Set rechter Arm, 1 Set linker Arm, 2 Sets beide Arme im Wechsel boxen.***

Taekwondo (Beinkick)

Die raffinierte Kampftechnik aus dem Osten macht ungemein Spaß, wenn man die nötige Disziplin aufbringt, um die manchmal etwas schwierigen Übungen zu erlernen.

6a Ausgangsposition: (o. Foto)
Die Füße parallel stellen und die Arme locker vor der Brust anwinkeln (Faustinnenflächen zeigen nach innen).

6b Übungsposition:
Nun das rechte Bein wie ein Pfeil gerade nach oben schnellen lassen und dabei das Bein jeweils beinahe strecken. Die Arme bleiben in unveränderter Position. Regelmäßig *ein- und ausatmen.*
I: 1x15; II: 2x15; III: 3x15, dann Beinwechsel.

Achtung: Diese Übung nur nach gründlichem, 5- bis 10minütigem Aufwärmen (Gehen, Laufen oder Step) ausüben!

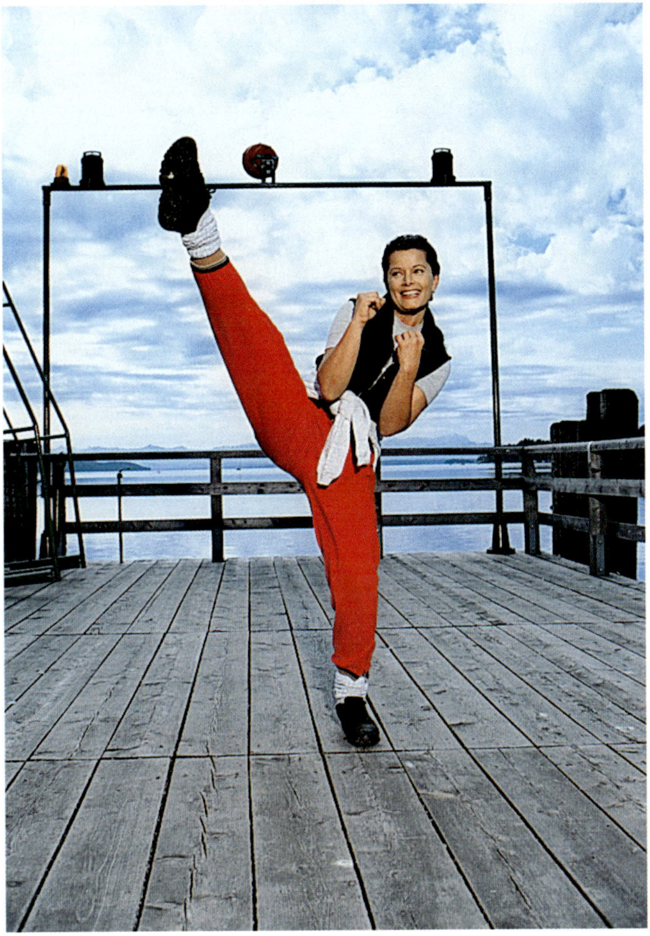
6b

Trainings-Tip:

Stufe II und III: 1 Set mit rechtem Bein, 1 Set linkes Bein, 2 Sets beide Beine im Wechsel kicken.

Aerobic-Kicks (back)

Diese aus dem Aerobic entwickelte Kombination aus einer High-Impact-Choreographie (Zusammenführung verschiedener Schrittelemente) basiert vor allem auf Sprung-, Dreh- und Beinbewegungen. Die Kicks sind eine willkommene Abwechslung beim intensiven HK-Training.

7a Ausgangsposition:
In der Grätsche stehen, die Knie leicht gebeugt und die Arme nach oben anwinkeln. Bauch anspannen und die Schultern unten lassen. *Einatmen.*

7b Übungsposition A: (o. Foto)
Im Sprung nach links drehen, dabei das linke Bein nach hinten anwinkeln und die Arme nach unten strecken. Vor der nächsten Vierteldrehung nach hinten den linken Fuß wieder aufsetzen und die Arme beugen.

7c Übungsposition B:
Weiter mit Sprung im Kreis nach hinten drehen, dabei das rechte Bein nach anwinkeln und gleichzeitig die Arme wieder strecken. Soweit mit Beinkicks drehen, bis die Ausgangsposition 7a wieder erreicht ist (4 Sprünge pro Kreis). Regelmäßig *ein- und ausatmen.*
I: 1x5; II: 2x5; III: 3x5 (1 Set = 1 Kreis), dann gleiche Setzahl nach rechts drehen.

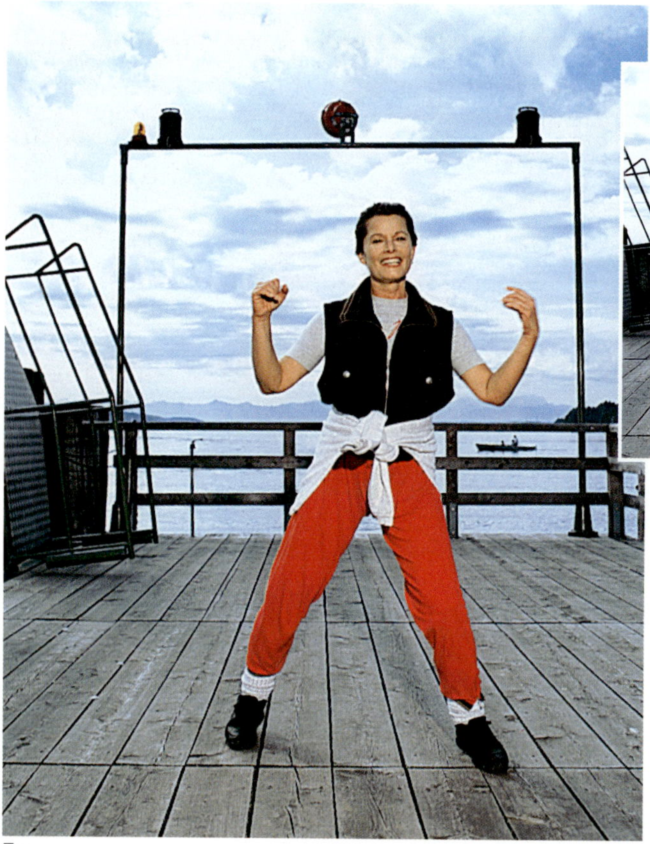

7a

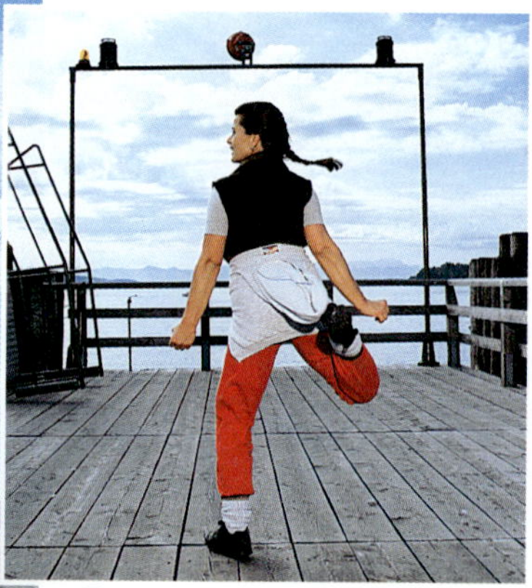

7c

Aerobic-Kicks (front)

8a Ausgangsposition:
Wie 7a.

8b und 8c Übungsposition:
Das linke Bein anwinkeln und so weit nach vorn anheben, daß der Ellenbogen des angewinkelten rechten Armes mühelos das linke Knie berührt. Der linke Arm ist lang in Schulterlinie seitlich ausgestreckt. Sofort die Beine und Arme gegengleich wechseln (8c). Regelmäßig *ein- und ausatmen.*
I: 1x5; II: 2x10; III: 3x15. (1 Set = rechtes und linkes Bein).

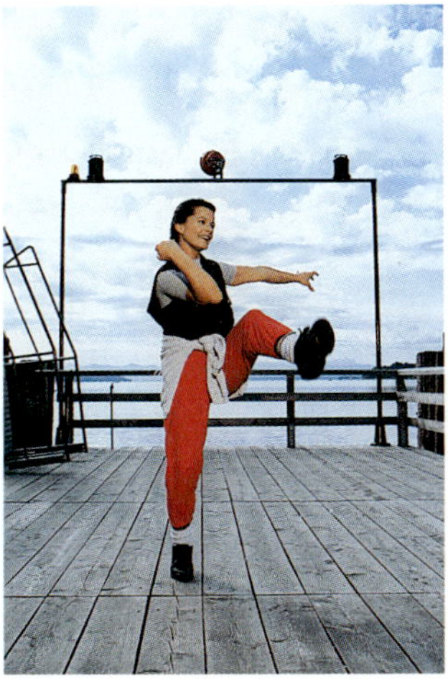
8b

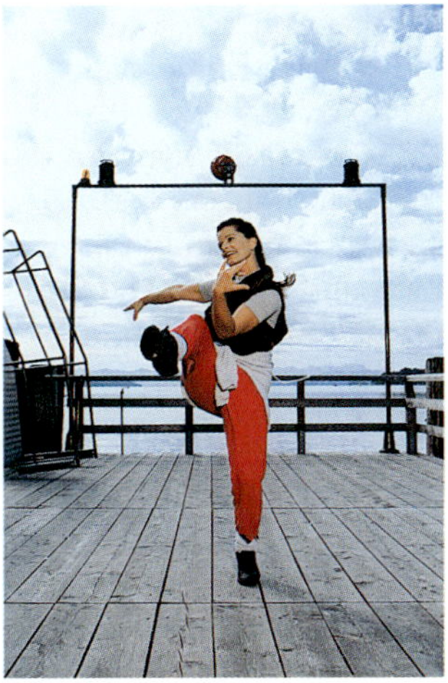
8c

9a Ausgangsposition:
Wie 7a.

9b und 9c Übungsposition:
Zuerst das rechte Bein anwinkeln und nach vorn anheben, dabei die Arme nach unten strecken und unter dem Bein 1x in die Hände klatschen. Mit einer viertel Drehung nach rechts in die Ausgangsposition 9a, und dann sofort das linke Bein angewinkelt nach vorn anheben und 1x in die Hände klatschen (9c). Regelmäßig *ein- und ausatmen.*
I: 1x5; II: 2x10; III: 3x15, dann gleiche Setzahl nach links drehen (1 Set = 1 Kreis).

9b
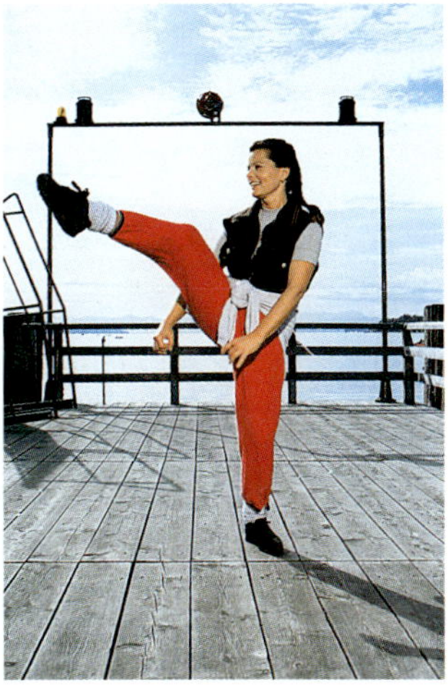

9c
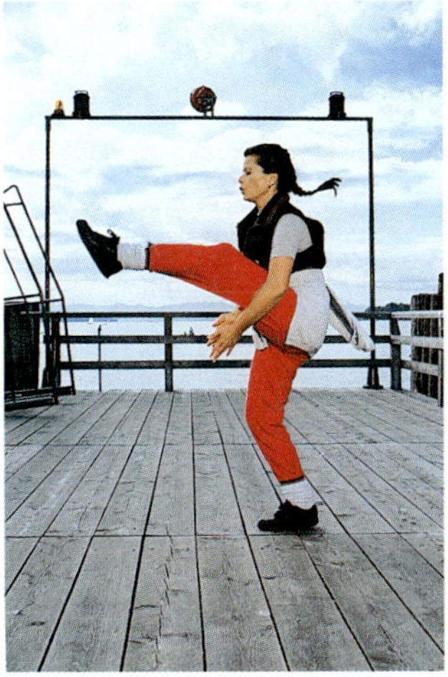

Seilspringen

Mit dieser sehr intensiven Trainingsmethode bringen Sie Ihren Puls schnell zum »Hüpfen«. Wichtig ist immer, den Puls regelmäßig zu kontrollieren, um innerhalb Ihrer idealen Herzfrequenzzone zu bleiben.

10a (leicht):
Beim Springen im Wechsel das linke und das rechte Bein strecken und beugen. Regelmäßig *ein- und ausatmen.*
I: 1x15; II: 1x30; III: 1x45.

10b (mittel):
Beim Springen die Beine gerade und gestreckt lassen. Regelmäßig *ein- und ausatmen.*
I: 1x15; II: 1x30; III: 1x45.

10c (schwer):
Beim Springen beide Knie gleichzeitig anziehen. Regelmäßig *ein- und ausatmen.*
I: 1x5; II: 2x10; III: 3x15.

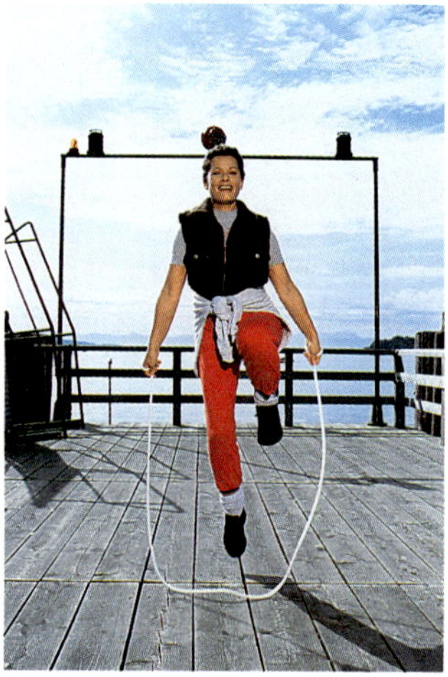

10a

Trainings-Tip:

Zwischen den Sets 1 bis 3 Minuten auf der Stelle gehen (Stufe I). Mittelstufe und Fortgeschrittene können auf der Stelle auch leicht joggen.

10b

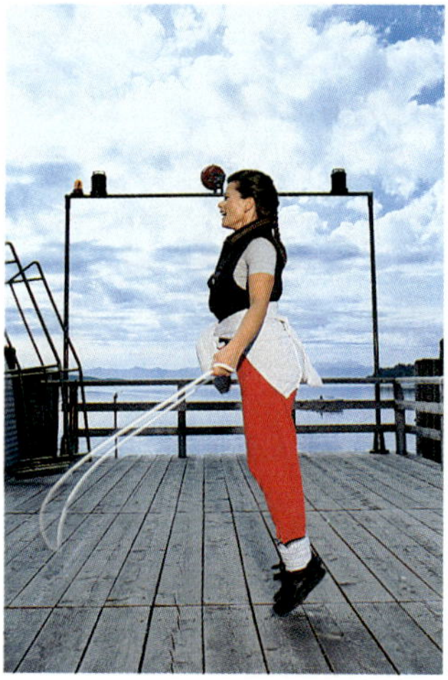

10c

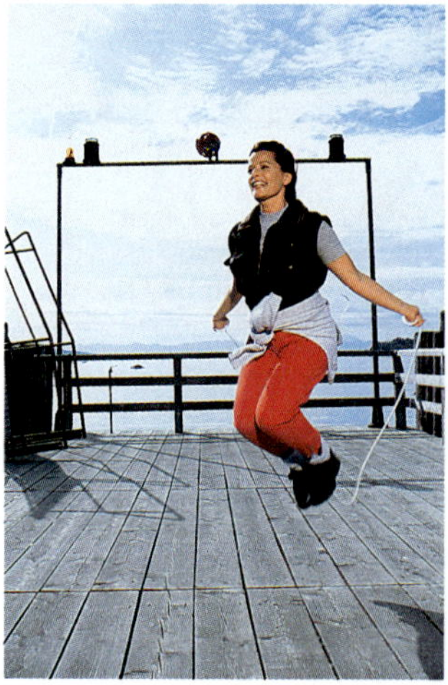

11a Ausgangsposition: Ein Seil auf 50 Zentimeter (Stufe I) bis 80 Zentimeter (Stufe II und III) Höhe zwischen zwei Bäume spannen, seitlich neben das Seil stellen, den Innenfuß auf die Spitze stellen, die Hände in die Hüften stützen und *einatmen.*

11b Übungsposition A: Nun das linke Bein (Innenbein) anwinkeln, hochheben und über das Seil auf die andere Seite plazieren, dabei *ausatmen.*

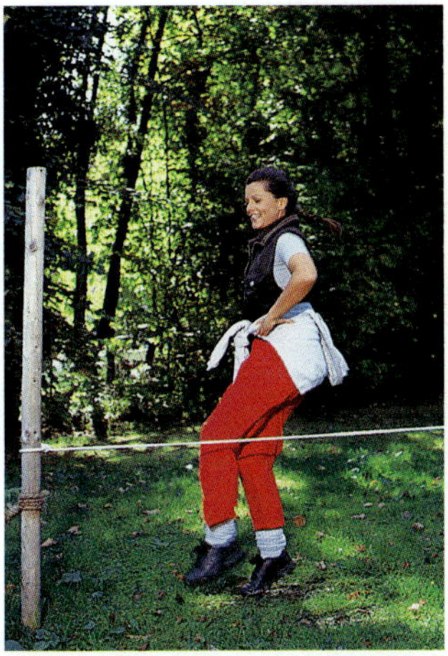
11a

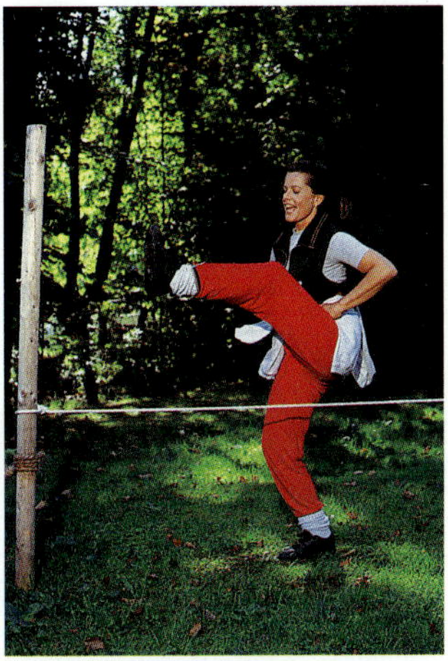
11b

Trainings-Tip:

Stufe II und III: In beiden Händen je eine 1- bis 2-Kilo-Hantel oder einen -Stein halten, gleichzeitig die Arme im Wechsel strecken und beugen.

11c
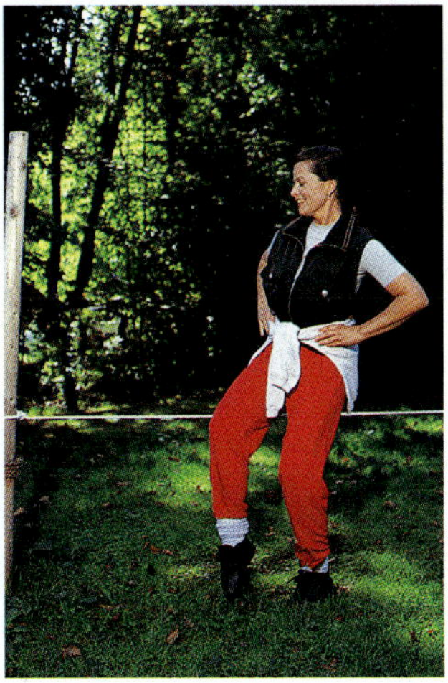

11d
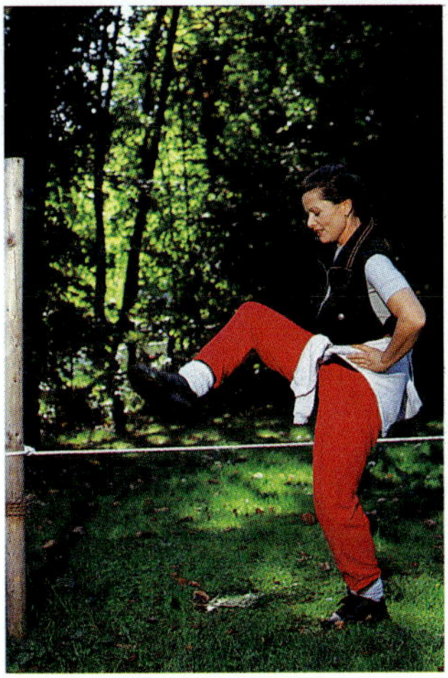

11c Übungsposition B: Den Fuß des rechten Beines leicht auf die Spitze stellen und wieder *einatmen.*

11d Übungsposition C: Sofort das Innenbein anheben und hoch über das Seil zurück in die Ausgangsposition 11a bringen. I: 1x10; II: 2x10; III: 3x10 (1 Set = 1x von links nach rechts und von rechts nach links steigen).

Stufensteigen (Step)

frontal

Neben dem HK-Effekt auch hervorragend für Beine und Po-Muskeln geeignet. Sie können durch »Steppen« leicht einen Kilometer Laufen ersetzen. Auch mal für zwischendurch zu Hause oder in einem beliebigen Treppenhaus.

12a Ausgangsposition: Frontal vor eine nicht zu hohe (maximal 30 Zentimeter) Bank oder kleine Mauer stellen, die Füße parallel und die Knie leicht gebeugt halten. Schultern tief und Bauch fest anspannen. Die Hände in die Hüfte stützen, auf die Stufe schauen und tief *einatmen.*

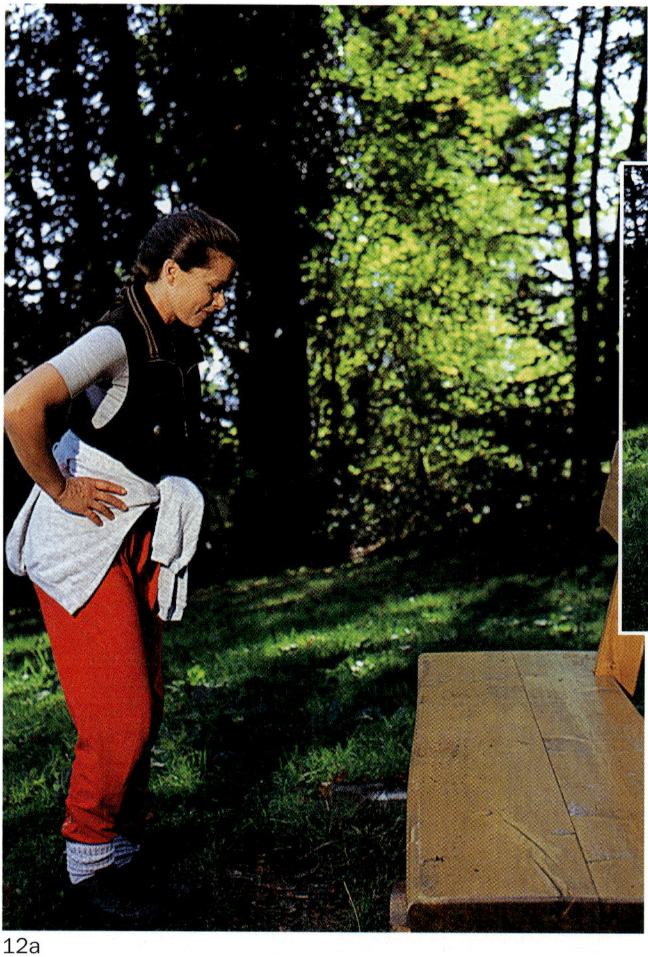
12a

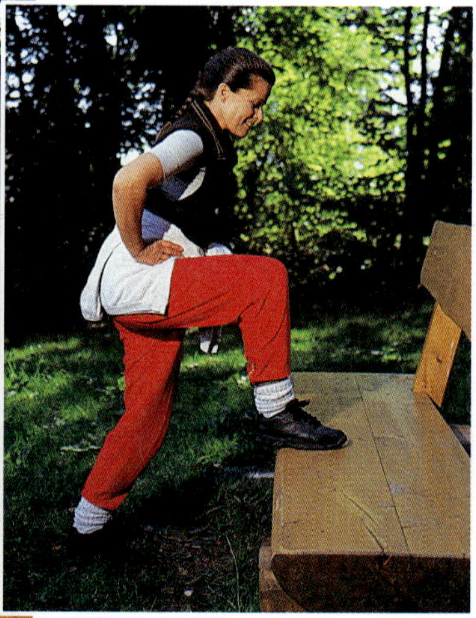
12b

12b Übungsposition A: Nun den rechten Fuß zuerst mit der ganzen Fläche auf die Stufe setzen und *ausatmen.*

12c Übungsposition B: Gleich den linken Fuß nachziehen, so daß beide Füße parallel nebeneinander fest auf der Stufe stehen.

12d Übungsposition C: Den rechten Fuß zuerst wieder von der Stufe auf den Boden setzen.

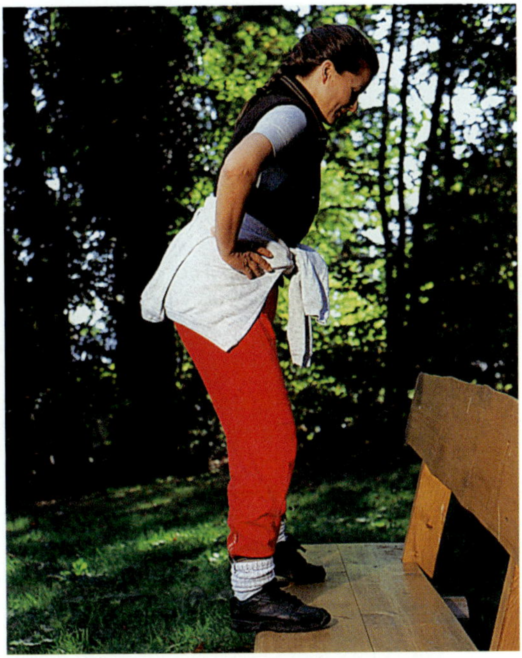

12c

Trainings-Tip:

Statt wie bei 12c die Füße eng nebeneinander auf die Bank zu stellen, die Beine weiter geöffnet, das heißt die Füße circa 1 Meter auseinander lassen.

12d

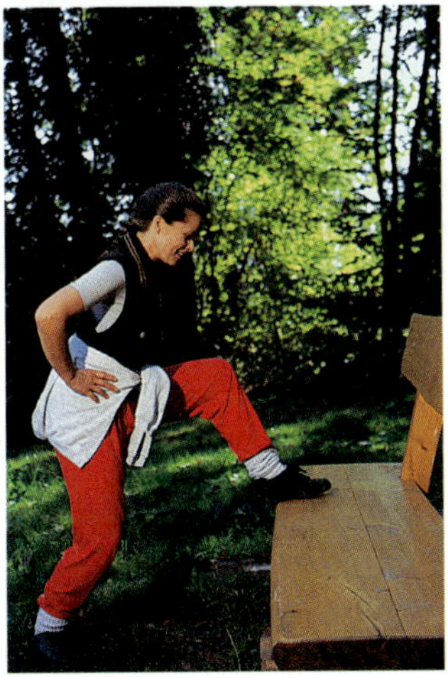

12e

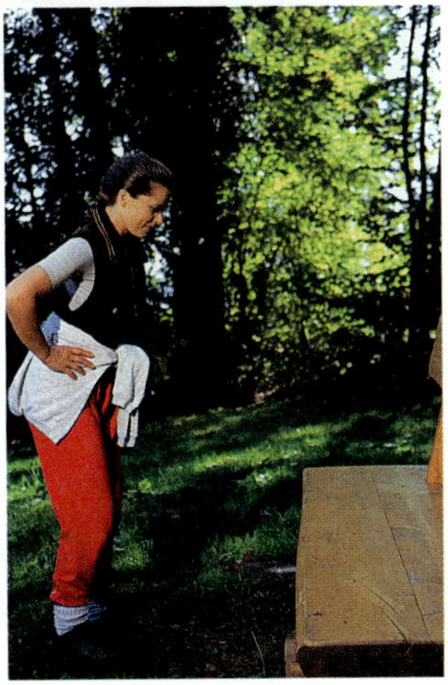

12e Übungsposition D: Wie 12a. Gleich den linken Fuß nachziehen, so daß beide Füße wieder parallel nebeneinander auf dem Boden stehen.
I: 1x15; II: 2x15; III: 3x15, jeweils mit dem rechten Fuß beginnend, dann gleiche Anzahl Sets mit dem linkem Fuß beginnend.

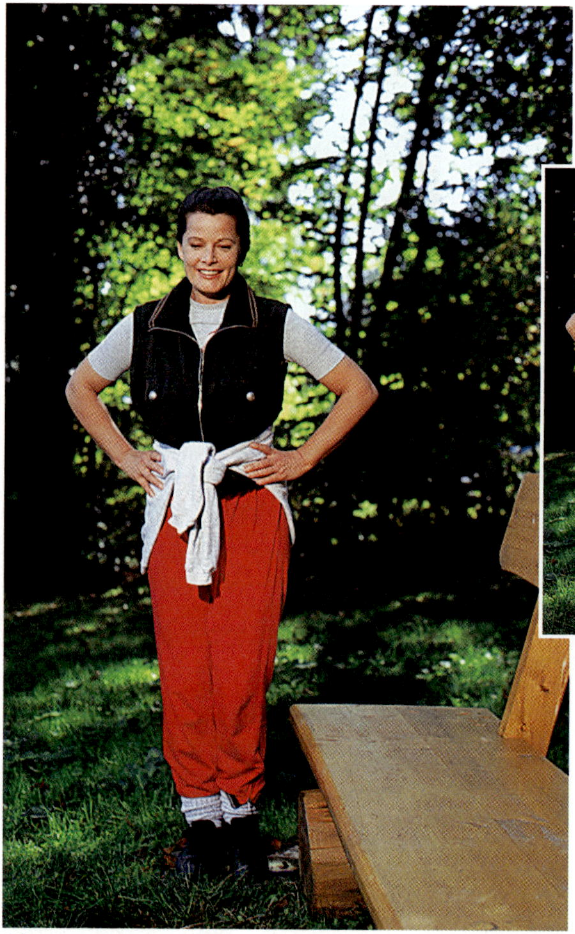

13a

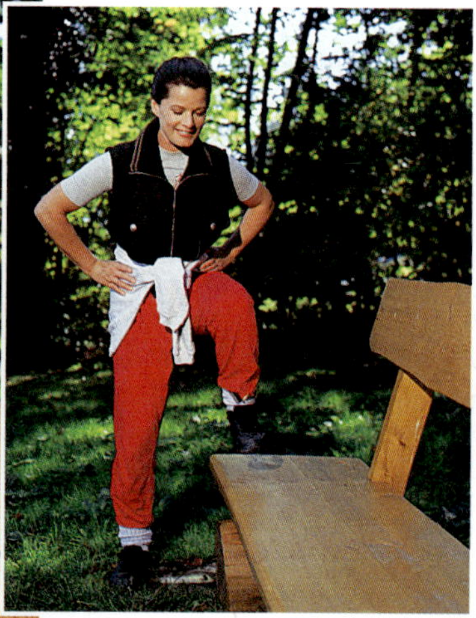

13b

Stufensteigen (Step) seitlich

13a Ausgangsposition: Beide Füße parallel seitlich neben die Stufe stellen, wobei der linke Fuß auf der Spitze steht, Hände in die Hüften. *Einatmen.*

13b Übungsposition A: Nun den linken Fuß zuerst mit der ganzen Fläche des Fußes auf die Stufe setzen, dabei *ausatmen.*

13c Übungsposition B:
Sofort den rechten Fuß nachziehen und dabei leicht auf die Spitze stellen.

13d Übungsposition C:
Den linken Fuß zuerst wieder seitlich neben die Stufe auf den Boden setzen.

13e Übungsposition D:
Wie 13a.
I: 1x15; II: 2x15; III: 3x15, jeweils mit dem linken Fuß beginnend, dann gleiche Anzahl Sets mit dem rechten Fuß beginnend.

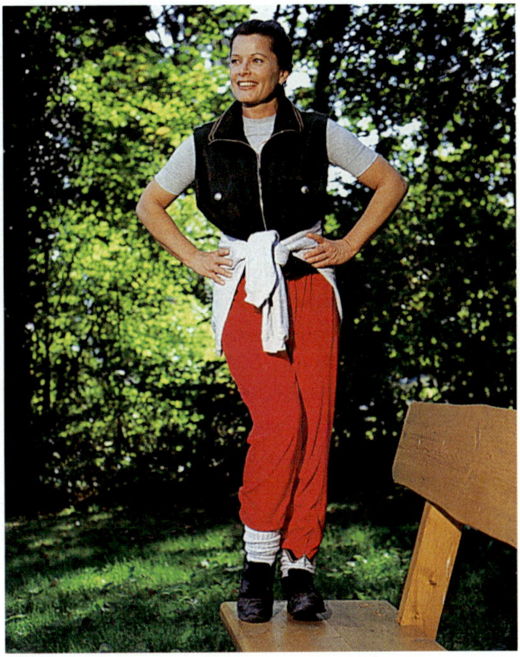
13c

13d

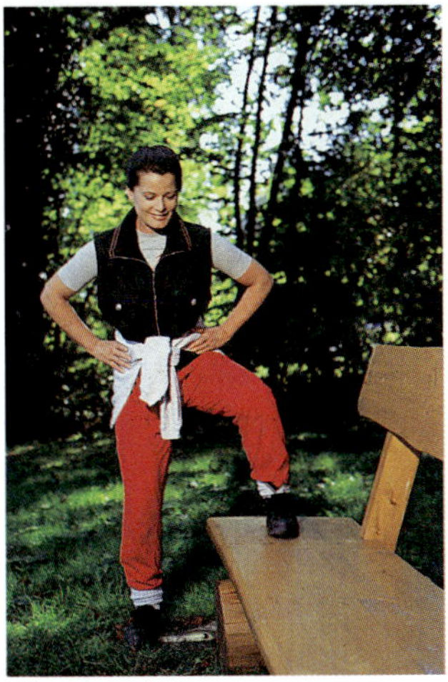

13e

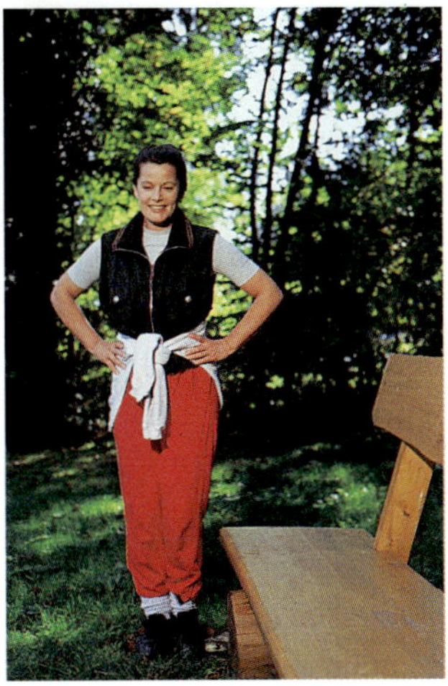

Trainings-Tip:

Bevor Sie zu 13d übergehen, mit beiden Füßen auf der Bank stehen bleiben und 4- bis 8x auf der Stelle gehen bzw. stampfen, wobei die Knie weitmöglichst hochgenommen werden sollen.

Step & Kick

Eine Kombination aus Stufensteigen und Aerobic-Kicks, die sich durch einen besonders intensiven Trainingseffekt sowohl für den HK-Bereich wie auch Po-Bein-Muskelaufbau in den Step-Stunden der Studios besonderer Beliebtheit erfreut. Allerdings eignet sich diese »Energieeinlage« durch die hohe Belastung nur für die Mittelstufe und die Fortgeschrittenen.

14a Ausgangsposition: Wie 6a, jedoch beide Arme am Körper anwinkeln, die Hände leicht öffnen (Handinnenflächen zeigen nach innen) und *einatmen.*

14b Übungsposition A: Den linken Fuß flach auf die Bank stellen und dabei den rechten angewinkelten Arm nach vorn ziehen.

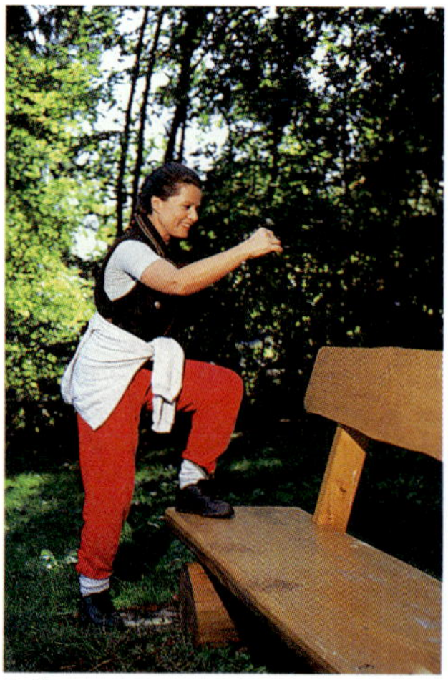

14b

14c

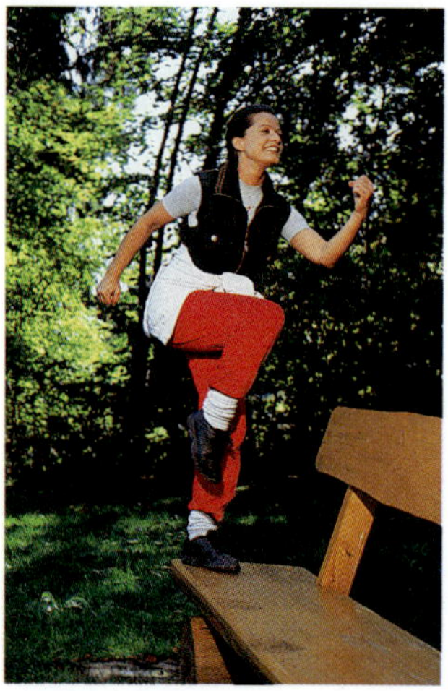

14d

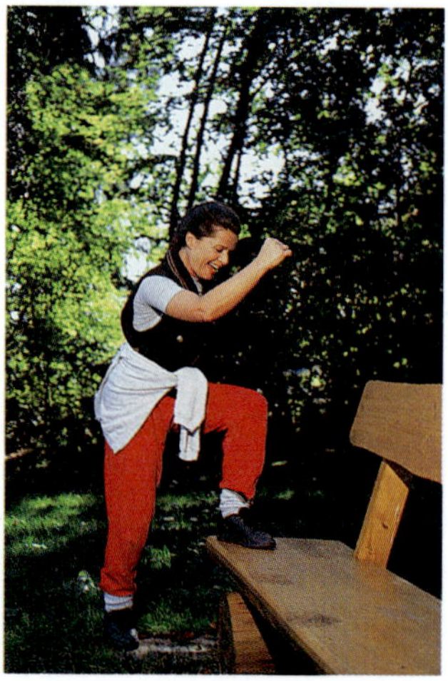

14c Übungsposition B: Sofort das rechte Bein nachziehen, im rechten Winkel beugen und den linken Ellenbogen so weit nach vorn ziehen, bis er beinahe das rechte Knie berührt. *Ausatmen.*

14d Übungsposition C: Schnell den rechten Fuß wieder auf den Boden setzen (vgl. Foto 7b).

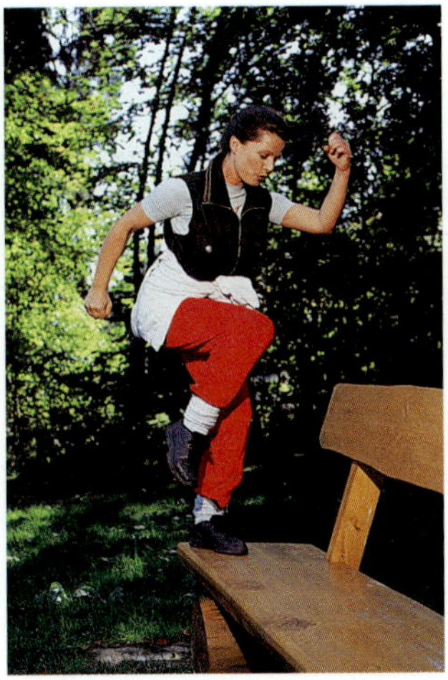
14e

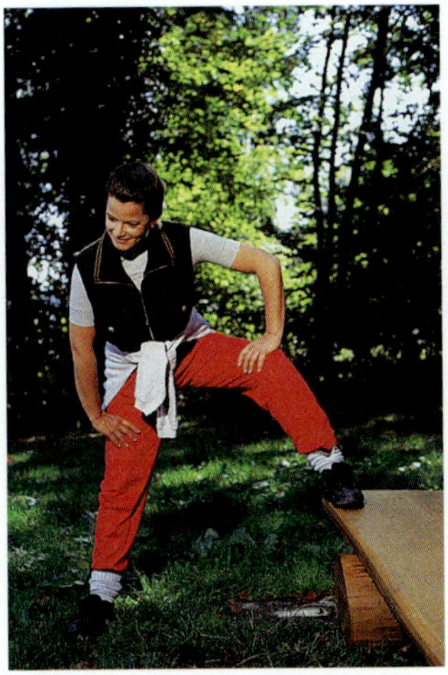
15a

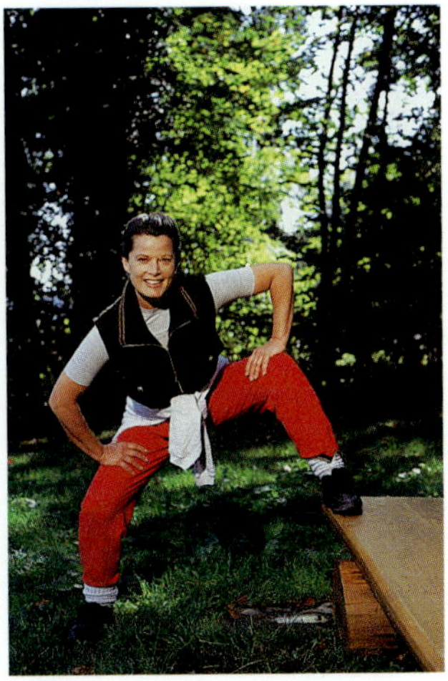
15b

14e Übungsposition E: Sofort das gleiche Bein wieder anwinkeln. Der linke Fuß bleibt während der Übung konstant auf der Bank stehen.
I: 1x15; II: 2x15; III: 3x15, dann Seiten- und Beinwechsel.

Po und Beine

15a Ausgangsposition: In der Grätsche seitlich neben die Bank stellen, den Fuß des linken Beines flach auf die Bank stellen und das Bein dabei beugen. Mit beiden Händen auf den Oberschenkeln abstützen (Fingerspitzen zeigen nach innen) und den Oberkörper leicht nach vorn beugen. Bauch fest anspannen und *einatmen.*

15b Übungsposition: Langsam in die Hocke gehen, dabei *ausatmen* und die Position 2 Sekunden halten. Langsam das Standbein wieder strecken und *einatmen.*

I: 1x15; II: 2x15; III: 3x15, dann Seiten- und Beinwechsel.

Vorsicht bei Nässe oder feuchten Außentemperaturen! Holzbänke oder Mauern können glatt und rutschig sein. Die Trainingsfläche unbedingt vorher mit einem Tuch trocknen.

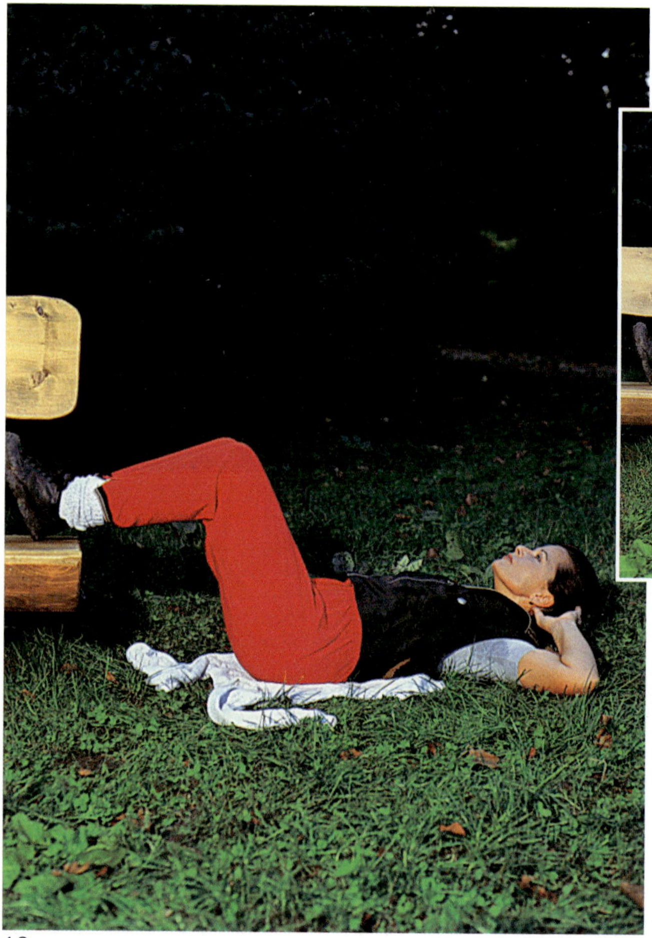

16a

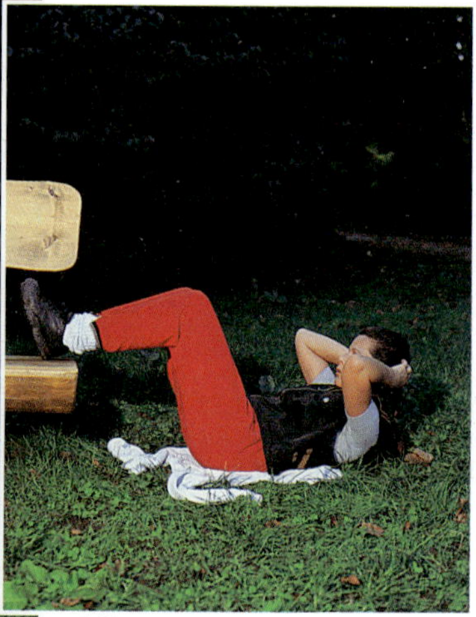

16b

Bauch frontal

16a Ausgangsposition: Flach auf den Rücken legen, beide Beine anwinkeln und die Füße mit den Fersen auf der Bank aufstellen. Rücken fest gegen den Boden pressen, die Hände hinter dem Kopf verschränken, das Gesicht frontal zum Himmel halten und tief *einatmen.*

16b Übungsposition: Mit dem Oberkörper langsam bis zum Brustwirbel hochrollen, dabei *ausatmen* und die Position 1 Sekunde halten.
I: 1x15; II: 2x15; III: 3x15.

Bauch seitlich

17a Ausgangsposition: Wie 16a, jedoch das rechte Bein gerade nach oben strecken.

17b Übungsposition: Das rechte Bein beugen und an den Körper ziehen, dabei mit dem Oberkörper bis zum Brustwirbel hochrollen, so weit nach rechts abdrehen, bis der linke Ellenbogen das rechte Knie berührt und *ausatmen*.
I: 1x5; II: 2x15; III: 3x15.

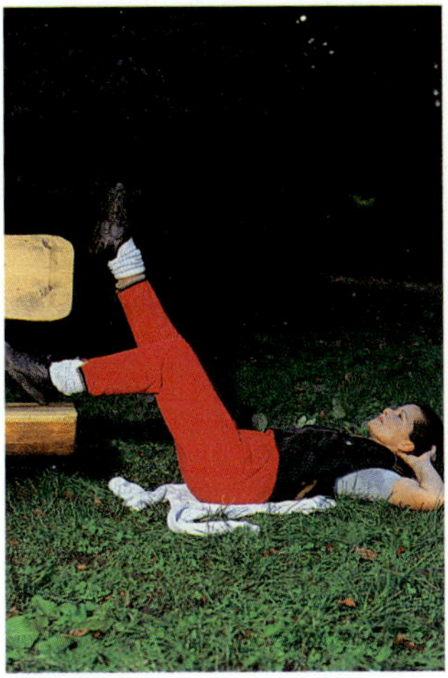

17a

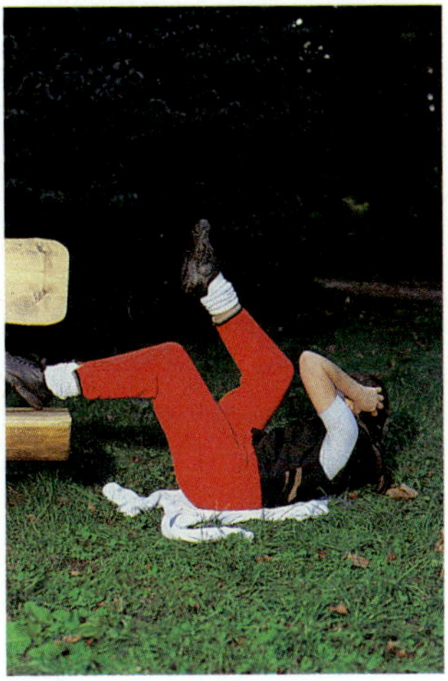

17b

Po, Oberschenkel und unterer Rücken

18a Ausgangsposition: Flach auf den Rücken legen, die Beine langstrecken und die Fersen der Füße auf der Bank aufstellen. Die Hände hinter dem Kopf verschränken und tief *einatmen*.

18b Übungsposition: Die Oberschenkel und Po-Muskulatur fest anspannen, den Po circa 10 Zentimeter vom Boden abheben und *ausatmen*. **Achtung**: Nicht ins Hohlkreuz gehen.
I: 1x15; II: 2x15; III: 3x15.

18a

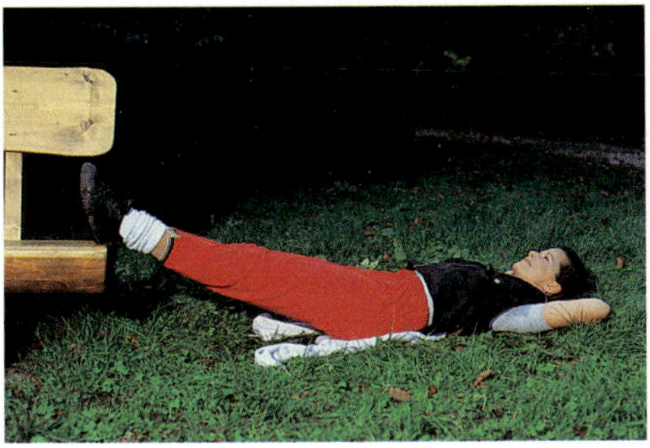

18b

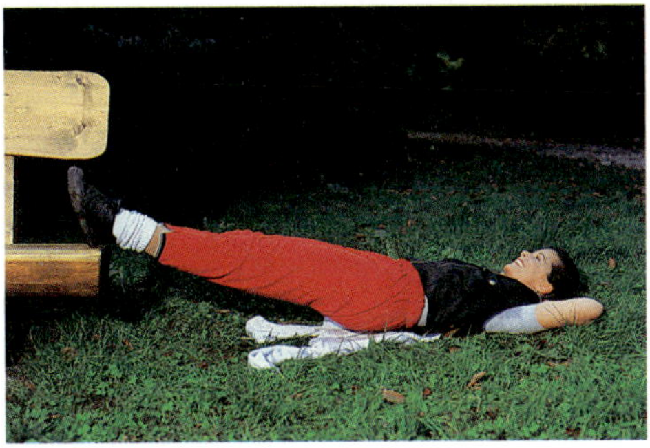

Jahreszeiten-Küche: Herbst

Wenn die Tage kürzer und kühler werden, bekommt man Lust auf deftigeres Essen. Wer aber die naßkalte Jahreszeit gut überstehen will, braucht vor allem Nährstoffe für ein tüchtiges Abwehrsystem und solche, die uns bei guter Laune halten. Richtige Bewegung und Verpflegung können uns winterfest und fröhlich machen, auch wenn die äußeren Umstände es nicht gerade leicht machen.

Gute-Laune-Macher und Nervennahrung Nr. 1 sind wertvolle Kohlenhydratspender, die zugleich B-Vitamine (= »Nervenvitamine«) und Magnesium (= »Anti-Streß-Mineral«) enthalten. Diese natürliche Fitmacher-Kombination steckt in Vollkornprodukten, Hülsenfrüchten und Kartoffeln. In Verbindung mit einer fettarmen Eiweißbeilage erhält der Körper Tryptophan und Kohlenhydrate, die ideale Ausgangsbasis für die stimmungsaufhellende Serotoninproduktion im Gehirn.

Kleine Fitmachermahlzeiten:

- Banane mit fettarmem Joghurt
- Milchreis mit Früchten
- Milch mit löslichen Haferflocken und Honig
- Honigmelone mit Parmaschinken und Knäckebrot
- Nudeln mit fruchtiger Tomatensoße und etwas geriebenem Käse

Im Gegensatz zum schnellen Süßigkeiten-Zucker-Kick halten uns diese Kohlenhydrat-Protein-Kombinationen länger fit und bei guter Laune.

Essen, das die Abwehr stärkt

Im einzelnen sind folgende Nährstoffe für das einwandfreie Funktionieren der Abwehrkräfte von Bedeutung:

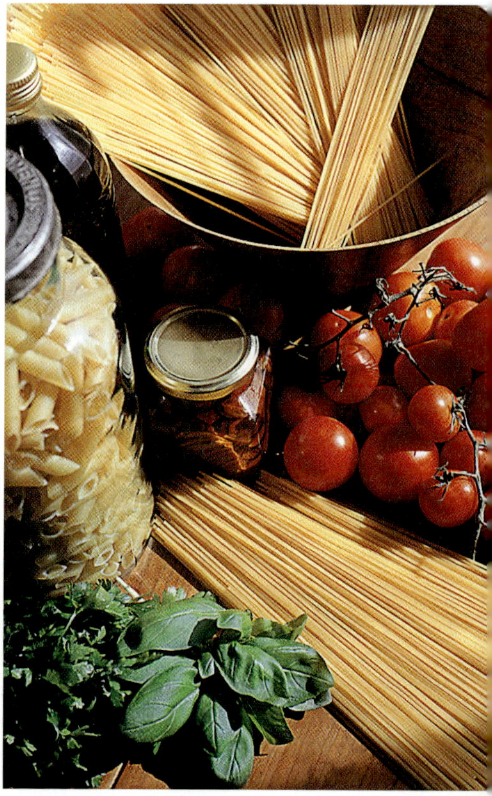

Proteine
Die Nahrungseiweiße sind auch Aufbaustoffe für das Immunsystem (Immunkörperbildung). Die Versorgung mit hochwertigem Nahrungseiweiß stellt für uns heute kein Problem dar. Die übliche Mischung aus pflanzlichen und tierischen Eiweißträgern stellt alle benötigten Eiweißbausteine (Aminosäuren) bereit. Zufuhrempfehlung: 0,8 g Eiweiß/kg Körpergewicht.

Ballaststoffe (komplexe Kohlenhydrate)
Pflanzliche Lebensmittel, wie Vollkornprodukte, Hülsenfrüchte, Gemüse und Obst, sind ballaststoffreich und sorgen in Verbindung mit ausreichend Trinkflüssigkeit und Bewegung für die Erhaltung der gesunden Darmfunktion, deren Bedeutung für das Immunsystem zunehmend erkannt wird. Zufuhrempfehlung: 35 g Ballaststoffe/Tag.

Mehrfach ungesättigte Fettsäuren
Linolsäure aus Keimöl ist die wichtigste lebensnotwendige Fettsäure. In Fischölen (Makrele, Hering) kommen ebenfalls mehrfach ungesättigte Fettsäuren vor. Mehrfach ungesättigte Fettsäuren haben zwei physiologische Aufgaben. Erstens sind sie am Aufbau der Zellmembranen beteiligt und für deren Funktionstüchtigkeit zuständig. Zweitens erfüllen sie als Vorläufer der Prostaglandine (Gewebshormone) und verwandter stoffwechselaktiver Verbindungen eine wichtige Funktion. Diese hormonähnlichen Wirkstoffe haben sehr vielseitige Stoffwechseleffekte, unter anderem im Immunsystem, bei Entzündungsprozessen und allergischen Reaktionen. Ernährungsempfehlung: Salat mit linolsäurereichem Keimöl anmachen. 1- bis 2x in der Woche ein Seefischgericht.

Vitamine
Für die Abwehrkräfte unentbehrlich sind die Vitamine A, E, C und die der B-Gruppe. Am bekanntesten ist das Vitamin C, dessen abwehrstärkender Effekt immer wieder am Beispiel der Erkältungskrankheiten und der vorbeugenden Wirkung hoher Vitamin-C-Gaben diskutiert wird. Sicher ist, daß ein Vitamin-C-Mangel eine vermehrte Infektanfälligkeit begünstigt. Zufuhrempfehlung: täglich 75 mg bis 150 mg (Schutzzufuhrempfehlung im Rahmen der Antioxidantienwirkung).

Antioxidantien
Hierzu zählen die Vitamine C und E, das Provitamin A = Beta-Carotin sowie das Spurenelement Selen. Antioxidantien schützen die Zellen vor aggressiven Sauerstoffverbindungen (»freie Radikale«). Die normale Zellfunktion ist wiederum Voraussetzung für eine stabile Abwehrkraft. Ernährungsempfehlung: Täglich 1 bis 2 Portionen frisches Obst, 1 Portion Gemüse sowie ein Salat, mit Keimöl angemacht. Gelbrote und grüne Gemüse sind besonders reich an Provitamin A.

Spurenelemente
Im Zusammenhang mit den Abwehrkräften sind Eisen, Zink und Selen besonders wichtig. Sie wirken als Bestandteile von Enzymen und Proteinen des Immunsystems, fördern die körpereigene Eiweißsynthese und schützen die Zellen. Gleichzeitige Vitamin-C-Aufnahme fördert die Eisenresorption (= Aufnahme). Ernährungsempfehlung: abwechslungsreicher Speiseplan mit Vollkornprodukten, Gemüse, Fleisch und Fisch, frischen und tiefgekühlten Küchenkräutern.

Ernährungs-Tip:

Obwohl im Herbst noch viele Gemüse und Früchte Saison haben, kann man Gemüse- und Obstvitamine ähnlich wie im Frühjahr und Winter auch in flüssiger Form »tanken«. Gemüsesäfte und milchsauer vergorene Gemüsemoste sind besonders reich an Mineralstoffen, Spurenelementen und Provitamin A. Gemüse enthalten auch die bioaktiven Pflanzenstoffe, z. B. Bitterstoffe in der Artischocke, die den Gallenfluß und die Fettverdauung fördern.

Herbstliches Abendessen

(1 Portion)

1 Glas Gemüsesaft (200 ml)

Artischocke mit Schnittlauchsauce und Roggen-Zwiebel-Baguette

1 Artischocke
Salzwasser, etwas Zitronensaft
1 hartgekochtes Ei
1 kleine Zwiebel
50 g Magerquark
1 EL Milch (1,5 % Fett)
1 TL Öl
etwas Zitronensaft
Salz, frischgemahlener Pfeffer
1 EL Schnittlauchröllchen
1 Stück Roggen-Zwiebel-Baguette (100 g)

Artischocke waschen, Stengel abschneiden und in Salzwasser mit etwas Zitronensaft in ca. 25 Minuten bißfest garen. Für die Schnittlauchsauce das Ei pellen und feinhacken. Aus Magerquark, Milch und Öl eine Sauce rühren. Mit Zitronensaft, Salz und Pfeffer abschmecken. Zuletzt die Schnittlauchröllchen unterrühren. Die Artischockenblätter werden in die Sauce getunkt und am Bodenende ausgeluscht. Der Artischockenboden wird ganz gegessen. Dazu 1 Roggen-Zwiebel-Baguette.
Nährwertangabe: ca. 15 g Fett, 542 kcal/2268 kJ

Noch mehr Rezepte:

Apfel-Milchreis mit Vanille (2–3 Portionen)

100 g Rundkornreis
400 ml fettarme Milch
1 Stück Stangenzimt
1 Messerspitze gemahlene Vanille
Schale einer unbehandelten Zitrone
2 unbehandelte Äpfel

Den Reis mit der Milch, Zimt und Vanille aufkochen und zugedeckt bei schwacher Hitze in ca. 20 Minuten weichkochen. Die Zimtstange entfernen, von der Kochstelle nehmen und ausquellen lassen. Die Äpfel gut waschen, halbieren, das Kerngehäuse herausschneiden und die Hälften mit der Schale auf einer Reibe raspeln.

Nährwertangabe pro Portion:
circa 5 g Fett, 354 kcal/1480 kJ

Kartoffelsuppe mit Pfifferlingen (4–6 Portionen)

750 g mehligfestkochende Kartoffeln
150 g Zwiebeln
3 große Karotten
1 Stange Porree
4 innere Stangen Staudensellerie
2 EL Halbfett-Butter
1 l Gemüsebrühe
2 Lorbeerblätter,
frischgemahlener weißer Pfeffer,
200 g Pfifferlinge
Majoran, Muskat
1 Bund glatte Petersilie
1 Becher fettarmer Joghurt

Die Kartoffeln schälen, waschen und in kleine Stücke schneiden. Die Zwiebeln, Karotten, Porree und Sellerie putzen, waschen und in Scheiben schneiden. Einen Eßlöffel der Butter erhitzen, Kartoffeln und Gemüse darin andünsten, die Brühe zugießen, Lorbeer und Pfeffer zufügen und bei milder Hitze 20 Minuten kochen lassen. Die Pilze gründlich waschen, trocknen und in 1 EL Butter 5 Minuten braten. Die Suppe von der Kochstelle nehmen, die Hälfte in eine Schüssel füllen und mit dem Schneidestab des Handmixers pürieren. Zurück in die übrige Suppe geben, die Pilze zufügen und mit Majoran, Muskat und Pfeffer kräftig würzen. Petersilie waschen und kleinhacken. Die Suppe in die Teller füllen, einen Eßlöffel Joghurt pro Portion in die Mitte geben und mit der Petersilie bestreuen.

Nährwertangabe pro Portion:
circa 4 g Fett, 228 kcal/952 kJ

Linseneintopf mit frischen Pflaumen (4 Portionen)

375 g Linsen
1 Bund Suppengrün
2 EL Halbfett-Butter
Pfeffer
375 g Pflaumen oder alternativ Birnen
60 g brauner Zucker
4 EL Pflaumensaft (Birnensaft)
4 EL Rotweinessig

Linsen mit 1 1/4 l kaltem Wasser aufsetzen und 30 Minuten leise köcheln lassen. In der Zwischenzeit das Suppengrün putzen, waschen, feinwürfeln, in der zerlassenen Butter gut andünsten und mit Pfeffer würzen. Die Früchte waschen, halbieren und ggf. entsteinen. Den Zucker schmelzen, die Früchte darin wenden, mit dem Saft und Essig ablöschen und 5 Minuten sanft köcheln. Früchte und Suppengrün zu den Linsen geben und bei milder Hitze 30 Minuten ziehen lassen.

Nährwertangabe pro Portion:
circa 4 g Fett, 449 kcal/1885 kJ

Duftende Stimmungsmacher

Der Herbst bietet uns so manches Schauspiel in der Natur. Die Blätter verfärben sich in alle möglichen Gelb- und Brauntöne, es ist, als ob das Leben noch einmal erwacht, bevor es für die Dauer des Winters ruht. Jetzt macht es so richtig Spaß, große Spaziergänge zu machen und am Abend vielleicht ein wenig Genuß in stimmungsvoller Umgebung zu suchen.

Körper, Seele und Geist brauchen ein wenig Ruhe vom Sommer; hohe Temperaturen, Belastung des Kreislaufs und eine etwas erlahmte Aktivität zeigen nun ihre Spuren, nicht zuletzt im Teint und auf der Haut. Rose, Lavendel und Orangenblüten gehören in diese Jahreszeit wie keine anderen Aromaöle (Rezepte siehe Seite 176f.).

Rose

Die Rose gilt als Königin der Blumen, Patin der Düfte, Liebessymbol in Gedichten, Filmen und Märchen oder schlicht als Venusöl. Kurz, sie ist der Inbegriff von Schönheit, Reinheit, Harmonie und Vollkommenheit und seit Jahrtausenden berührt die Menschheit kein anderer Duft so stark wie der der Rose. Aber neben seinen romantischen Aspekten gilt das ätherische Rosenöl als eine der wichtigsten Grundlagen bei der Herstellung von Kosmetik und kostbaren Parfüms.

Durch das Destillieren vieler Blüten wird das echte Rosenöl auf aufwendigste Art gewonnen. Eine ganze Tagesproduktion einer professionellen »Rosenfarm« wirft nur zwischen 8 und 10 Milliliter ab. Das erklärt auch den enorm hohen Preis auf dem Weltmarkt (10 000 DM für 1 Kilogramm). Allerdings reichen auch schon die kleinsten Mengen aus, um der edlen Gesichtscreme, dem herrlichen Körperöl oder dem besonderen Badezusatz den verführerischen Duft zu verleihen.

Das Öl verwendet man wegen seines hohen Wirkstoffgehalts vornehmlich für besonders trockene und alternde Haut. Aber auch das Rosenblütenwasser, welches als Nebenprodukt nach der Destillation der Blüten abfällt, hat einen ähnlich

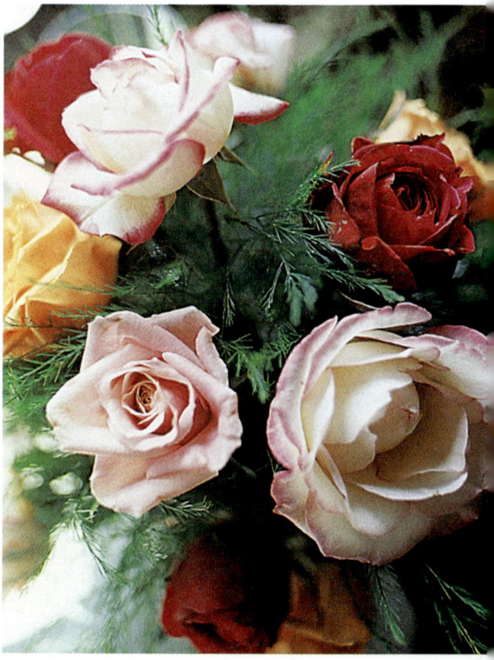

intensiven Duft und ist mit der Heilkraft der Rose durchaus vergleichbar. Als bedeutend preisgünstigere Lösung stellt es eine gute Alternative dar. Die Vitamin-C-haltigen Früchte der Rose, die Hagebutten, werden als Tee, Aufguß und Küchlein auch heute noch überall in der Küchenheilkunst eingesetzt.

Lavendel

Die Lavendelstaude mit ihren schmalen, länglichen und graugrünen Blättern unterscheidet sich in vielerlei Arten. Der wilde Berglavendel, der vorwiegend im nördlichen Teil der Alpen wächst, und die besonders blüten- und ertragreiche Sorte Lavandin, als prächtig wachsende und dankbare Nutzpflanze in hiesigen Gärten anbaubar (Mindesthöhenlage 300 bis 600 Meter), zählen zu den bekanntesten Lavendelarten.

Die Blütezeit des Lavendels liegt zwischen Juli und August, und sein gelb-grünliches Öl wird durch Wasserdampfdestillation der Blütenrispen gewonnen.

Neben der universellen Funktion des Öls als wund- und schmerzlinderndes Antiseptikum, das bei Verbrennungen, Hautjucken und Entzündungen heilt, gilt es als eines der wirksamsten Öle in der Naturkosmetik. Es hilft bei rissiger Haut, Akne und fettigem Haar und ist durch seinen starken Duft auch in der Aromatherapie ein wichtiges Element. Kopfschmerzen verfliegen mit kalten Lavendelkompressen, bei niedrigem Blutdruck kann ein beruhigendes und entspannendes Lavendelbad Hilfe bringen, und bei Verbrühungen zählt Lavendel, direkt auf die Stelle aufgetragen, zu den schnellsten und wirksamsten Heilmitteln.

Orangenblüten

Eines der schönsten Blütenöle wird aus der frisch geöffneten Blüte des Bitterorangenbaumes gewonnen. Er wächst sehr hoch und trägt große, weiße Blüten, die einen unvergeßlichen, betäubenden Duft verströmen. Vorwiegend im Süden Europas blüht er das ganze Jahr und wird sorgfältig Blüte für Blüte von Hand abgeerntet. Das dickflüssige bräunliche Öl wird durch Wasserdampfdestillation gewonnen, wobei für die Gewinnung von 1 Kilogramm ätherischen Öls etwa 1000 Kilogramm Blüten nötig sind. In der Kosmetik eignet es sich besonders für die trockene und alternde Haut, ist hautglättend und -pflegend und regt die Zellerneuerung an. Als Badezusatz und Raumparfüm wirkt es belebend auf die Sinne und läßt Müdigkeit im Nu verfliegen. Das Orangenblütenwasser ist, ähnlich wie bei der Rose, dem Öl der Blüte sehr verwandt, da es von den Blüten des gleichen Baumes gewonnen wird. Es eignet sich hervorragend als erfrischendes Gesichts- und Körpertonic oder Duschgel.

Rezepte zur äußeren Anwendung

Lavendelessigbad:
40 Zweige Lavendelkraut
500 ml 5%iger Apfelessig
Lavendel kurz waschen, vorsichtig trockentupfen und in eine Flasche stecken. Den Essig darübergießen und 3 Wochen an einem dunklen Ort stehen lassen. Dieser »saure« Badezusatz stabilisiert den Säureschutzmantel der Haut und wirkt belebend und erfrischend.

Rosen-Parfumöl:
4 Tropfen Rosenöl
4 Tropfen Orangenblütenöl
2 Tropfen Lavendelöl
2 Tropfen Geraniumöl
10 ml Pflanzenöl
Das Pflanzenöl in einen kleinen Behälter geben, die ätherischen Öle dazugeben, in eine Parfumflasche füllen und an einem dunklen Platz 2 Wochen verschlossen stehen lassen.

Lavendelöl:
40 g getrocknete Lavendelblüten
120 ml Olivenöl
20 ml süßes Mandelöl
Die getrockneten Lavendelblüten zwischen den Fingern zerreiben und in eine Glasflasche füllen.
Beide Öle in das Gefäß gießen und verschlossen an einem warmen dunklen Ort 2 Wochen ziehen lassen. Durch einen Kaffeefilter gießen, den Blütenrückstand gut auspressen und in einem Flakon kühl und trocken aufbewahren.

Rosen-Milchbad:
1 l Ziegenmilch (alternativ Ziegenmilchpulver)
1 TL Honig
5 Tropfen Rosenöl
Die Ziegenmilch mit dem Honig in eine Schüssel geben, das Rosenöl dazugeben, alles miteinander vermengen und in das Badewasser geben.

Verjüngungs-Dampfbad:
6 Tropfen Orangenblütenöl
2 Tropfen Lavendelöl
2 Tropfen Rosenöl
2 Liter Wasser zum Kochen bringen, in eine Schüssel füllen und die Öle in das Wasser geben.
7 bis 10 Minuten das Gesicht über die Schüssel beugen und dabei den Kopf mit einem Leinen- oder Baumwolltuch bedecken.

Stimulierendes Orangenblütenöl:
25 g getrocknete Orangenblüten
50 ml süßes Mandelöl
15 ml Reisöl
Die Orangenblüten in eine Glasflasche schichten und mit den Ölen übergießen. 4 Tage an einem dunklen, warmen Ort verschlossen ziehen lassen, durch einen Kaffeefilter gießen, den Blütenrückstand gut ausdrücken und sofort als Körper- oder Gesichtsöl verwerten.

Duftendes Gesichtswasser:
100 ml Orangenblütenwasser
1 EL Honig
5 Tropfen Lavendelöl
Das Blütenwasser erwärmen und den Honig darin auflösen. In eine Flasche füllen, das Lavendelöl zugeben und kräftig schütteln.

Zellerneuernde Rosenknospen-Maske:
30 g frische Rosenknospen
70 ml destilliertes Wasser
30 g feine Haferflocken
1 El Bienenhonig
Die Knospen mit dem kochenden Wasser übergießen und 10 Minuten ziehen lassen. Die Flüssigkeit durch

ein Haarsieb gießen, die Knospen mit einem spitzen Messer feinhacken und zurück in das Wasser geben. Das Rosenwasser erwärmen und die Haferflocken und den Honig unter Rühren dazugeben. Nun die dickflüssige Masse warm auf Gesicht und Hals verteilen und 20 bis 30 Minuten einwirken lassen.

Die Hände sind gerade in der kälteren Jahreszeit der Witterung, Kälte und Wind, ungeschützt ausgesetzt. Dementsprechend sehen sie meistens aus: rissig, spröde und schwielig. Eine regelmäßige Pflege mit Packungen und Massagen beugt dem vor, und Ihre Hände bleiben auch in dieser Jahreszeit ansehnlich und schön.

Lavendel-Buttermilch-Handpackung:
6 EL Buttermilch
2 EL Weizenkleie
10 Tropfen ätherisches Lavendelöl
Alle Zutaten zu einem Brei verrühren und dick auf Hände und Unterarme auftragen. Eine Folie um Hände und Arme wickeln und abschließend ein Handtuch darüberbinden. Die Packung 15 Minuten einwirken lassen, Handtuch und Folie entfernen und den Brei warm abspülen. Arme und Hände dick mit einer fetten Körpercreme eincremen.

Nährendes Rosen-Handöl:
4 EL Lanolin
6 EL Jojobaöl
10 Tropfen ätherisches Rosenblütenöl
Das Lanolin im Wasserbad zum Schmelzen bringen, vom Herd nehmen und das Jojobaöl zufügen. Erst wenn die Masse erkaltet ist, das Rosenblütenöl zufügen, umrühren und in dunkle Glasbehälter füllen.

Rezepte zur inneren Anwendung

Aufmunternder Orangenblütentee:
2 TL getrocknete Orangenblüten
1/4 l Wasser
Die Blüten mit kochendem Wasser übergießen und 5 Minuten ziehen lassen, abseihen und sofort trinken.

Abwehrkraftstärkender Hagebuttentee:
2 TL zerkleinerte Hagebutten (Heckenrose) mit 1/4 l Wasser übergießen, erhitzen und 10 Minuten kochen.
Als hoher Vitamin-C-Spender wird die Hagebutte zur Immunkörperbildung und Abwehr von fiebrigen Infektionen sowie bei Schwächezuständen nach Krankheiten eingesetzt.

Beruhigender Lavendelblütentee:
1 gehäuften TL Blüten pro Tasse mit kochendem Wasser übergießen und circa 10 Minuten ziehen lassen, abseihen.
Zur Beruhigung des zentralen Nervensystems, bei Unruhe und Schlafstörungen.

Multivitamin-Herbstcocktail:
2 Orangen
1/2 Zitrone
1/2 Kiwi
1 Maracuja
1/4 Papaya
Den Saft von Orangen und Zitrone mit dem Fruchtfleisch der Kiwi und Papaya in den Mixer geben, die Maracuja halbieren, Fruchtmark ebenfalls in den Mixer geben und alles miteinander mischen.

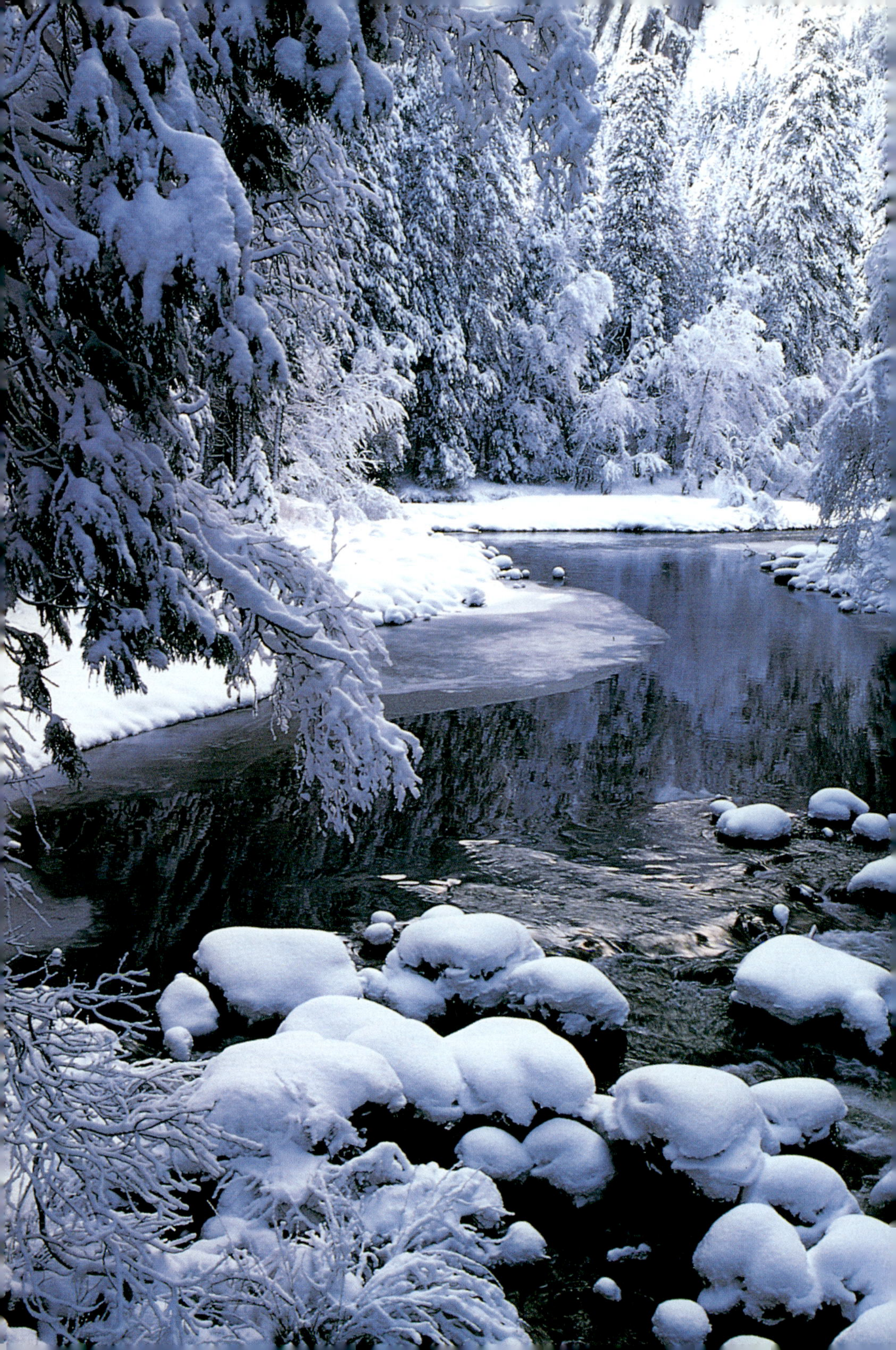

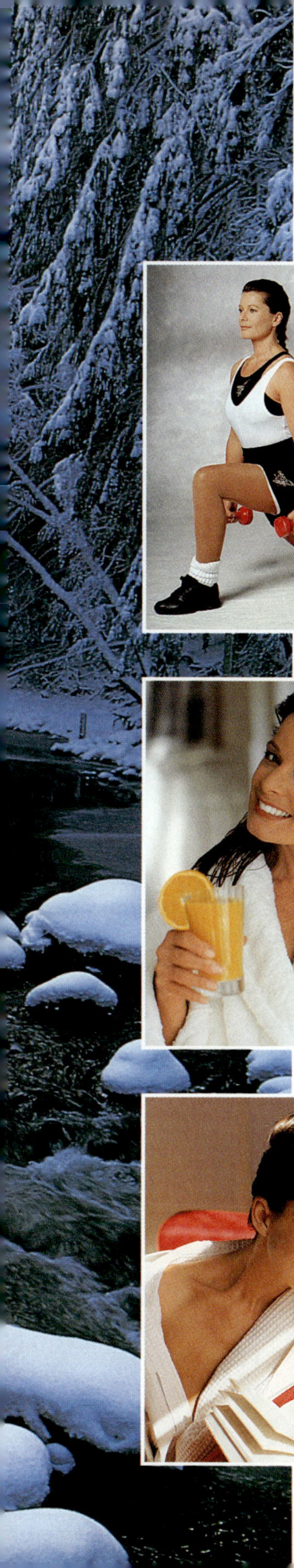

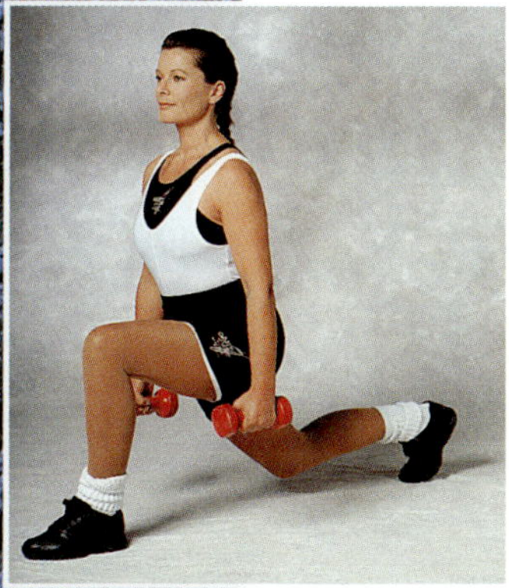

Fitneß im Winter:

Fit bleiben im Winter mit Muskeltraining, zu Hause oder im Fitneßstudio. Am besten geeignet: Hanteln! Die richtige Technik und Übungen ab Seite 180.

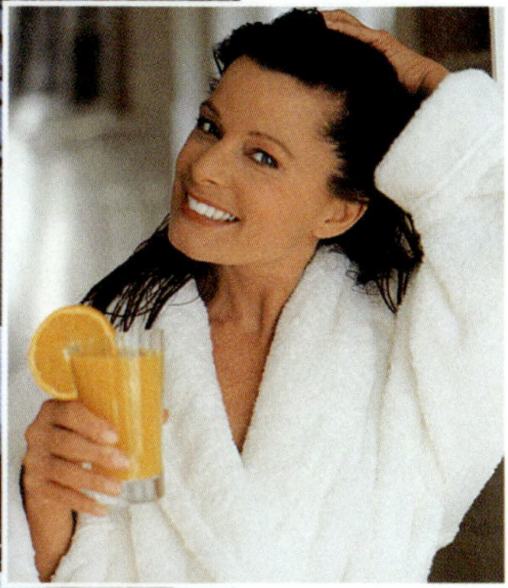

Jahreszeitenküche im Winter:

Leckere, mineralstoff- und vitaminreiche »Abwehrküche« gegen Erkältungen bzw. Grippen und eine verstärkte Vitamin-D-Zufuhr. Seite 200.

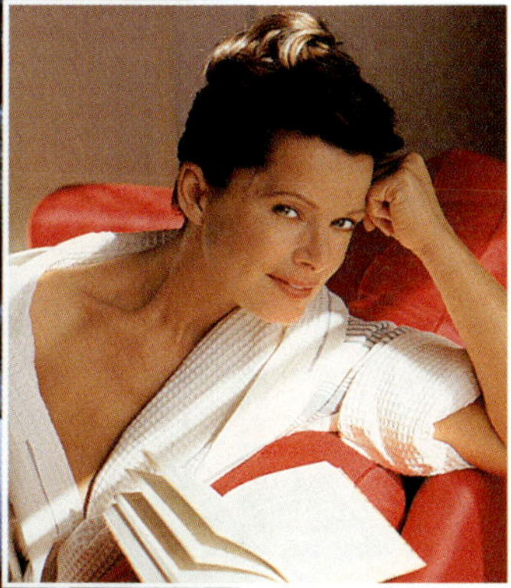

Beauty special im Winter:

Im Winter zu empfehlen: Salbei, Rosmarin und Thymian – die »Mehrkönner« zum Entspannen, bei Erkältungen und als Schönheitsmittel. Seite 204.

Schultern, Arme und oberer Rücken

1a Ausgangsposition:
In die Grätsche gehen, die Beine sind dabei leicht gebeugt, die Fußspitzen zeigen wenig nach außen. Die Arme lang nach unten strecken (Handinnenflächen zeigen nach innen), Oberkörper strecken und den Bauch fest anspannen. *Einatmen.*

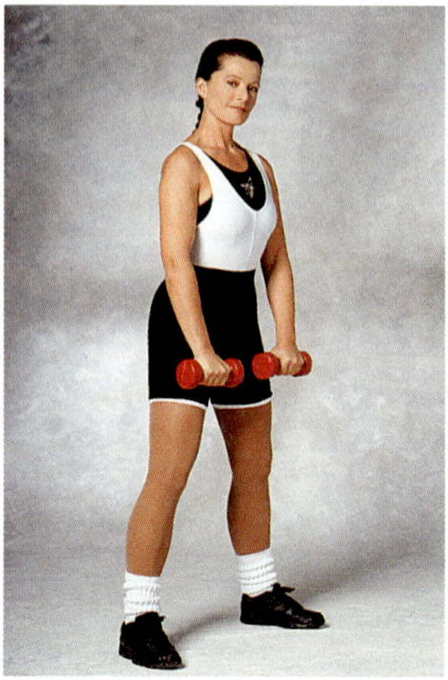

1a

Trainings-Tip:

Für die Übungen 1 und 2 die Beinstellung wie 3c (Plié).

1b Übungsposition A:
Langsam die Arme so weit nach vorn anwinkeln, bis die Ellenbogen in einer Linie mit den Schultern sind, *ausatmen*, Position 1 Sekunde halten und *einatmen.*

1c Übungsposition B:
Langsam die Arme lang nach vorn ausstrecken (Schultern dabei unbedingt unten lassen) und *ausatmen.* Position 1 Sekunde halten und wieder zurück in 1b und anschließend 1a.
I: 1x15; II: 2x15;
III: 3x15.*

1b

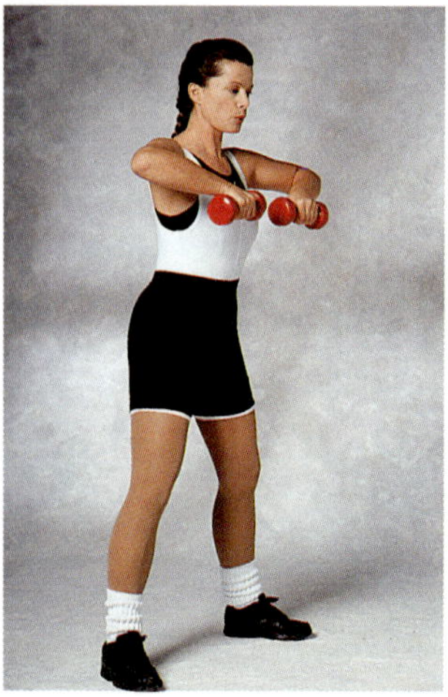

1c

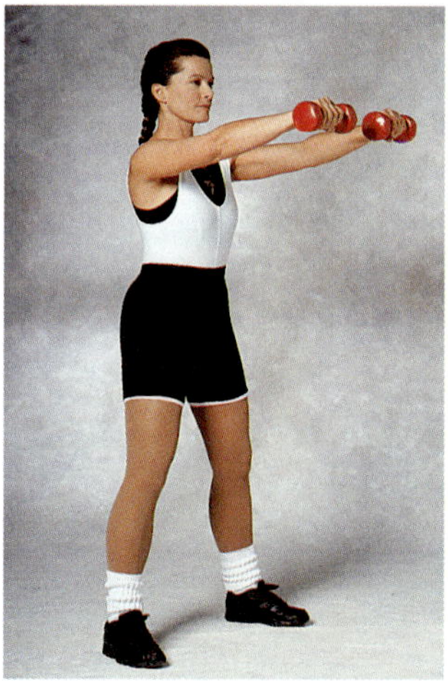

Outfit: Top »New York«, Body »San Francisco«, Radler »Miami« (Gaby Just)

***Hinweis:**

Die Erklärungen zum Aufbau der verschiedenen Schwierigkeitsstufen finden Sie auf Seite 8.

2a Ausgangsposition:
Wie 1a, jedoch die Arme seitlich nach oben anwinkeln, so daß die Hanteln auf Schulterhöhe sind. Die Handinnenflächen zeigen dabei nach außen. *Einatmen.*

2b Übungsposition:
Die Arme lang nach oben strecken, dabei unbedingt die Schultern unten lassen und *ausatmen.*
I: 1x15; II: 2x15; III: 3x15.

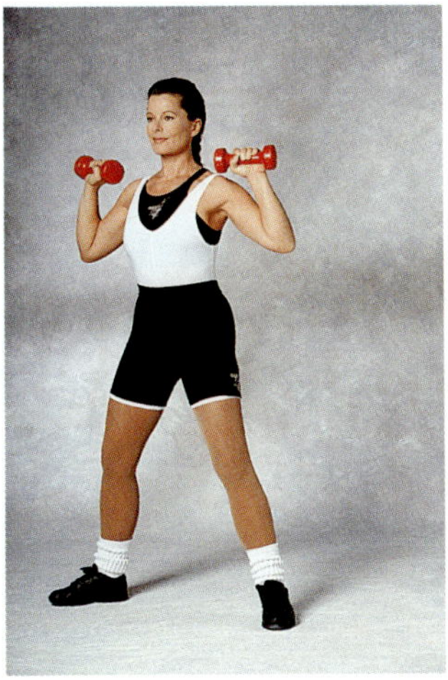
2a

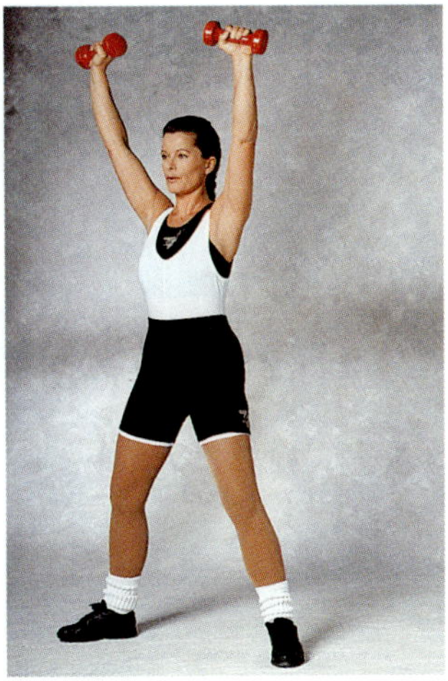
2b

3a Ausgangsposition:
Wie 1a, jedoch zeigen die Handflächen nach außen, und die Ellenbogen sind fest an den Körper gepreßt. *Einatmen.*

3b Übungsposition:
Die Arme aus dem Ellenbogengelenk langsam so weit nach vorn anwinkeln, bis die Hanteln in Schulterhöhe sind und *ausatmen.*
I: 1x15; II: 2x15; III: 3x15.

3c (Po und Oberschenkel) – alternativ zu 3b:
Wie 3b, jedoch die Knie und Arme gleichzeitig beugen.

3a
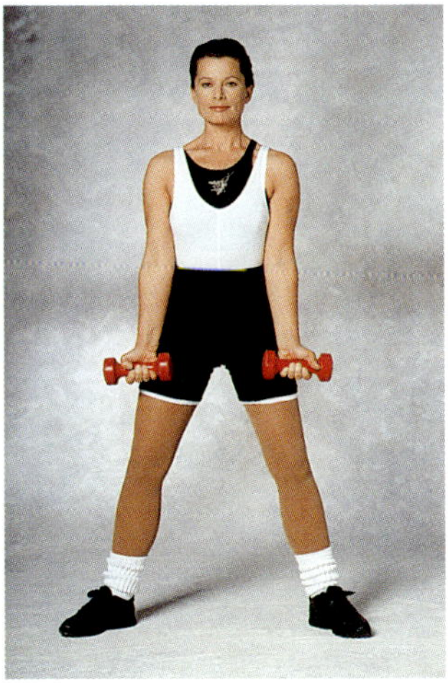

3b
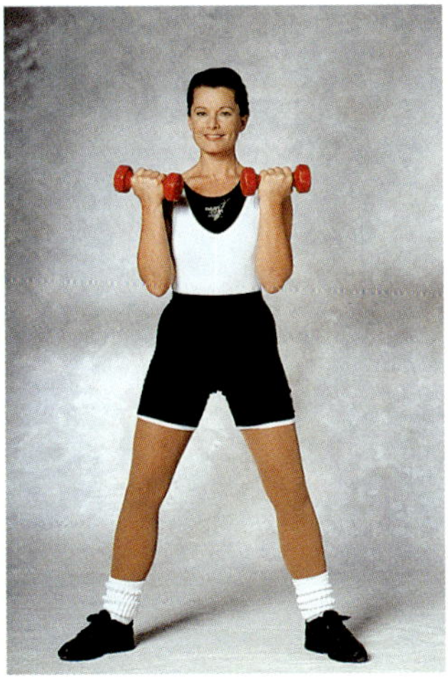

3c
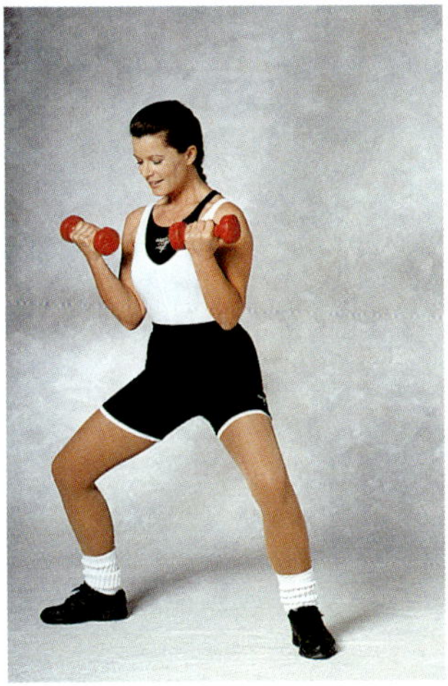

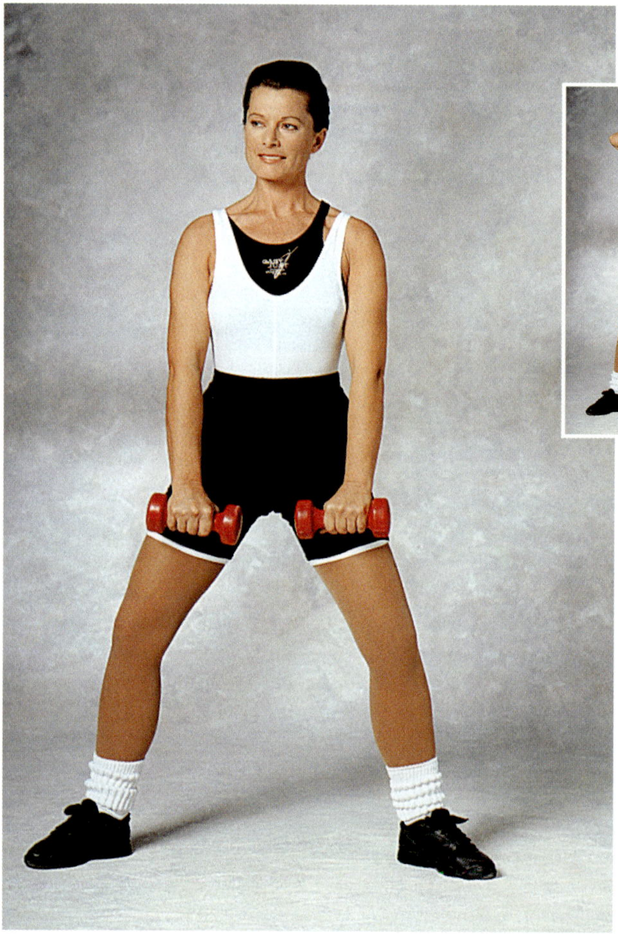

4a

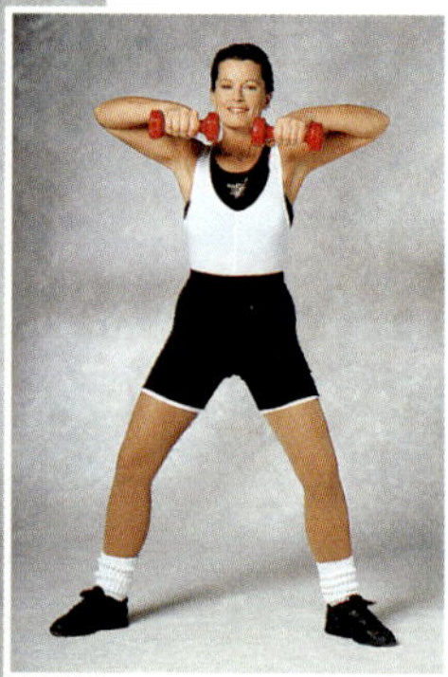

4b

4a Ausgangsposition:
Wie 1a und *einatmen.*

4b Übungsposition:
Wie 1b, jedoch die Ellenbogen so weit anheben, bis sie in einer Linie mit den Ohren sind, dabei *ausatmen.*
I: 1x15; II: 2x15; III: 3x15.

5a Ausgangsposition:
Wie 1a, jedoch den rechten Arm im rechten Winkel nach oben anwinkeln (Handinnenfläche zeigt zum Kopf) und mit der linken Hand den Oberarm innen abstützen und leicht nach hinten drücken. Schultern unten lassen, den Bauch fest anspannen und *einatmen.*

5b Übungsposition:
Aus dem Ellenbogengelenk heraus den Arm langsam im Wechsel strecken und beugen, dabei *ausatmen.*
I: 1x15; II: 2x15; III: 3x15, dann Armwechsel.

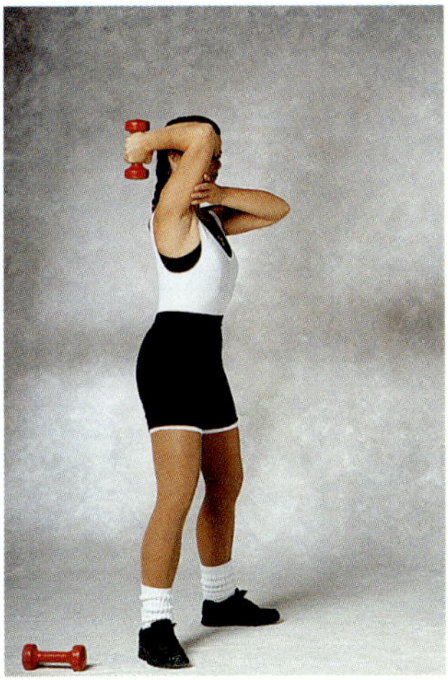
5a

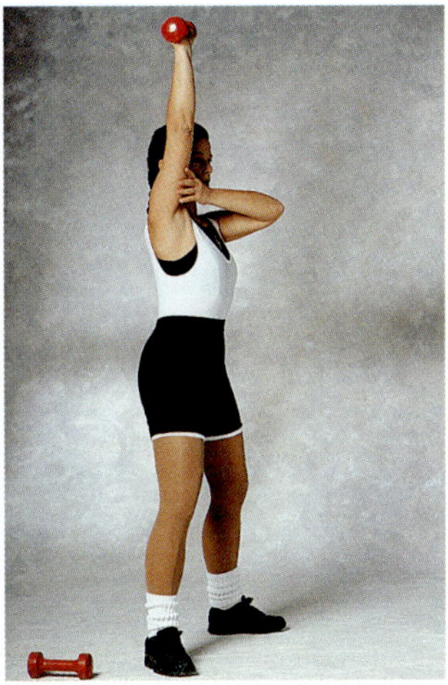
5b

6a
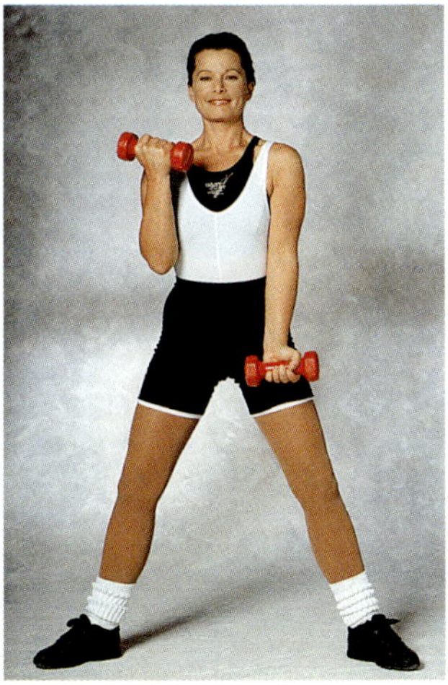

6b
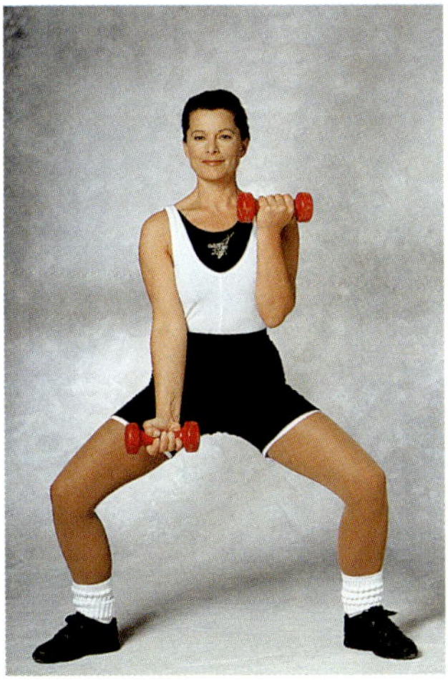

6a Ausgangsposition:
Wie 1a, jedoch den linken Arm lang nach unten strecken (Handinnenfläche zeigt nach außen) und den rechten Arm anwinkeln, dabei die Ellenbogen fest gegen den Körper pressen (Handinnenflächen zeigen nach innen). *Einatmen.*

6b Übungsposition:
Die Arme und Beine im Wechsel strecken und beugen, dabei *ausatmen.*
I: 1x15; II: 2x15; III: 3x15.

Trainings-Tip 1:

Kombination aus den Übungen 4 und 7: 4a – 4b – 7b – 4b – 4a.

7a Ausgangsposition: Wie 1a, jedoch zeigen die Handinnenflächen zu den Oberschenkeln. *Einatmen.*

Trainings-Tip 2:

Kombination aus den Übungen 8 und 9: 8a – 8b – Handinnenfläche nach innen drehen, 9b – 9a – Handinnenfläche nach außen drehen, 8a.

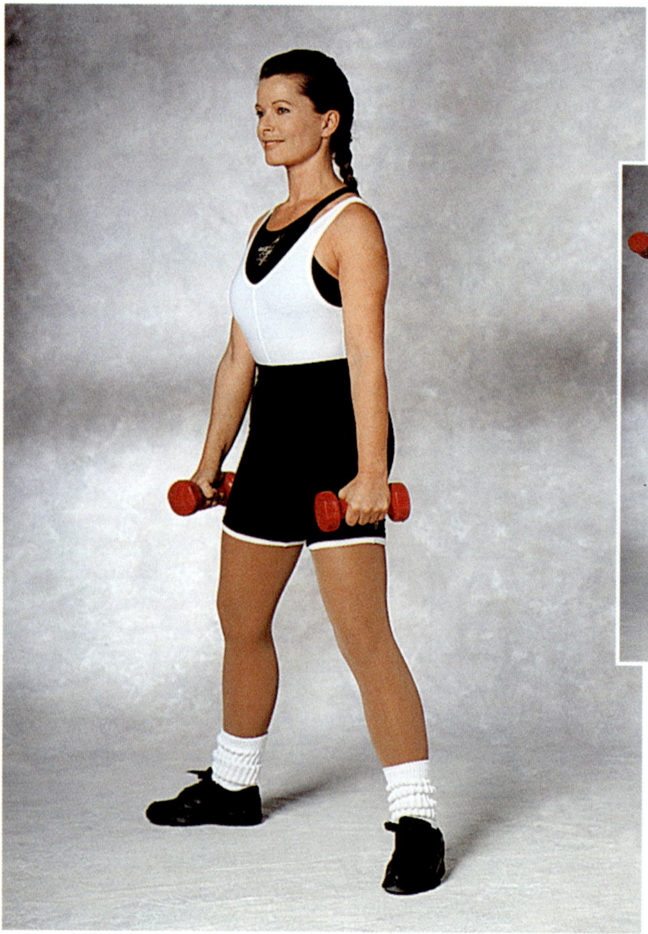

7a

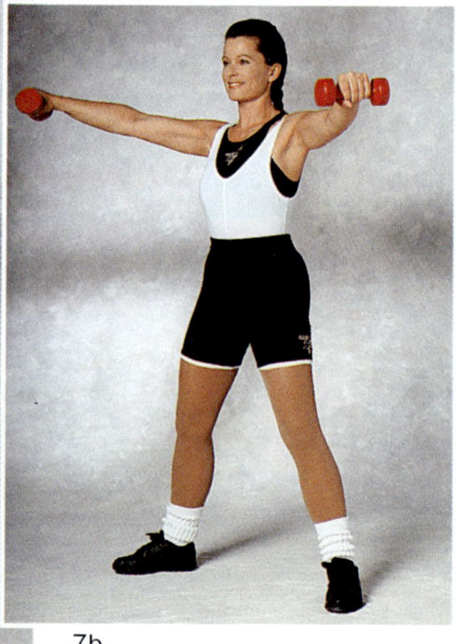

7b

7b Übungsposition: Langsam die gestreckten Arme seitlich so weit anheben, bis sie in einer Linie mit den Schultern sind, dabei *ausatmen.*
I: 1x15; II: 2x15; III: 3x15.

8a Ausgangsposition:
Die Beine einen großen Schritt breit öffnen, den linken Fuß ausdrehen und das linke Bein im rechten Winkel beugen. Das rechte Bein ist gerade und gestreckt, die Ferse des Fußes fest gegen den Boden gepreßt. Mit der linken Hand auf den linken Oberschenkel aufstützen (Fingerspitzen zeigen nach innen), den Arm dabei leicht beugen und den rechten Arm lang nach unten strecken (Handinnenfläche zeigt nach außen). *Einatmen.*

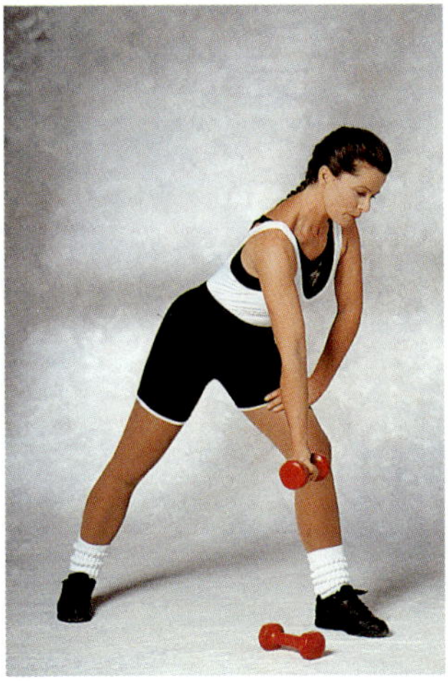

8a

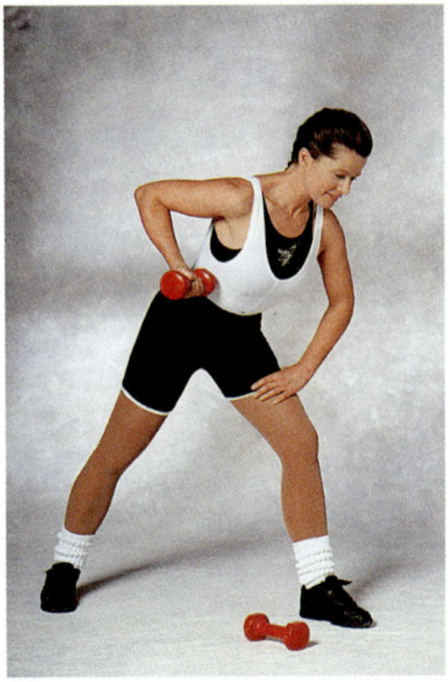

8b

8b Übungsposition:
Den rechten Arm langsam beugen und den Ellenbogen so weit wie möglich nach hinten ziehen. Position 1 Sekunde halten und *ausatmen.*
I: 1x15; II: 2x15; III: 3x15, dann Bein- und Armwechsel.

9a

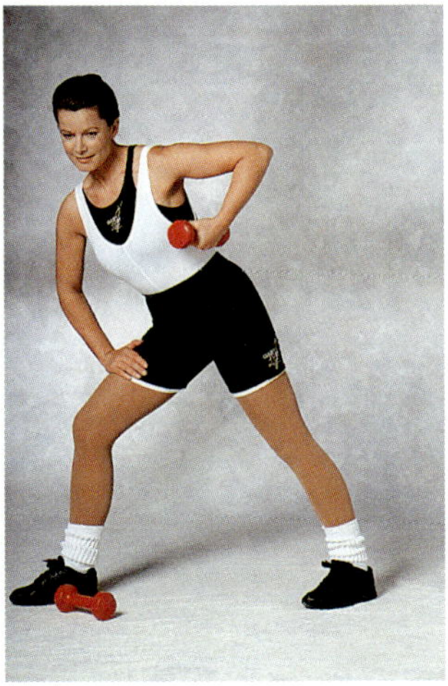

9b

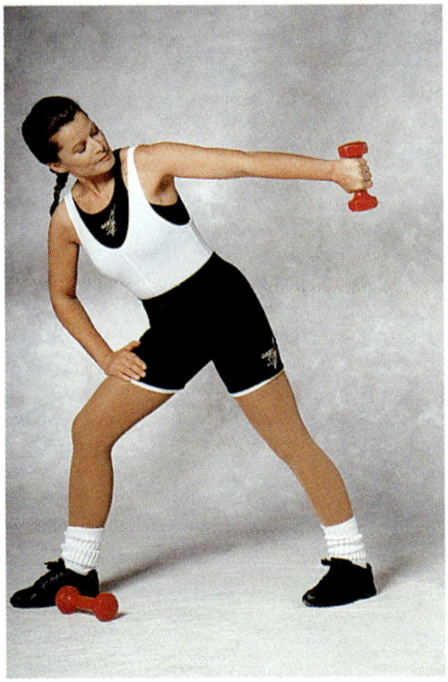

9a Ausgangsposition:
Wie 8b, jedoch zeigt die Handinnenfläche nach innen. *Einatmen.*

9b Übungsposition:
Den Arm aus dem Ellenbogengelenk heraus langsam strecken und dabei Arm und Schulter in eine Linie bringen. Position 1 Sekunde halten und *ausatmen.*
I: 1x15; II: 2x15; III: 3x15, dann Bein- und Armwechsel.

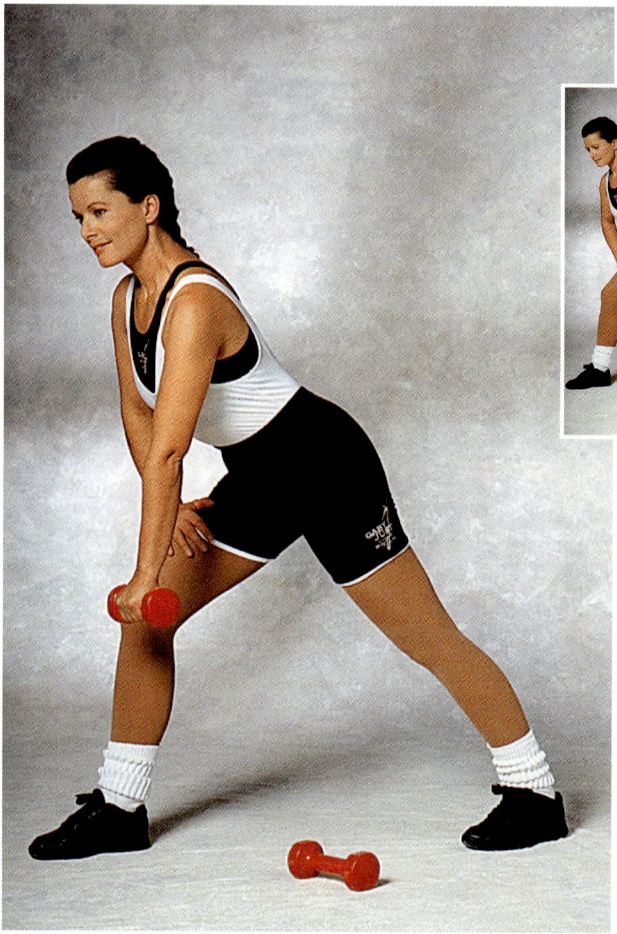

10a

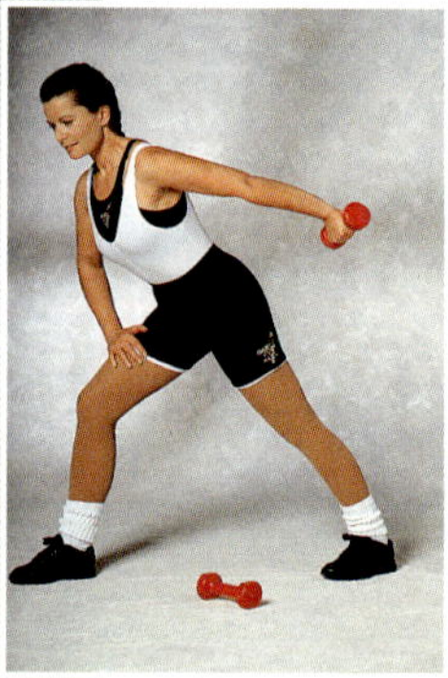

10b

10a Ausgangsposition:
Wie 8a, jedoch zeigt die Handinnenfläche nach innen. *Einatmen.*

10b Übungsposition:
Den gestreckten Arm langsam so weit nach hinten ziehen, bis der Arm in einer Höhe mit der Schulter ist und dabei *ausatmen.* Position 1 Sekunde halten.
I: 1x15; II: 2x15; III: 3x15.

Po und Oberschenkel

11a Ausgangsposition:
In die Grätsche stellen, Becken nach vorn pressen (Contraction), die Arme lang nach unten strecken (Handinnenflächen zeigen nach innen), Kopf gerade, Schultern tief und Bauch fest lassen. *Einatmen.*

11b Übungsposition:
So weit in die Hocke gehen, als wollten Sie sich auf einen Stuhl setzen (die Oberschenkel sollten parallel zum Boden sein), dabei das Gewicht unbedingt nach hinten verlagern und *ausatmen*. Achtung, Knie und Fußspitzen unbedingt in einer Linie halten.
I: 1x15; II: 2x15; III: 3x15.

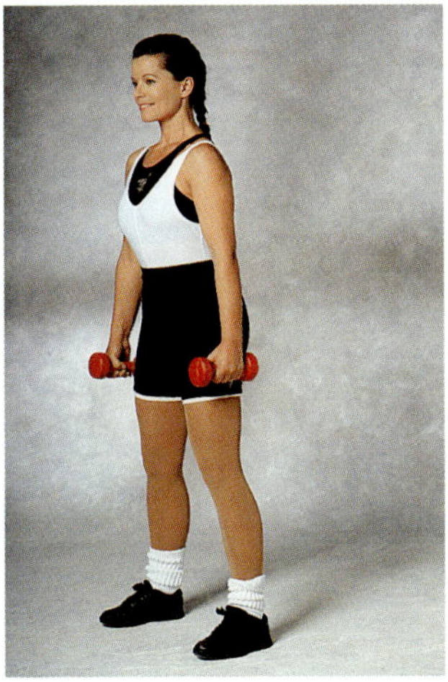
11a

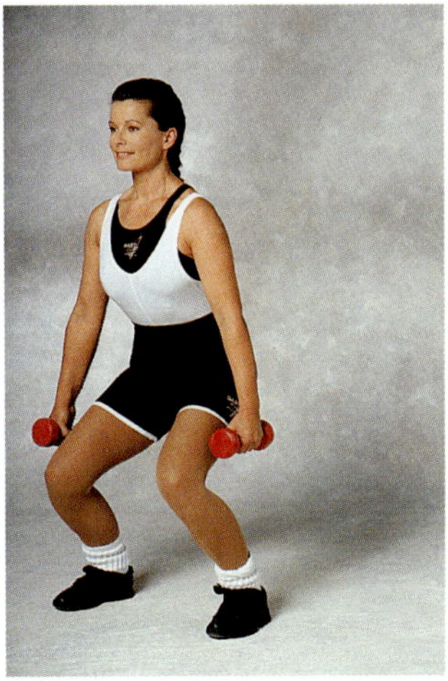
11b

Trainings-Tip:

Stufe I: Trainieren Sie ohne Hanteln, und halten Sie sich mit beiden Händen an der Rückenlehne eines stabilen Stuhles fest.

12a

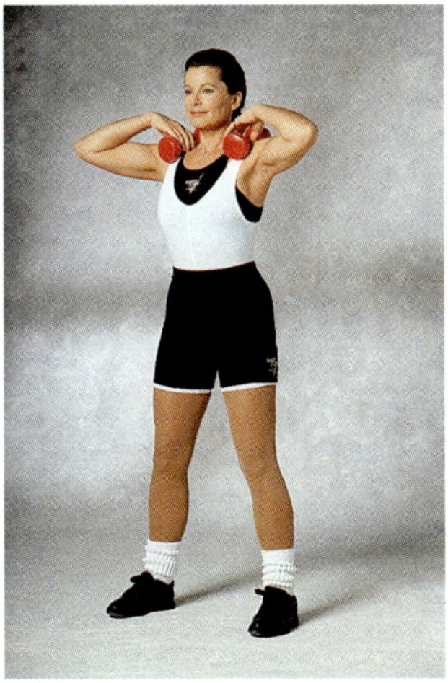

12b

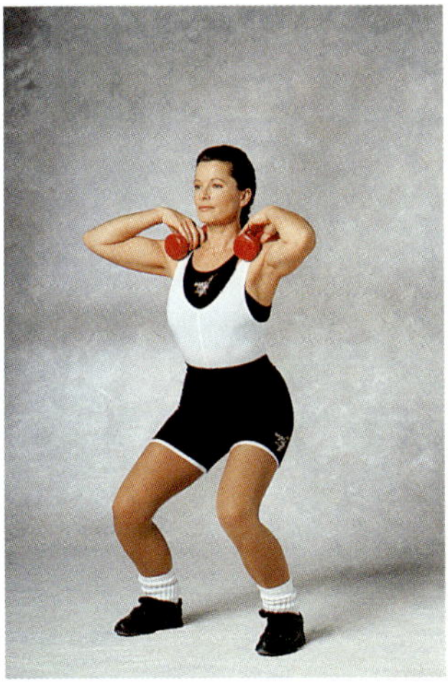

12a Ausgangsposition:
Wie 11a, jedoch beide Arme seitlich abwinkeln (Ellenbogen und Schultern in einer Linie halten) und dabei die Hanteln auf die Schultern legen. Tief *einatmen.*

12b Übungsposition:
Langsam in die Hocke gehen, als wollten Sie sich auf einen Stuhl setzen und *ausatmen.*
I: 1x15; II: 2x15; III: 3x15.

Rücken, Po und Beine

13a Ausgangsposition: Wie 11a, jedoch sind die Füße und Knie eng zusammen. Tief *einatmen.*

13b Übungsposition: Mit dem linken Bein einen großen Schritt nach vorn und so weit in die Hocke gehen, daß Ober- und Unterschenkel einen rechten Winkel bilden, dabei *ausatmen* und sofort wieder in die Ausgangsposition zurückgehen.
I: 1x5; II: 2x5; III: 3x5 pro Bein, dann Beinwechsel.

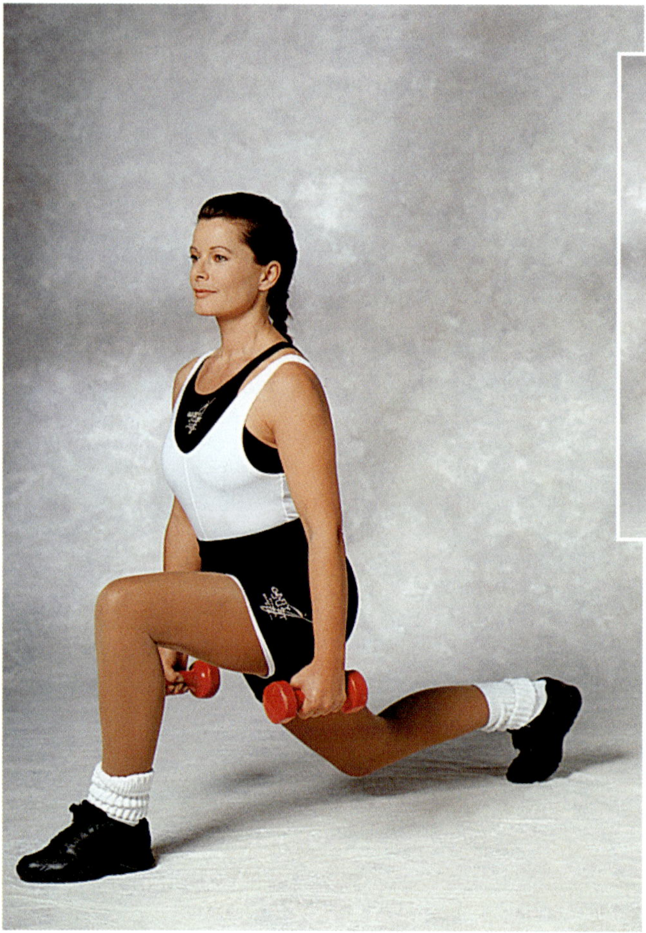

13b

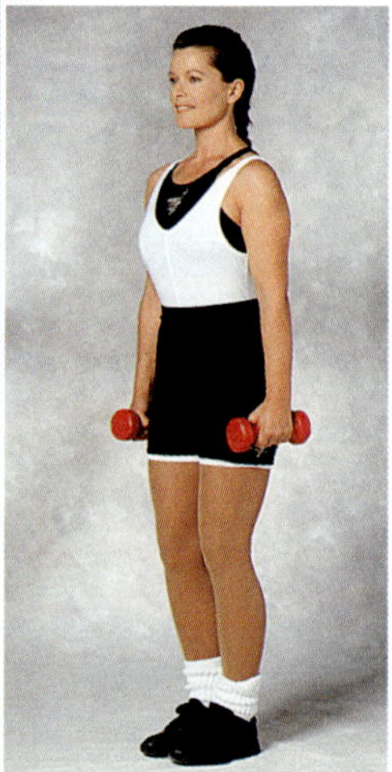

13a

Trainings-Tip:

Superset – Stufe II und III: In Position 13b bleiben und das vordere Bein 8x im Wechsel strecken und beugen, dann erst zurück in die Ausgangsposition 13a.

Po und Oberschenkel hinten

14a Ausgangsposition: Eine Hantel in die Kniebeuge des linken Beines legen, auf dem rechten Knie und beiden Ellenbogen abstützen (Unter- und Oberarm bilden dabei einen rechten Winkel), die Wirbelsäule gerade lassen (kein Hohlkreuz), Kopf gerade halten und tief *einatmen.*

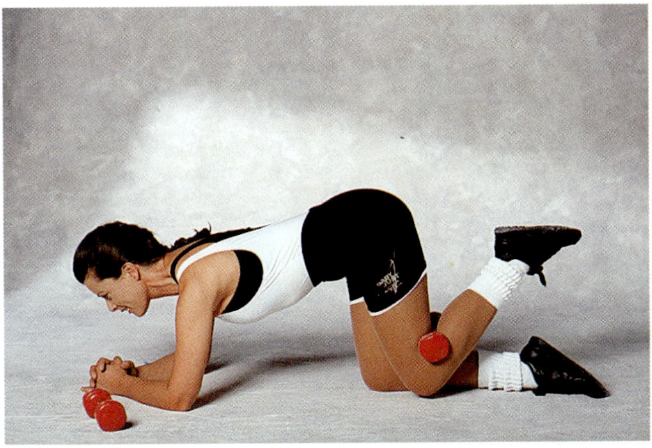

14a

14b Übungsposition: Langsam das linke Bein mit der Hantel so weit anheben, bis Wirbelsäule, Knie und Po eine gerade Linie bilden. *Ausatmen* und die Position 1 Sekunde halten. Das Bein langsam wieder senken.
I: 1x15; II: 2x15; III: 3x15, dann Beinwechsel.

14b

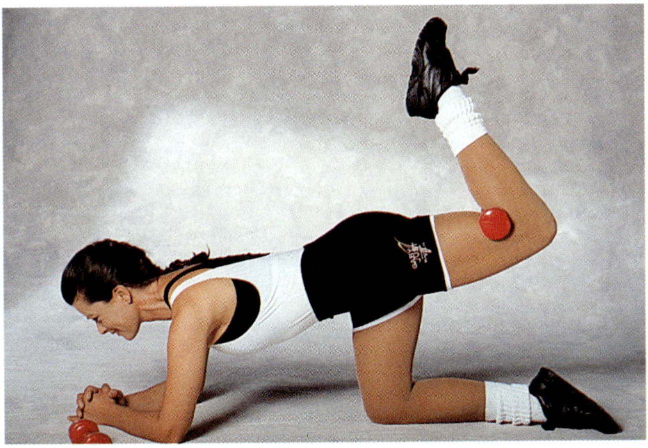

Trainings-Tip:

Superset – Stufe II und III: In Position 14b bleiben und das Bein 8x im Wechsel minimal heben und senken, dann erst wieder in die Ausgangsposition 14a.

Hüfte, Po und Oberschenkel außen

15a Ausgangsposition: Auf die rechte Seite legen, den Kopf mit der rechten Hand abstützen und die Hantel mit der linken Hand auf den linken Oberschenkel legen. Die Beine so weit anziehen, daß Oberkörper, Knie und Füße einen rechten Winkel bilden. Die Wirbelsäule gerade halten, den Bauch fest anspannen und *einatmen.*

Trainings-Tip:

Superset – Stufe II und III: In Position 15b bleiben und das Bein 8x im Wechsel minimal heben und senken, dann erst zurück in die Ausgangsposition 15a.

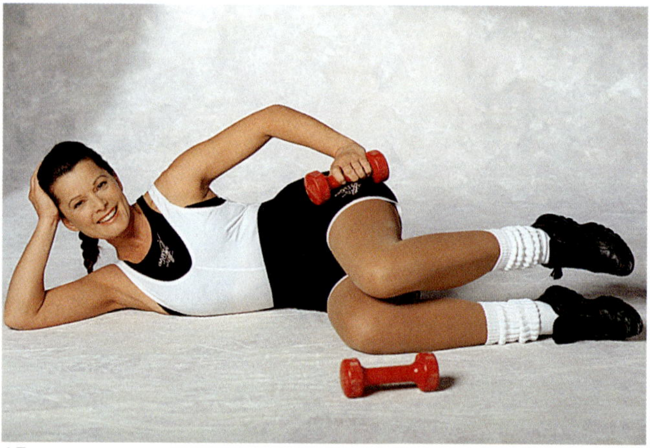

15a

15b Übungsposition: Langsam das obere Bein heben, dabei *ausatmen,* Position 1 Sekunde halten und wieder senken.
I: 1x15; II: 2x15; III: 3x15, dann Seiten- und Beinwechsel.

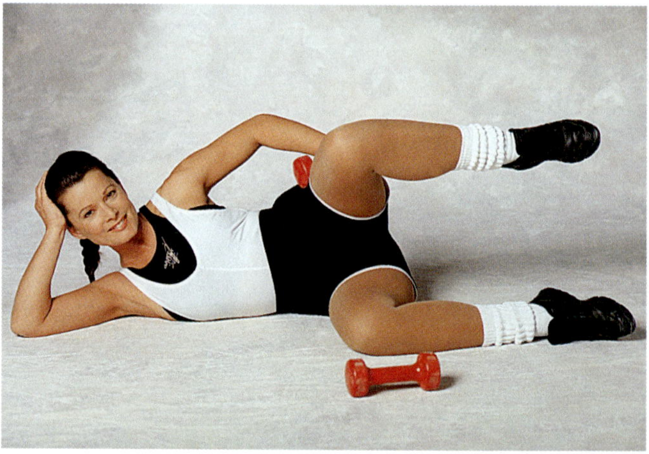

15b

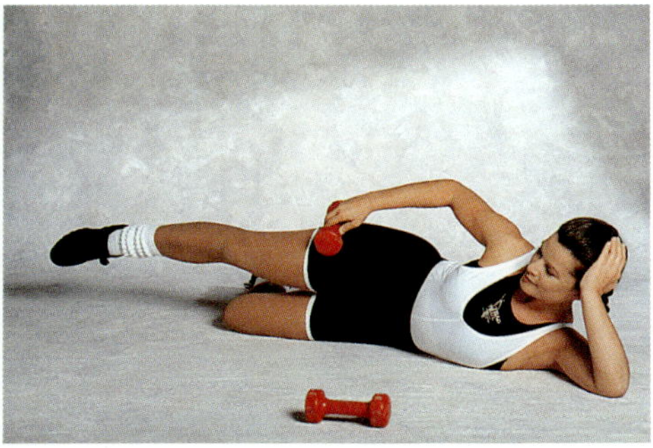

16a

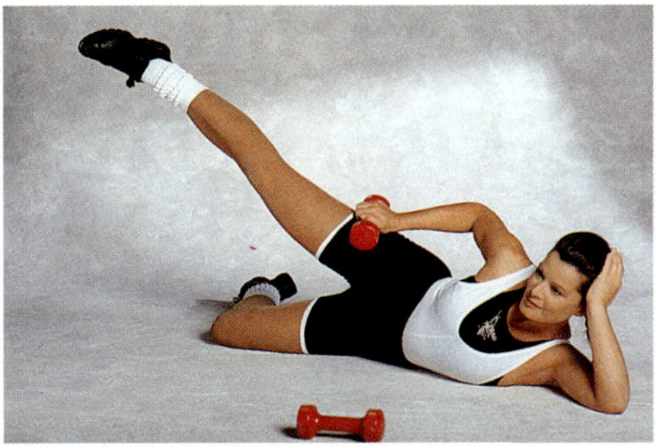

16b

16a Ausgangsposition: Flach auf die Seite legen, dabei das untere Bein beugen und das obere Bein lang ausstrecken. Mit der linken Hand den Kopf abstützen, Hüfte nach vorn pressen, Bauch fest anspannen und mit der rechten Hand die Hantel auf das obere Bein legen. *Einatmen.*

16b Übungsposition: Das obere Bein heben, 1 Sekunde halten, *ausatmen* und wieder senken.
I: 1x15; II: 2x15; III: 3x15, Seiten- und Beinwechsel.

Unterer Rücken, Arme, Po und Oberschenkel hinten

17a Ausgangsposition: Auf den Bauch legen, die Stirn auf den linken, abgewinkelten Arm stützen, die Hantel in die rechte Hand nehmen und Arm lang nach vorn ausstrecken (Handinnenfläche zeigt nach unten). Tief *einatmen.*

17b Übungsposition: Den Oberkörper bis zum Brustwirbel anheben und gleichzeitig den rechten, gestreckten Arm und das linke, gestreckte Bein anheben, dabei *ausatmen* und die Position 1 Sekunde halten.
I: 1x15; II: 2x15; III: 3x15, dann Arm- und Beinwechsel.

17a

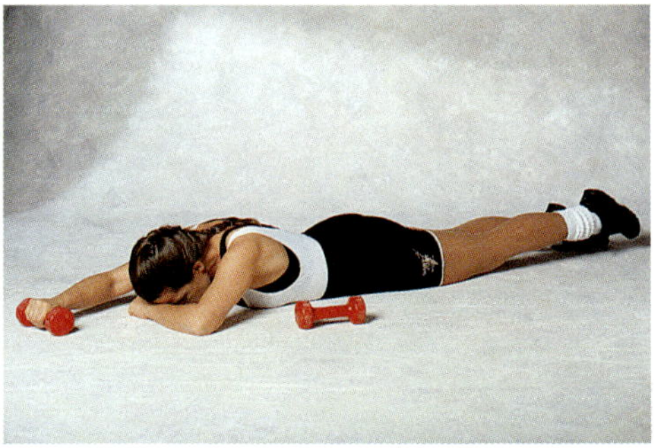

17b

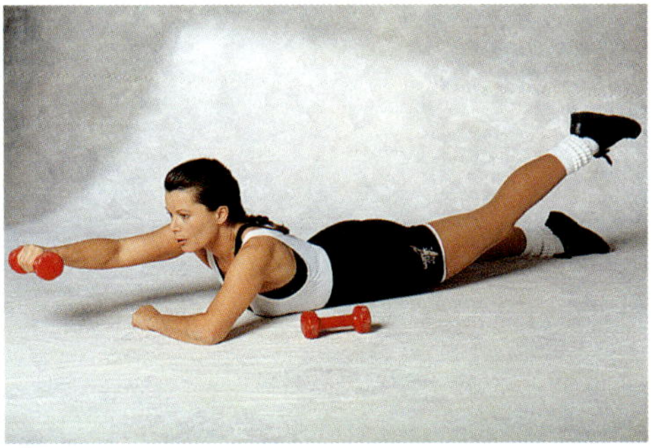

Hüfte, Po und Oberschenkel hinten

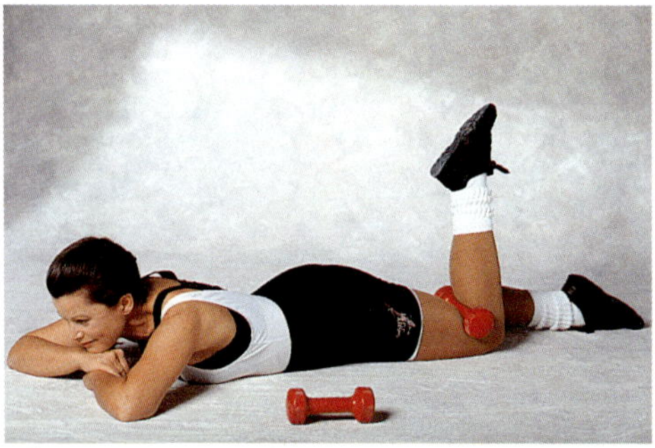
18a

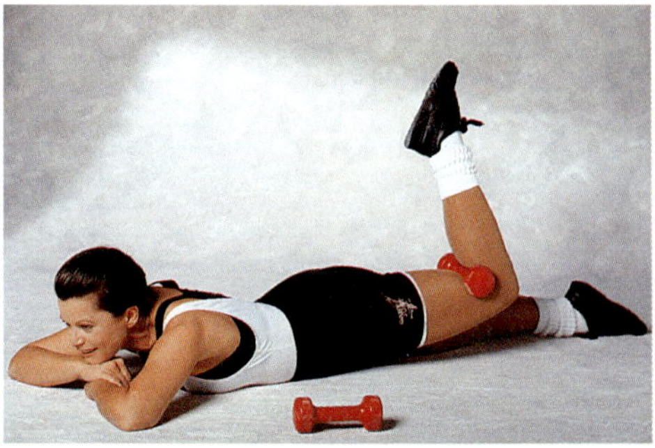
18b

18a Ausgangsposition: Auf den Bauch legen, die Arme anwinkeln und das Kinn auf die Hände stützen. Das linke Bein im rechten Winkel beugen und die Hantel in die Kniebeuge legen. Tief *einatmen.*

18b Übungsposition: Langsam das angewinkelte Bein anheben, die Position 1 Sekunde halten und wieder senken, dabei *ausatmen.*
I: 1x15; II: 2x15; III: 3x15, dann Beinwechsel.

Brust, Schultern und Trizeps (Arme)

19a Ausgangsposition: Flach auf den Rücken legen, beide Beine anwinkeln, die Füße fest auf den Boden stellen und die Wirbelsäule gegen den Boden drücken. Bauch fest anspannen, die Arme so weit anwinkeln, daß die Oberarme parallel zum Boden liegen. In jeder Hand eine Hantel halten (Handinnenflächen zeigen nach außen) und tief *einatmen.*

19b Übungsposition: Beide Arme langsam nach oben drücken und *ausatmen.*
I: 1x15; II: 2x15; III: 3x15.

19a
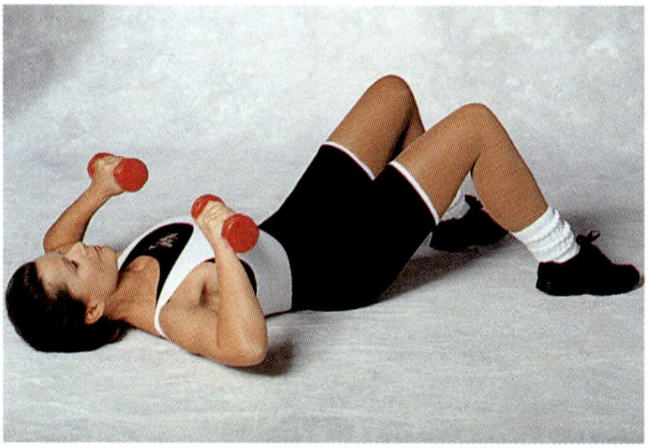

19b
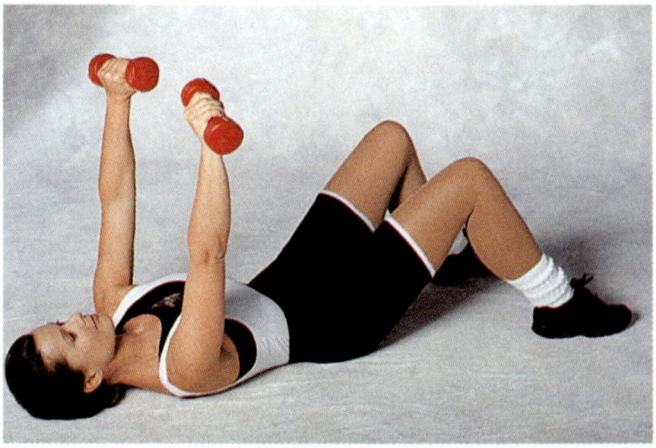

20a Ausgangsposition:
Wie 19a, jedoch die Arme lang seitlich wegstrecken, Schultern und Arme dabei in einer Linie halten (Handinnenflächen zeigen nach oben) und *einatmen.*

20b Übungsposition:
Langsam die gestreckten Arme so weit zusammenführen, bis sich die Hanteln beinahe berühren (Handinnenflächen zeigen nach innen) und dabei *ausatmen.*

Trainings-Tip:

Superset – Stufe II und III: Kombination aus Übung 19 und 20: 20a – 20b – 19b – dabei Handinnenflächen nach außen drehen, 19a – 19b – 20b – dabei Handinnenflächen nach innen drehen – 20a.

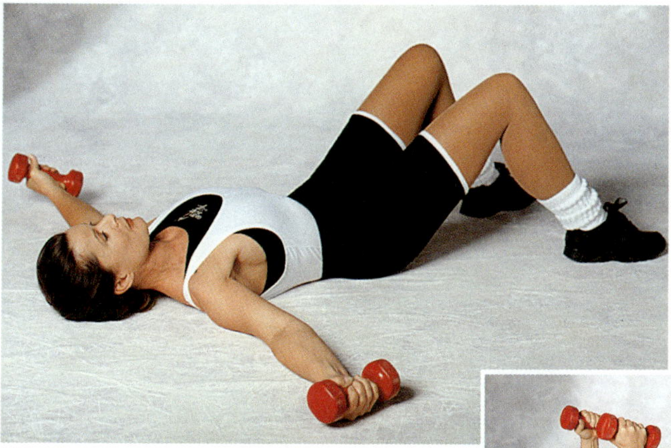

20a

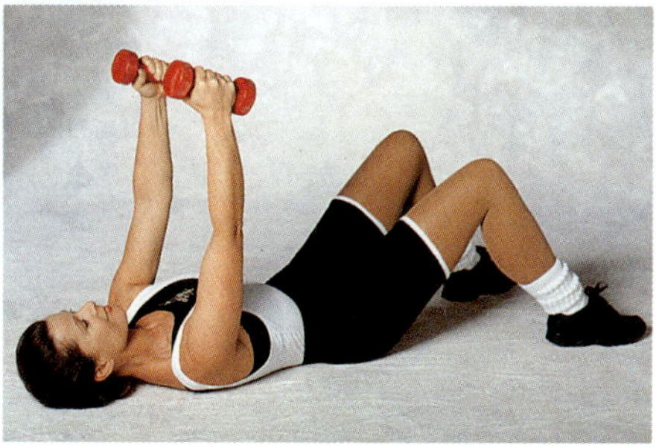

20b

Bauch vorn

21a Ausgangsposition:
Auf den Rücken legen, die Beine anwinkeln, die Arme über der Brust kreuzen, das Gesicht frontal zur Decke. Bauch fest anspannen und *einatmen.*

21b Übungsposition:
Langsam mit dem Oberkörper so weit wie möglich hochrollen, den oberen Rücken dabei abrunden und *ausatmen.*
I: 1x15; II: 2x15; III: 3x15.

Trainings-Tip:

Stufe II: Mit einer Hand 1 Hantel auf den Oberkörper legen, Stufe III: Mit beiden Händen 2 Hanteln auf den Oberkörper legen.

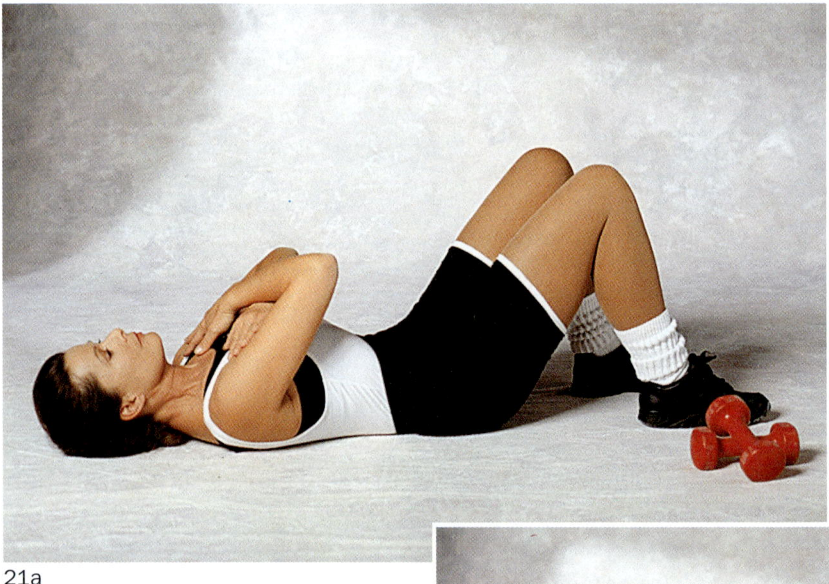

21a

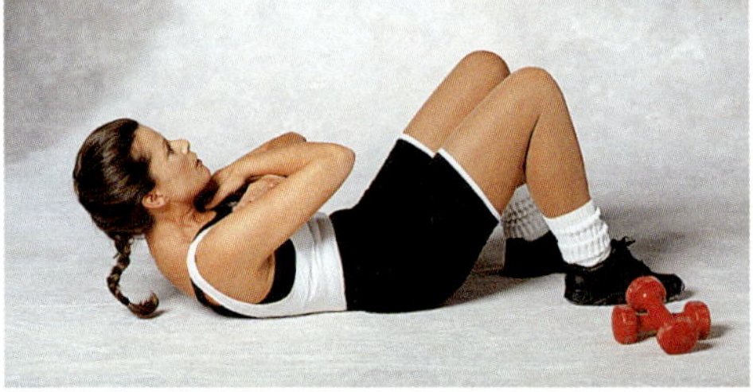

21b

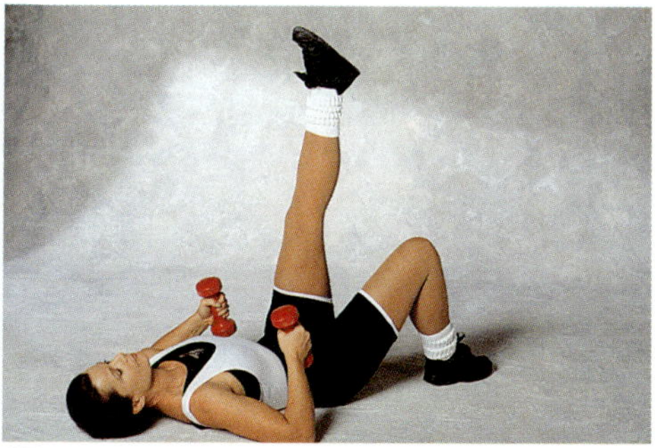

22a

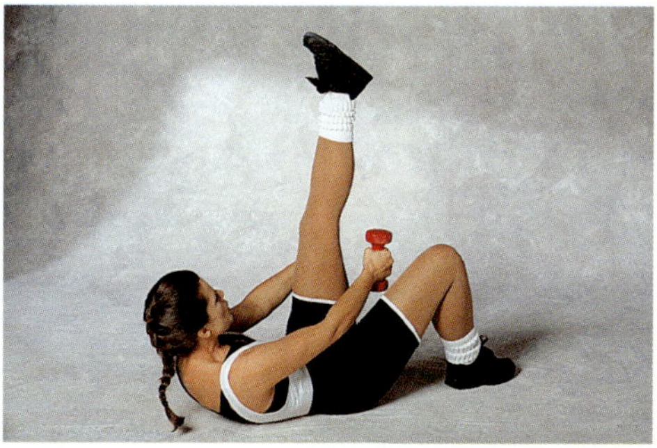

22b

22a Ausgangsposition: Wie 21a, jedoch das linke Bein senkrecht nach oben strecken und in beiden Händen die Hanteln halten. Die Arme nach oben anwinkeln und tief *einatmen.*

22b Übungsposition: Langsam bis zum Brustwirbel hochrollen und die Arme dabei lang nach vorn ausstrecken. *Ausatmen.*
I: 1x15; II: 2x15; III: 3x15, dann Beinwechsel.

Bauch seitlich

23a Ausgangsposition: Wie 21a, jedoch linkes Bein anwinkeln und auf dem rechten Knie abstützen. Beide Arme hinter dem Kopf verschränken, Daumen jeweils direkt hinter dem Ohr plazieren. Die Ellenbogen öffnen, so daß sie parallel zum Boden liegen. *Einatmen.*

23b Übungsposition: Mit dem Oberkörper hochrollen und dabei so weit nach links abdrehen, bis der rechte Ellenbogen das linke Knie berührt. *Ausatmen,* und dann langsam zurückrollen.
I: 1x15; II: 2x15; III: 3x15, dann Seiten- und Beinwechsel.

Trainings-Tip:

Stufe I: Alle Übungen ohne Hanteln absolvieren.

23a

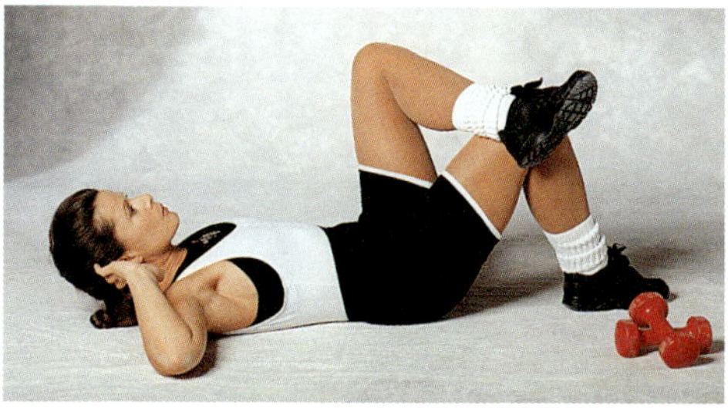

23b

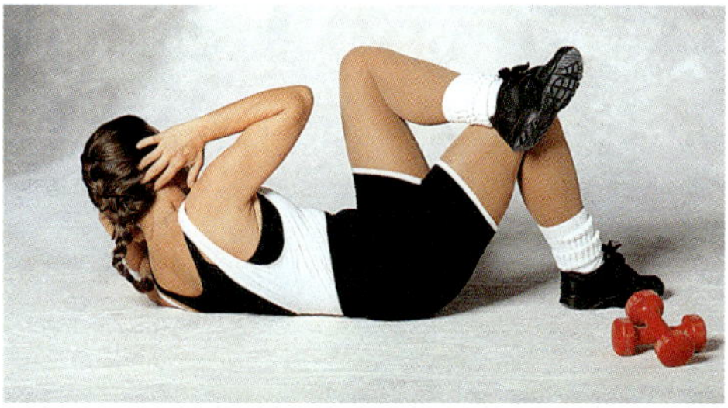

24a Ausgangsposition: (o. Foto)
Wie 23a, jedoch beide Beine senkrecht nach oben strecken.

24b Übungsposition A:
Mit dem Oberkörper im Wechsel zuerst nach links hochrollen, dabei das rechte Bein strecken und das linke Bein beugen, *ausatmen* und Position 1 Sekunde halten.

24c Übungsposition B:
Mit dem Oberkörper oben bleiben und nach rechts abdrehen, dabei das rechte Bein beugen und das linke Bein strecken.
I: 1x15; II: 2x15; III: 3x15.

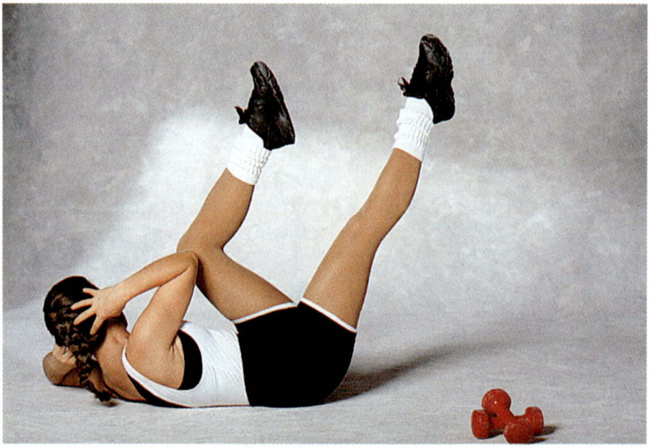
24b

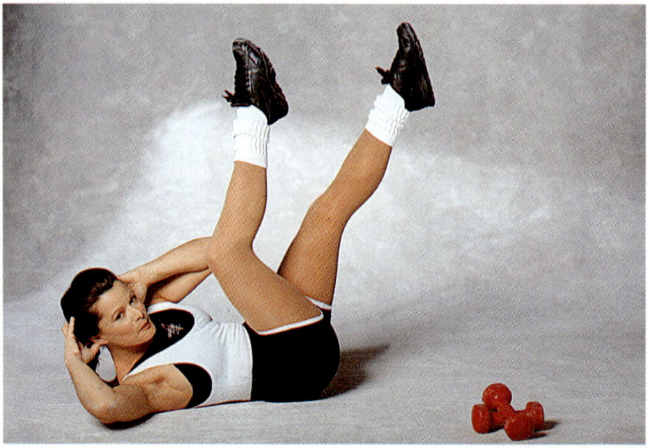
24c

Trainings-Tip:

Superset – Stufe II: Kombination aus Übung 23 und 24: 8x 23b nach links, 8x 24a und b, 8x 23b nach rechts, 8x 24a und b.
Gigantset – Stufe III: wie II, jedoch mit einer Hantel in jeder Hand.

Bauch und unterer Rücken

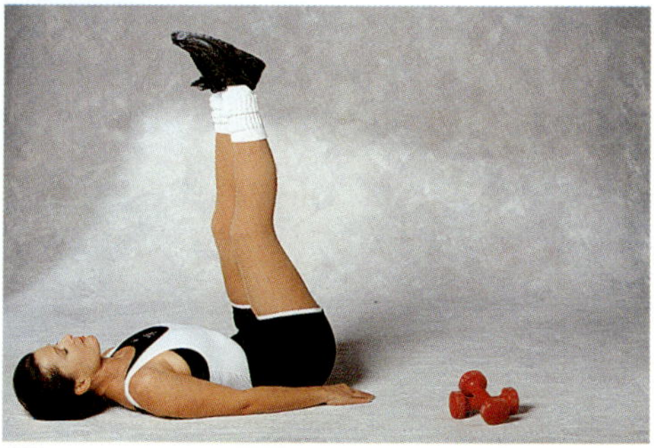

25a

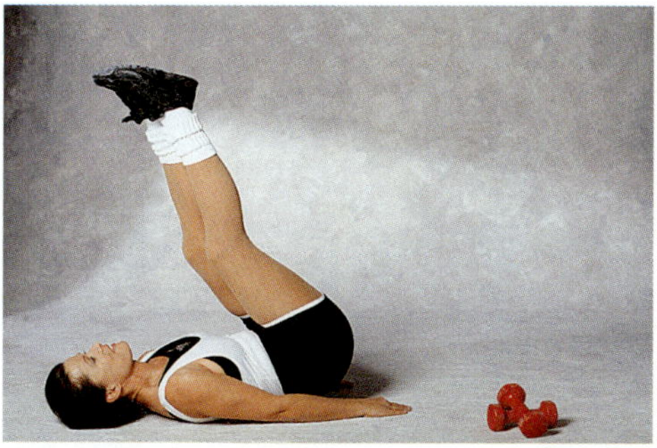

25b

25a Ausgangsposition: Auf den Rücken legen, beide Arme entspannt neben den Körper legen, die Beine senkrecht nach oben strecken, Bauch fest anspannen und tief *einatmen.*

25b Übungsposition: Den Po bis zum Lendenwirbel (Steißbein) anheben, dabei *ausatmen* und Position 1 Sekunde halten.

Achtung: Nicht mit Schwung, sondern nur mit der Muskelkraft des Bauches und Rückens arbeiten! I: 1x15; II: 2x15; III: 3x15.

26a Ausgangsposition: Wie 25a, jedoch beide Hände hinter dem Kopf verschränken und *einatmen.*

26b Übungsposition: Mit dem Oberkörper bis zum Brustwirbel und gleichzeitig mit dem Po bis zum Lendenwirbel hochrollen, *ausatmen* und Position 1 Sekunde halten. I: 1x15; II: 2x15; III: 3x15.

26a

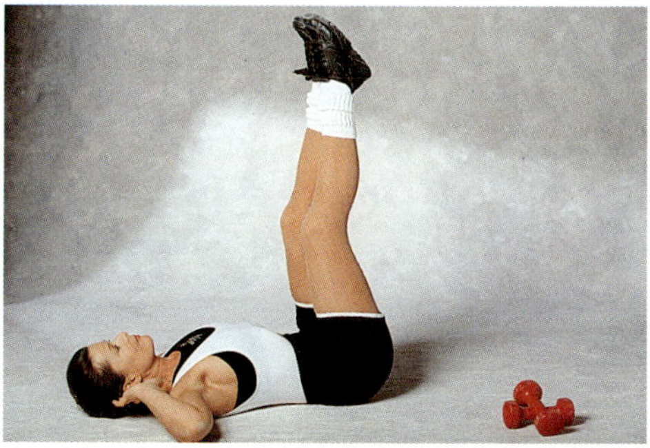

26b

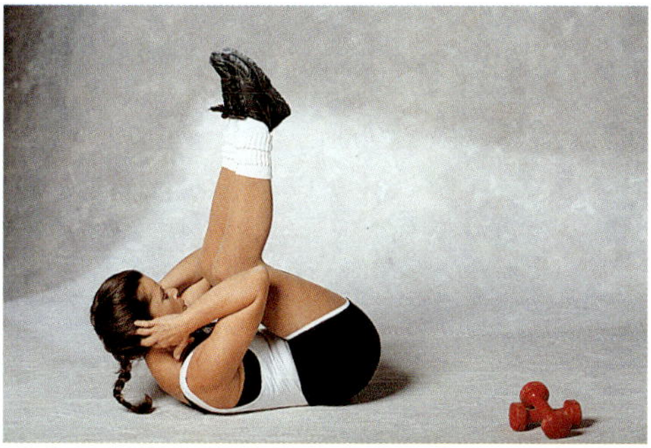

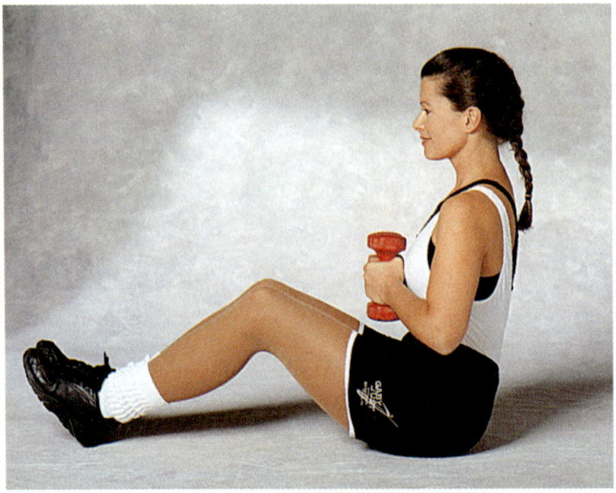
27a

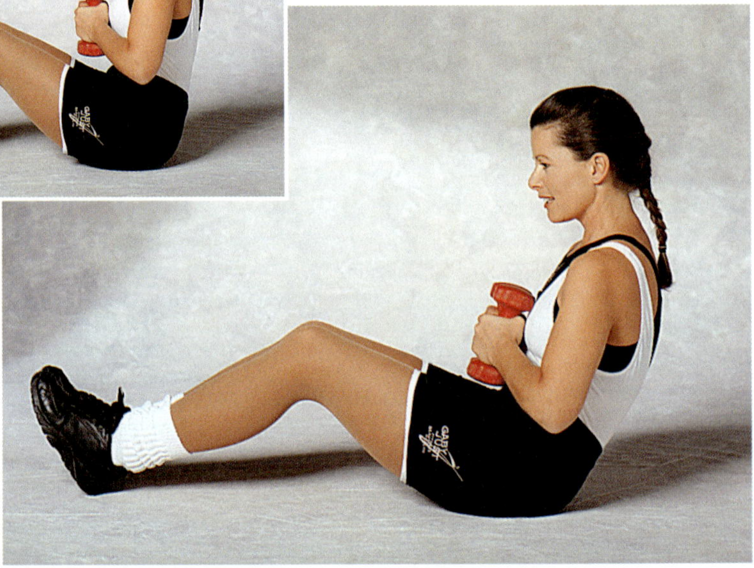
27b

Bauch und Rücken

27a Ausgangsposition:
Auf den Boden setzen, die Beine anwinkeln, die Füße auf die Fersen stellen, die Arme anwinkeln und jeweils eine Hantel in jede Hand nehmen. Kopf geradeaus halten, Schultern tief und den Bauch fest anspannen. *Einatmen.*

27b Übungsposition:
Die Wirbelsäule abrunden und langsam ein wenig nach hinten abrollen und dabei *ausatmen.* Position 1 Sekunde halten und *einatmen.*

27c (nur Stufe II und III): Mit rundem Rücken langsam noch ein Stück tiefer rollen, *ausatmen* und Position 1 Sekunde halten. *Einatmen.*

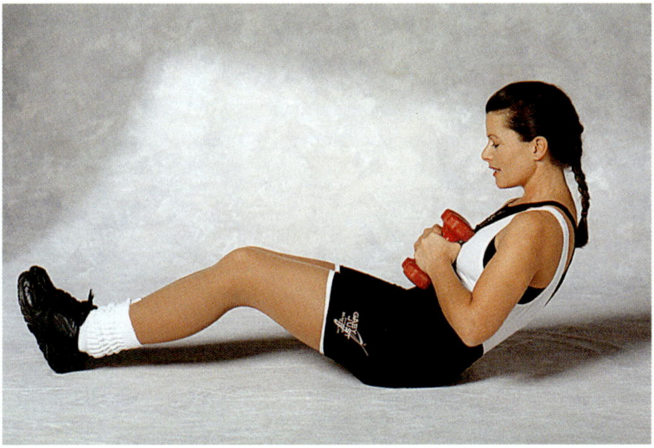

27c

Trainings-Tip:

Stufe I ohne Hanteln.

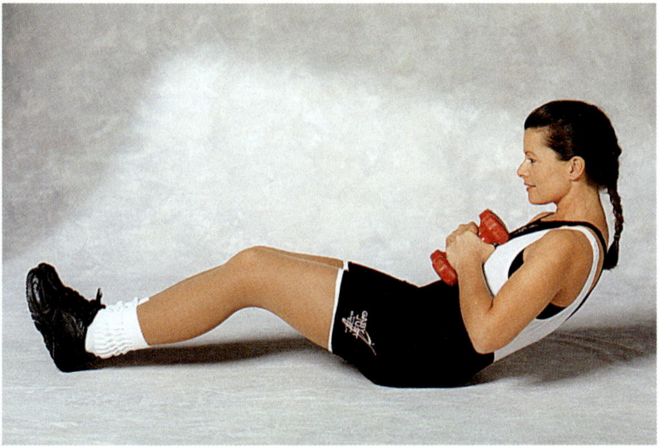

27d

27d (nur Stufe III): Mit rundem Rücken so weit nach hinten rollen, bis die Beine beinahe gestreckt sind. Achtung, immer nur im schmerzfreien Bereich trainieren! Position 1 Sekunde halten und Wirbel für Wirbel langsam wieder hochrollen, dabei *ausatmen.*

Jahreszeiten-Küche: Winter

Die kalte Jahreszeit mit ihren langen Abenden lädt zu gemütlichen und ausgiebigen Essen ein. Um so wichtiger ist der Bewegungsausgleich, damit die Kalorien nicht allzu sehr zu Buche schlagen. Wer sich mehr bewegt, erhöht schließlich auch den Spielraum für Essendürfen und Genießenkönnen. Und wer schon jetzt (Kalorien-)Angst vor den weihnachtlichen Schlemmereien und Genüssen hat, dem sei gesagt: Die meisten Ernährungsfehler werden nicht an den Festtagen bzw. zwischen Weihnachten und Neujahr gemacht, sondern zwischen Neujahr und Weihnachten – also im Alltag das ganze Jahr über. Das tagtägliche Zuviel an Fett und Alkohol ist schuld am Übergewicht und nicht der gelegentliche Festtagsschmaus. Genießen Sie also zur richtigen Zeit ohne schlechtes Gewissen, und versuchen Sie lieber, Ihre Alltagsernährung konsequent umzustellen. Dieser Appell gilt natürlich auch für Ihre Bewegungsgewohnheiten.

Abwehrstarke Winterküche

Auch in der kalten Jahreszeit muß man auf frisches Obst und Gemüse als wichtige Nähr- und Ballaststofflieferanten nicht verzichten. So haben Südfrüchte gerade zur Winterzeit Hochsaison: Apfelsinen, Mandarinen und Grapefruits versorgen uns ausreichend mit Vitamin C. Aber auch Äpfel und das heimische Wintergemüse bringen frischen Genuß auf den Tisch: Sauerkraut und die Winterkohlsorten, wie Rosenkohl, Wirsing oder Weißkohl, sind ebenfalls gute Vitamin-C-Spender. Fenchel und Spinat haben eine sehr hohe Nährstoffdichte

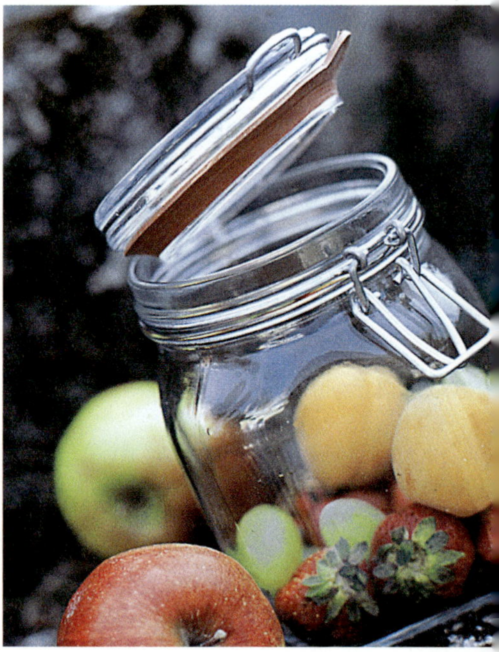

(reich an Provitamin A, Vitamin B, C und Eisen). Weitere empfehlenswerte Lebensmittel, die jetzt Saison haben, sind: Rotkohl, Grünkohl, Möhren, Feld- und Eisbergsalat, Chicoree, Lauch, Rote Bete, Sellerie, Schwarzwurzeln und Chinakohl. Vergessen Sie auch die Kartoffeln als kohlenhydratreiche Vitamin-C- und Mineralstoffspender nicht! Eine zusätzliche Bereicherung des winterlichen Speiseplans stellt schließlich die Tiefkühlkost dar. Knoblauch, Meerrettich, Kresse und selbstgezogene Sprossen (Keimlinge) stärken die Abwehrkräfte und haben zum Teil antibakterielle Wirkung.

Im Winter fehlt Vitamin D

Im Herbst nimmt der Gehalt des Blutes an »Sonnen-Vitamin D« ab. Viele leiden dann den Winter und das Frühjahr über an Vitamin-D-Mangel. Im Sommer wird der Bedarf dieses fettlöslichen Vitamins überwiegend durch Eigensynthese über die Sonnenbestrahlung in der Haut gedeckt und für die sonnenarme Zeit gespeichert. Nur wenige Lebensmittel enthalten soviel Vitamin D, daß der Mensch damit unabhängig von der Sonne leben könnte. Besonders reich an Vitamin D sind Hering, Makrele, Sardine, Lachs und Forelle. Die Folgen von Vitamin-D-Mangel beim Erwachsenen sind Knochenabbau. Winterzeit ist also Zeit für Fischküche.

Winterliches Menü

Seelachsfilet in Alufolie mit wildem Reis und Chicoreesalat (4 Portionen)
500 g Seelachsfilet
Zitronensaft
Salz, frisch gemahlener Pfeffer
3 TL gemischte, gehackte Kräuter
Alufolie
etwas Butter oder Margarine
Fischfilet waschen und mit Zitronensaft beträufeln. Mit Salz und Pfeffer würzen. Auf ein Stück gefettete Alufolie legen, mit Kräutern bestreuen und die Folie gut verschließen. Im vorgeheizten Backofen bei 180 Grad ca. 15–20 Minuten dünsten.

Reis:
200 g wilder Reis (Mischung mit normalem Reis)
Zwischenzeitlich Reis garen.

Chicoreesalat:
4 Kolben Chicoree
2 Orangen
4 TL gehackte Walnüsse
1 EL Joghurt oder Sahne
etwas Zitronensaft
Süßstoff
frisch gemahlener Pfeffer
Den bitteren Keil am unteren Ende der Chicoreekolben herausschneiden. Die Kolben in feine Streifen schneiden. Die Orangen dick schälen, so daß die weiße Haut vollständig entfernt ist, und filetieren. Den Chicoree mit Orangenfilets und Walnüssen vermengen. Sahne mit Zitronensaft und frisch gemahlenem Pfeffer verrühren. Mit den Salatzutaten vermischen.
Nährwertangabe pro Portion: circa 6 g Fett, 409 kcal/1711 kJ

Abwehrstarke Winterküche

Wirsingsuppe mit Curry-Creme (4–6 Portionen)

250 g Kartoffeln
750 g Wirsing
2 EL halbfette Butter
1 EL Currypulver
1 l Gemüsebrühe
1 Becher fettarmer Joghurt
frisch gemahlener Pfeffer

Kartoffeln schälen, waschen und in kleine Stücke schneiden. Wirsing putzen, waschen, halbieren, den Strunk entfernen und grob hacken.

Einen Eßlöffel der Butter zerlassen, die Kartoffeln sowie den Wirsing darin andünsten (eine Handvoll beiseite stellen), mit Curry bestäuben und anschwitzen.

Nun mit der Brühe auffüllen und bei milder Hitze 20 bis 30 Minuten kochen. In der restlichen Butter die beiseite gestellten Wirsingstreifen zugedeckt 5 Minuten dünsten und mit Pfeffer würzen.

Nun die Suppe mit dem Handmixer pürieren, den Joghurt unterheben, die restlichen Wirsingstreifen in die Suppe geben und sofort servieren.

Nährwertangabe pro Portion: circa 4 g Fett, 135 kcal/569 kJ

Steckrübeneintopf mit Haselnüssen (4 Portionen)

1 Kilo Kartoffeln
1 1/2 Kilo Steckrübe
1/2 Kilo rote Zwiebeln
100 g Haselnüsse
4 EL Olivenöl
1/4 l Gemüsebrühe
frisch gemahlener Pfeffer
200 g fettarmer Joghurt
1 Bund Petersilie

Steckrüben waschen, in dicke Scheiben schneiden, schälen und würfeln. Kartoffeln waschen, schälen und in kleine Stücke schneiden. Zwiebeln pellen und vierteln.

Alles in einen Schmortopf schichten und die Nüsse mit dem Öl darüber verteilen. Die Brühe zugießen, pfeffern und den zugedeckten Topf in den Backofen schieben und bei 200 Grad eine Stunde schmoren.

Auf den Tellern verteilen, mit Joghurt und Petersilie garnieren und heiß servieren.

Nährwertangabe pro Portion: circa 30 g Fett, 547 kcal/2288 kJ

Eine abwehrstarke Zwischenmahlzeit: Sauerkraut-Rohkost
75 g rohes Sauerkraut
50 g frische Ananas
20 g Apfel
1 EL Joghurt (1,5 % Fett)
1/2 TL gehackte Walnüsse
1 Rosinen- oder Milchbrötchen
Nährwertangabe: ca. 6 g Eiweiß, 6 g Fett, 38 g Kohlenhydrate, 237 kcal/992 kJ

Grapefruit-Frischkäse-Fitmacher (1 Portion)
1 Grapefruit
2 EL körniger Frischkäse
1 TL Honig
Frische Blättchen von Minze oder Zitronenmelisse
Das Fruchtfleisch einer Grapefruit auslösen, kleinschneiden und mit körnigem Frischkäse und dem Honig anrichten. Mit frischen Minze- oder Zitronenmelisseblättchen garnieren.
Nährwertangabe: circa 2 g Fett, 169 kcal/706 kJ

Avocadosalat mit Apfel und Weintraube (3–4 Portionen)
300 g Feldsalat
2 säuerliche Äpfel (Boscop)
2 Avocados
100 g Weintrauben
50 g Walnüsse
1/2 Zitrone
2 EL Olivenöl
1 TL milder Senf
frischgemahlener Pfeffer
Feldsalat verlesen und waschen. Avocados halbieren, schälen, entkernen und in schmale Streifen schneiden. Äpfel schälen, das Kerngehäuse entfernen und ebenfalls in schmale Streifen schneiden. Weintrauben waschen, von den Stielen zupfen, halbieren und gegebenenfalls die Kerne entfernen. Walnüsse grob hacken und mit dem Salat, Weintrauben, Avocados, Äpfeln und dem Saft der Zitrone in einer Schüssel mischen. Das Öl und den Senf mischen und über den Salat gießen.
Auf die Teller verteilen und mit dem Pfeffer würzen.
Nährwertangabe pro Portion: circa 32 g Fett, 384 kcal/1603 kJ

Wintertime – Relaxtime

Naßkalte Tage, frostige Temperaturen, Schnee und Eis, wen wundert´s, wenn im Winter niemand so richtig im Freien aktiv sein will – bis auf die Wintersport-Begeisterten, die es in Scharen in die Berge zieht. Die meisten suchen Unterhaltung im Freundeskreis oder bei Veranstaltungen. Warme Getränke mit und ohne Alkohol, üppige Essen und vieles mehr sorgen für lukullische Abwechslung. Eine Zeit der Belastung für den Organismus, nicht zuletzt auch durch Erkältungen und grippale Infekte.

Besuche von Thermalbädern, der Gang in die Sauna, das heiße Bad zu Hause – anschließend relaxen, das sind Unternehmungen, die jedem Freude bereiten können und einen die garstigen klimatischen Verhältnisse oder so manche depressive Verstimmung schnell vergessen lassen. Die Haut- und Körperpflege muß nun besonders intensiv betrieben werden (Rezepte siehe Seite 206f.).

Salbei

Der halbhohe Strauch mit seinen behaarten Stengeln und violettfarbenen Blüten wird in Kulturen, aber auch im hauseigenen Garten gezogen. Die frischen und jungen Blätter werden noch vor der Blüte gesammelt, um sie dann schnell, aber schonend an einem luftigen und schattigen Ort zu trocknen. Bei den alten Griechen und Römern galt Salbei zur Bekämpfung von Hals-, Rachen- und Mundentzündungen als Volksmedizin, was ihm auch den Namen »Heiliges Kraut« einbrachte. Der Tee aus den getrockneten Blüten läßt sich zum Gurgeln

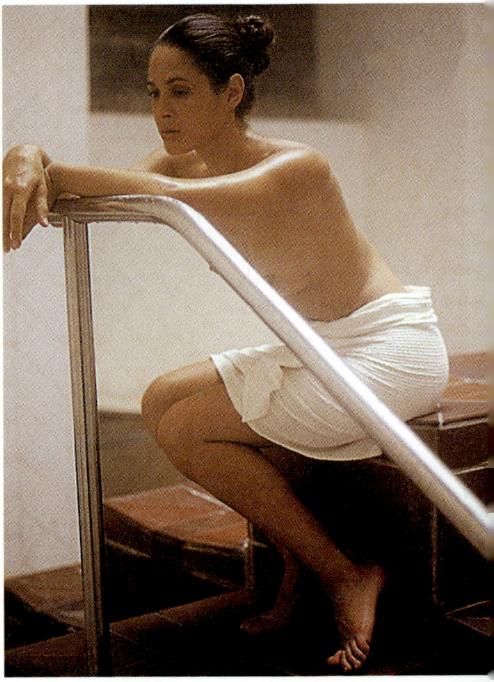

und Trinken gleichermaßen verwenden und wird durch seine hohe schweißreduzierende und Widerstandskraft aufbauende Wirkung sehr gerne eingesetzt. Sein aus dem ganzen Kraut gewonnenes Öl setzt man aufgrund der straffenden Wirkung auf die alternde Haut sehr gerne in der Naturkosmetik ein.
Achtung: Bei Salbei muß auf eine geringe und gezielte Dosierung geachtet werden, da er leicht Reizungen der Haut hervorrufen kann.

Rosmarin

Auch der Rosmarin gilt seit Jahrtausenden als Heilmittel mit sogar magischen Kräften. Über die Benediktinermönche kam dieses heilige Kraut über die Alpen zu uns, und auch hier lernten die Menschen seine überragende desinfizierende Wirkung kennen. Der Rosmarinstrauch liebt es karg und trocken, er blüht zwischen März und Mai mit zarten, hellblauen Blüten. Das durch Destillation gewonnene Öl verwendet man in Gesichtswassern, Shampoos, Cellulite-Cremes und als Massageöl bei Lymphdrainagen. Sein Duft, der an Kampfer erinnert, ein aromatisches, anregendes Bad oder ein stark stoffwechsel- und durchblutungsfördernder Tee wekken die Lebensgeister nach arbeitsintensiven Tagen oder auch durchtanzten Nächten wieder auf.
Achtung: Bitte nur in kleinen Dosierungen verwenden, da das Öl sehr stark anregend wirkt.

Thymian

Der Thymian wächst als buschiger Strauch. Zwischen Mai und Juli trägt er rosa oder weiße Blüten, vorwiegend auf felsig sonnigen Hängen im Mittelmeerraum. Sein würziger Geruch fesselt sofort und erinnert an weite Landschaften mit einem ganzen Meer von Kräutern und Heilpflanzen. Sein klares, dünnflüssiges Öl wird durch Destillation des ganzen, blühenden Krauts hergestellt, das mit seiner keimtötenden Wirkung viele andere Antiseptika in den Schatten stellt. Daher sehr beliebt als Aufguß in der Sauna, als Bakterienkiller im Dampfbad für Hals, Nase und Rachen sowie als Erkältungsbad bei Gliederschmerzen und erhöhter Temperatur. In der Kosmetik wird es für die Behandlung verstopfter und fetter Haut verwendet. Als Körperöl erhält Thymian einen besonderen Stellenwert, da es für glatte, straffe Haut sorgt. Es gilt als eines der preiswertesten und gleichzeitig wirkungsvollsten Öle in der Aromakosmetik und -therapie.

Rezepte zur äußeren Anwendung

Klärende Salbeimaske:
20 g Salbeiblätter
40 g Hafermark
20 ml Jojobaöl
80 ml Rosenwasser
Die Salbeiblätter und das Mark mit Jojobaöl mischen. Das Rosenwasser im Wasserbad erhitzen und kurz vor dem Auftragen in die Masse geben. Gut verrühren und gleich auf Gesicht, Hals und Dekolleté auftragen, 20 Minuten einwirken lassen und mit lauwarmem Wasser gründlich entfernen. Wirkt bei unreiner und fetter Haut.

Thymian-Gurgelwasser:
30 g getrocknete Thymianblätter
180 ml destilliertes Wasser
Thymianblätter mit kochendem destilliertem Wasser übergießen, zudecken und 2 Tage an einem dunklen Ort ziehen lassen. Durch einen Kaffeefilter gießen und in einem braunen Glasfläschchen aufbewahren. Zum Gurgeln 1 EL des Gurgelwassers auf ein Glas Wasser geben und Mund und Rachen gut damit spülen.

Anregendes Rosmarin-Milchbad:
10 Tropfen Rosmarinöl
2 EL Honig
1 Tasse Sojamilch
Alle Zutaten miteinander mischen und in den heißen Strahl des Badewassers geben. Da die Wirkung dieses Power-Bades sehr intensiv ist, maximal nur 10 Minuten in der Wanne bleiben.

Salbei-Erkältungsdampfbad:
20 Zweige Salbei
1 l Wasser
3 Tropfen Salbeiöl
2 Tropfen Rosmarinöl
Die Salbeizweige in eine große Schüssel legen, das Wasser zum Kochen bringen und über die Zweige gießen. Die ätherischen Öle zugeben, das Gesicht über die Schüssel halten, den Kopf mit einem Leinentuch bedecken und die Dämpfe 10 Minuten tief einatmen.

Kreislaufstärkendes Erkältungsbadeöl:
500 ml reines Olivenöl
5 Tropfen Rosmarinöl
5 Tropfen Salbeiöl
5 Tropfen Eukalyptusöl
5 Tropfen Thymianöl
5 Tropfen Lavendelöl
5 Tropfen Zitronenöl
Das Olivenöl mit den ätherischen Ölen vermischen und in eine braune Glasflasche füllen. Da dieses Öl mindestens 8 Monate haltbar ist, empfiehlt es sich, gleich auf Vorrat zu produzieren. Bei Anwendung jeweils ca. 10 Milliliter in die volle Wanne geben.

Straffendes Thymian-Körper- und -Massageöl:
150 g Thymianblätter
250 ml Jojobaöl
Die Thymianblätter in eine Glasflasche mit weitem Hals schichten, das Jojobaöl darübergießen, die Flasche gut verschließen und 3 Wochen an einem dunklen, warmen Platz ziehen lassen. Danach durch einen Kaffeefilter gießen und die Rückstände gut ausdrücken.

Rezepte zur inneren Anwendung

Schweißmindernder Salbeitee:
2 EL Salbeiblätter
1/4 l Wasser
Die Salbeiblätter in das Wasser geben, langsam zum Sieden bringen und abseihen. Dieser Tee eignet sich auch zum Gurgeln bei beginnender Halsentzündung.

Aktivierender Rosmarintee:
1 TL Rosmarinblätter
1/4 l Wasser
Die Blätter im Wasser zum Sieden bringen, abseihen und 2- bis 3mal täglich eine Tasse trinken.

Krampflösender Thymiantee und Gurgelessenz:
1 EL Thymiankraut mit 1/4 l Wasser übergießen, zum Sieden erhitzen und sofort abseihen.
Mit Honig gesüßt wird er als ein wohlschmeckender Husten- und Bronchitistee, gegen Magen- und Darmbeschwerden oder zum Gurgeln bei Entzündungen im Mund- und Rachenbereich eingesetzt.

Thymian-Inhalierungs-Dampfbad:
1 EL Thymiankraut in einer Schüssel mit 1 l siedendem Wasser übergießen und die bei Hals- und Rachenentzündungen heilenden Dämpfe tief einatmen.

Widerstandskräftigende Salbeimilch:
1 EL fein zerhackte, frische Salbeiblätter
1/4 l Soja- oder fettarme Milch
1 TL Honig
Die Milch mit den Salbeistückchen und dem Honig in einen Mixer geben, durchrühren und sofort trinken. Auch heiß, als Schlummergetränk am Vorabend eine Wohltat.

Aufmunternder Vitamin-Mix:
2 große Karotten (unbehandelt)
1 Apfel (unbehandelt)
1 Orange
2 Tropfen kaltgepreßtes Olivenöl
Karotten putzen und die Enden abschneiden. Den Apfel waschen, halbieren, das Kerngehäuse herausschneiden und beides durch den Entsafter geben. Die Orange pressen und den Saft mit dem Gemüsesaft verrühren. Das Olivenöl dazugeben, alles in ein Glas füllen und mit fein gehackter Petersilie bestreuen.

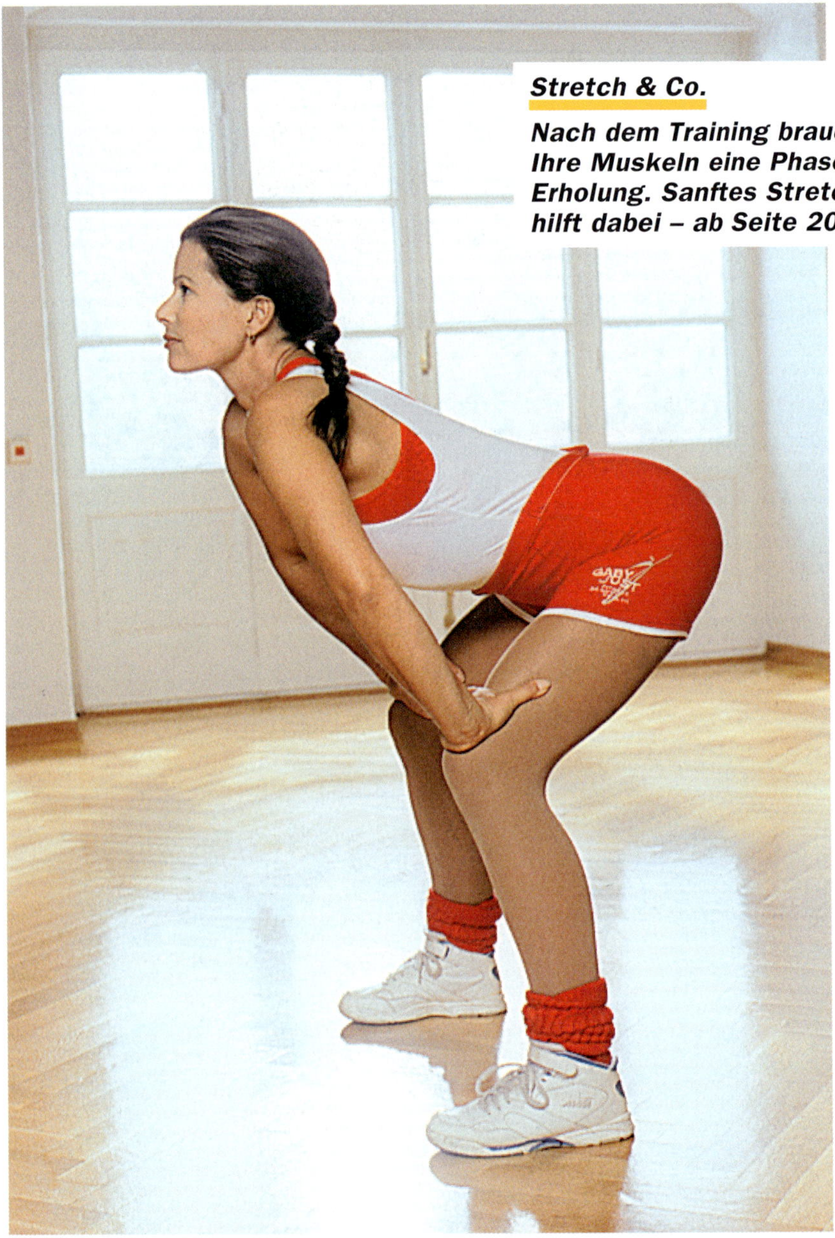

Stretch & Co.

Nach dem Training brauchen Ihre Muskeln eine Phase der Erholung. Sanftes Stretching hilft dabei – ab Seite 209.

Die wichtigsten Dehnübungen nach dem Sport

Hals und Nacken

1a Ausgangsposition: (o. Foto)
In der Grätsche stehen, Fußspitzen leicht nach außen drehen, die Knie ein wenig beugen, Bauch fest anspannen und das Becken nach vorn pressen, Schultern unten lassen und tief *einatmen.*

1b Dehnposition:
Nun den rechten Arm über den Kopf legen, die rechte Hand auf die Wange legen und vorsichtig den Kopf so weit nach rechts ziehen, bis das Ohr die Schulter berührt, dabei *ausatmen.* Position 10 Sekunden halten und regelmäßig tief *ein- und ausatmen.* Zurück in die Ausgangsposition und Wechsel zur anderen Seite. 5x wiederholen.

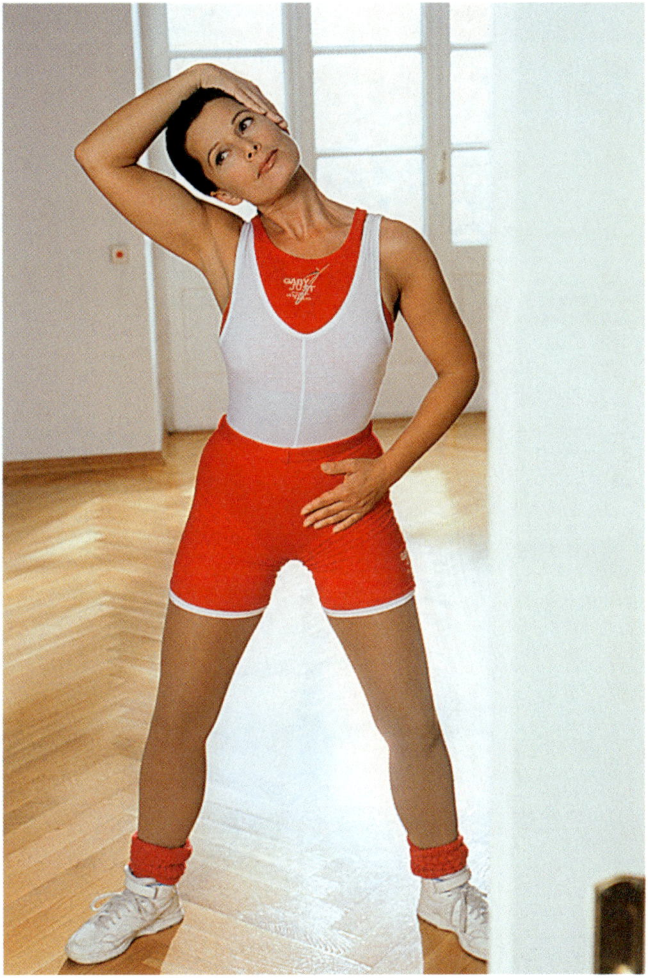
1b

Outfit: Top »New York«, Body »San Francisco«, Radler »Miami« (Gaby Just)

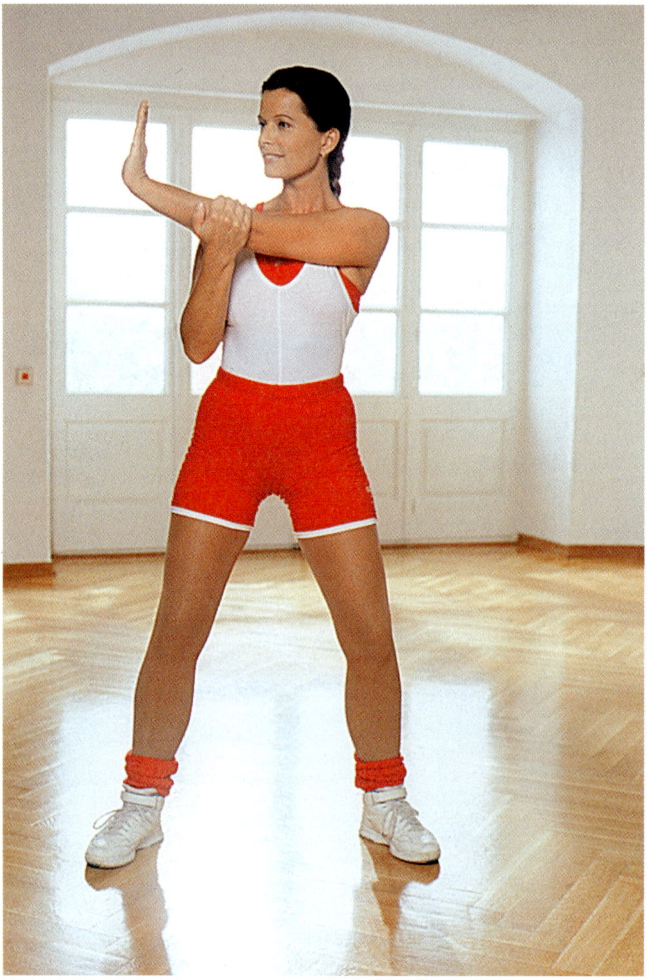

2b

Hände, Schultern und Arme

2a Ausgangsposition:
Wie 1a und *einatmen.*

2b Dehnposition:
Den linken Arm lang über der Brust ausstrecken, dabei die Hand anziehen, so daß ein rechter Winkel entsteht (flexen), den rechten Arm anwinkeln und mit der Hand den linken Ellenbogen vorsichtig an die Brust ziehen, dabei *ausatmen.* Position 10 Sekunden halten, regelmäßig tief *ein- und ausatmen,* dann die Arme wechseln. *Einatmen* und 5x wiederholen.

Brust, Schultern und Arme (o. Foto)

3a Ausgangsposition:
Wie 1a, und *einatmen.*

3b Dehnposition:
Beide Arme hinter dem Rücken lang nach unten strecken, die Hände ineinander verschränken und die Brust rausstrecken, dabei *ausatmen.* Position 10 Sekunden halten und dabei tief und regelmäßig *ein- und ausatmen. Einatmen* und 5mal wiederholen.

Oberkörper und Taille

4a Ausgangsposition:
Wie 1a und *einatmen.*

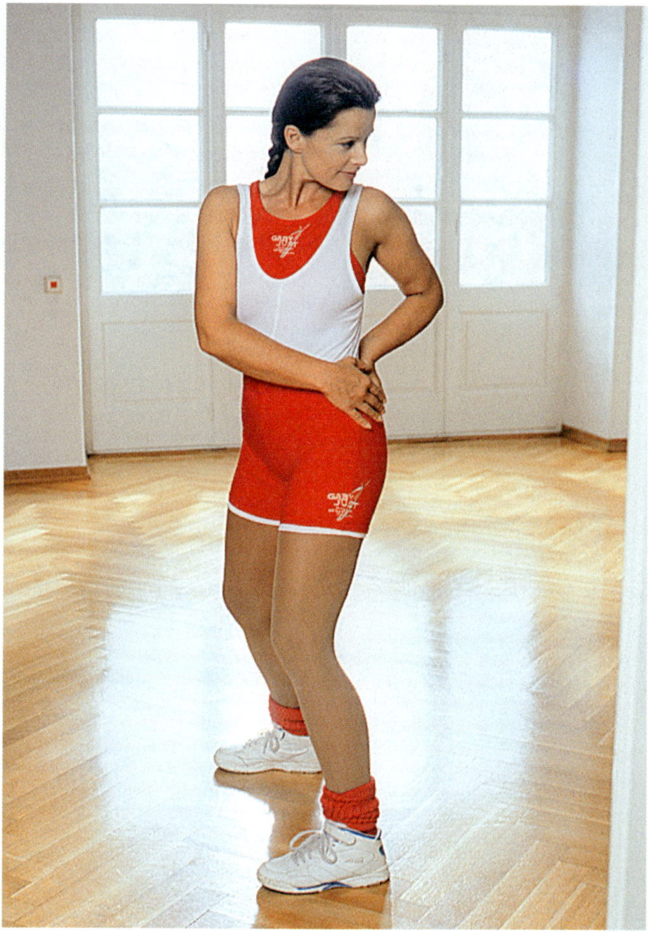

4b

4b Dehnposition:
Aus der Taille heraus den Oberkörper weit nach links drehen, dabei die linke Hand auf die Pobacke und die rechte Hand auf die linke Hüfte legen. Den Kopf so weit mitdrehen, bis das Kinn beinahe die linke Schulter berührt. *Ausatmen,* die Position 10 Sekunden halten, dabei tief und regelmäßig *ein- und ausatmen* und zur anderen Seite wechseln. 5x wiederholen.

Bauch und Wirbelsäule

5a Ausgangsposition: (o. Foto)
Füße parallel stellen, die Fußspitzen zeigen dabei nach vorn, Knie beugen, den Oberkörper so weit nach vorn neigen, bis der Rücken flach wie ein Brett ist (Flatback), mit beiden Händen über den Knien abstützen (Fingerspitzen zeigen nach innen), Bauch anspannen und *einatmen.*

5b Dehnposition A:
Nun den Po so weit rausstrecken, bis ein Hohlkreuz entsteht, *ausatmen* und die Position 5 Sekunden halten. *Einatmen.*

5c Dehnposition B:
Jetzt den Rücken so weit nach innen abrunden, daß ein Katzenbuckel entsteht und dabei *ausatmen.* Position 5 Sekunden halten, *einatmen* und 10x wiederholen.

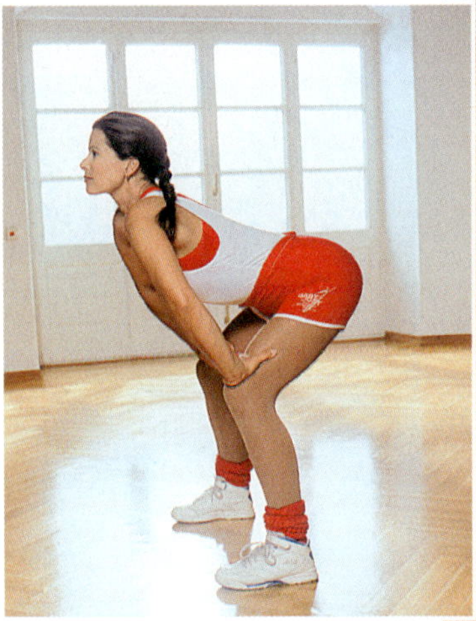
5b

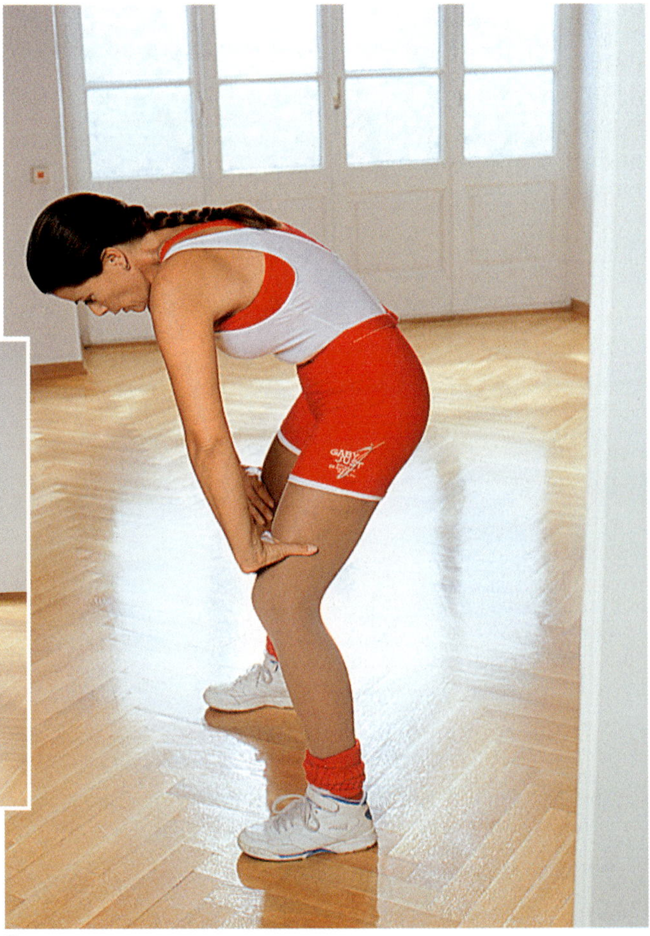
5c

Po und Oberschenkel hinten

6a Ausgangsposition:
Wie 1a, jedoch das rechte Bein nach vorn anwinkeln und beide Hände über dem Schienbein ineinander verschränken. *Einatmen.*

6b Dehnposition:
Nun das Knie sanft an den Oberkörper ziehen und dabei *ausatmen.* Position 5 Sekunden halten, *einatmen* und 10x wiederholen, dann Beinwechsel.

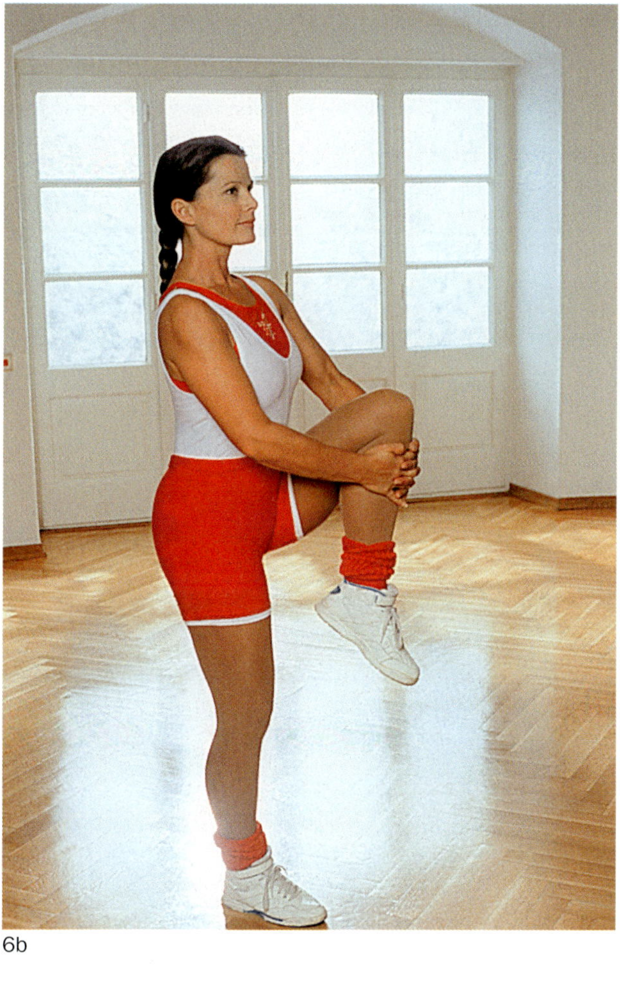

6b

Balance und Oberschenkel vorn

7a Ausgangsposition: (o. Foto)
Das rechte Bein (Standbein) gerade und gestreckt halten, das linke Bein nach hinten abwinkeln und mit der linken Hand die linke Fußspitze greifen. Der rechte Arm ist in Schulterhöhe lang nach vorn ausgestreckt, um so die Balance zu halten. Schultern tief, Kopf gerade und Bauch fest lassen. *Einatmen.*

7b Dehnposition:
Langsam und behutsam die linke Ferse gegen den Po ziehen und dabei *ausatmen.* Position 5 Sekunden halten, 10x wiederholen, dann Bein - und Armwechsel.

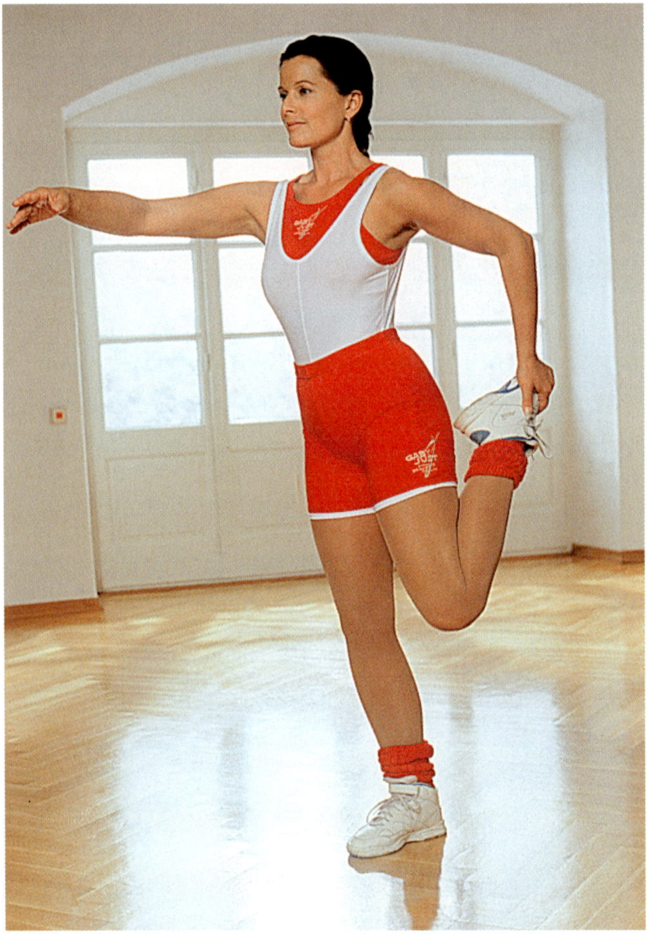
7b

Trainings-Tip:

Stufe I: An einer Stuhllèhne oder Wand festhalten.

Fuß und Wade (Achilles)

8a Ausgangsposition:
Das rechte Bein leicht beugen (Standbein), mit dem linken Bein einen halben Schritt vorgehen und den Fuß auf die Ferse stellen. Mit dem Oberkörper nach vorn neigen, Rücken dabei gerade lassen und mit beiden Händen auf dem rechten Oberschenkel abstützen. *Einatmen.*

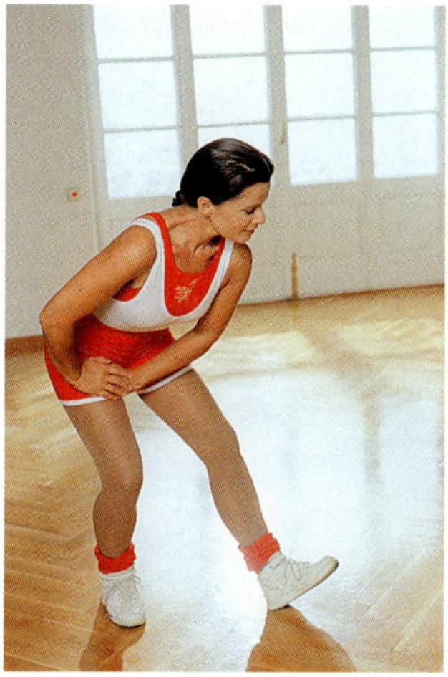
8a

8b Dehnposition (o. Foto):
Nun das gestreckte Bein vorsichtig im Wechsel strecken und wieder leicht beugen, dabei regelmäßig *ein- und ausatmen.* 10x wiederholen, dann Beinwechsel.

9a
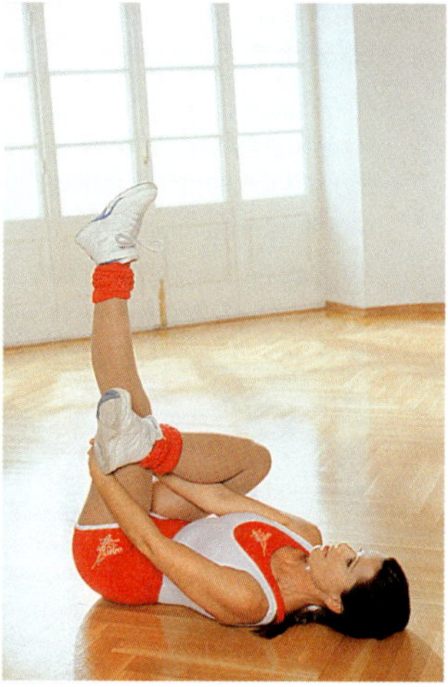

9b
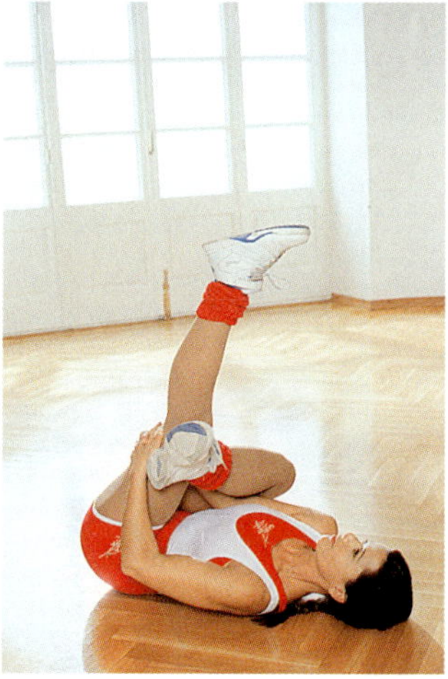

Po und unterer Rücken

9a Ausgangsposition:
Auf den Boden legen, das linke Bein gerade nach oben strecken, das rechte Bein anwinkeln und über das gestreckte Bein legen. Durch die dadurch entstehende Lücke greifen und die Hände hinter dem linken, gestreckten Bein ineinander verschränken. Bauch anspannen und tief *einatmen.*

9b Dehnposition:
Langsam und behutsam das gestreckte Bein an den Körper ziehen und dabei *ausatmen.* Position 10 Sekunden halten und 5x wiederholen, dann Beinwechsel.

Bauch

10a Ausgangsposition (o. Foto):
Flach auf den Rücken legen, Arme locker hinter den Kopf legen und *einatmen.*

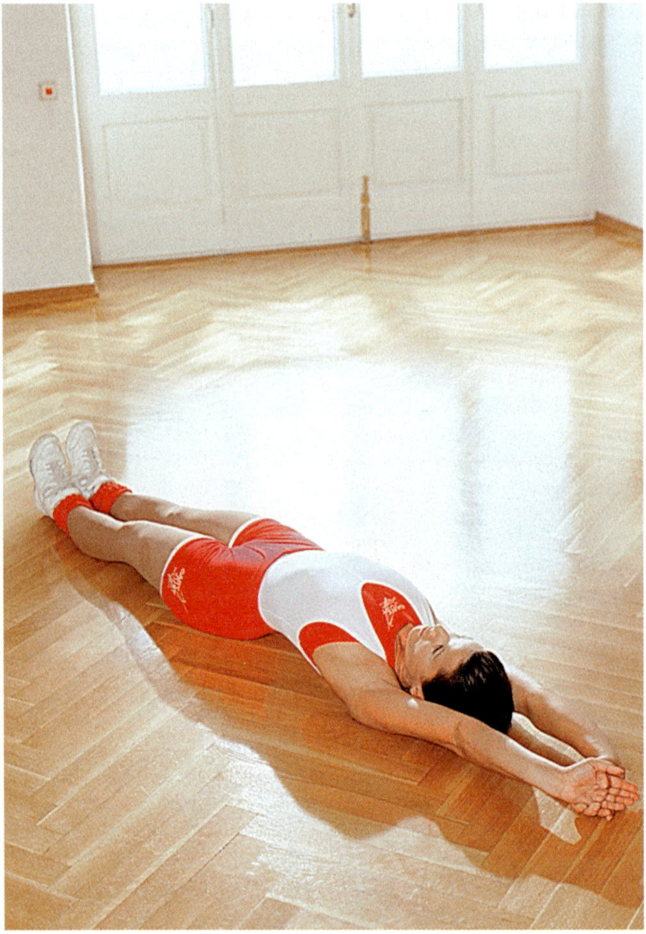

10b

10b Dehnposition:
Nun den ganzen Körper langziehen, dabei die Füße anwinkeln und die Arme lang nach hinten strecken. Sie müssen das Gefühl haben, es zieht jemand gleichzeitig an Ihren Füßen und Händen. *Ausatmen* und Position 5 Sekunden halten. 5- bis 10x wiederholen.

Trainings-Tip:

Rückentraining: Ausgangsposition 10a, jedoch beim Einatmen die Taille vom Boden anheben, so daß ein Hohlkreuz entsteht. Ausatmen und dabei die Wirbelsäule fest gegen den Boden pressen. 10x wiederholen.

Alles aus einer Hand

Wer alle Fitneß-Utensilien aus einer Hand besorgen kann, spart eine Menge Zeit und Lauferei. Aus diesem Grund soll darauf hingewiesen werden:

- Direkt bei Gaby Just erhalten Sie passende GymBänder (1 Meter Länge) für Anfänger, Mittelstufe und Fortgeschrittene sowie die XL-Version (1,80 Meter Länge). Auch auffüllbare Plastik-Hanteln sind dort erhältlich.
- Die Fitneßbekleidung, die Gaby Just bei ihren Übungen trägt, ist im Sportfachhandel oder direkt bei ihr zu beziehen.
- Gaby-Just-Kosmetikartikel sind ebenfalls im Fachhandel oder bei ihr erhältlich.
- Außerdem: Fitneß-Videos, Musik-Cassetten, CDs, T-Shirts und Trainingsgürtel.
- Wer sich für das erste Buch der Autorin in Eigenproduktion interessiert – es heißt »Das Ganzheitskonzept. In 28 Tagen fit, schlank und schön« (praktische Ringbuch-Ausgabe).

Fordern Sie die aktuelle Preis- und Produktliste an!

Bezugsquelle:
Just Productions GmbH
Postfach 11 13
86983 Lechbruck
Tel: 0 83 67/7 89
Fax: 0 83 67/8 08

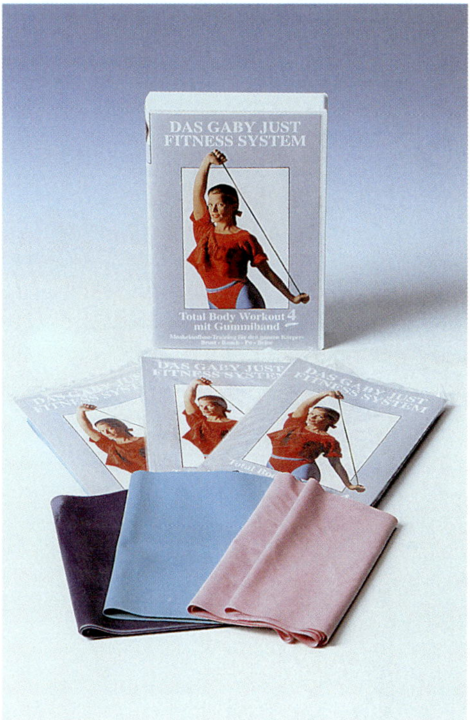

Literatur

Besser-Siegmund, C.:
Easy Weight.
Düsseldorf 1992

Hamm, M.:
Das Fitmacher-Kochbuch.
Niedernhausen/Ts. 1994

Hamm, M.:
Das große Buch der Vitamine.
Hamburg 1994

Hamm, M.:
Das große Buch der Diäten.
Hamburg 1995

Hamm, M.:
Ernährung sportiv.
München 1994

Hamm, M., Loewenthal, L.:
Vitamine und Mineralstoffe.
München 1995

Hamm, M.:
Schlank und gesund ohne Diät.
München 1996

Hamm, M.:
Was ist heute noch gesund?
München 1994

Just, Gaby:
Das Ganzheitskonzept –
in 28 Tagen fit, schlank & schön.
Lechbruck 1994

Pudel, V., Westenhöfer, J.:
Ernährungspsychologie.
Göttingen 1992

Bildnachweis

Alle Fotos stammen von Michael Leis, München, mit Ausnahme von Seite 72/73,
Tony Stone, München,
Seite 110/111,
Eric Bach, München,
Seite 150/151,
IFA-Bilderdienst, München,
Seite 178/179,
Tony Stone, München.

Die Zeichnung Seite 10 und 11 stammt von Karen Kuchar, Newsbury Park, California.

Register

Abnehmen 34, 37, 39, 47
Abwehrkräfte 170
Aerobic-Kicks (back) 158
Aerobic-Kicks (front) 159
Alkohol 33, 61, 142
Aminosäuren 28f., 59
Antioxidantien 62, 171
antioxidativ 49, 61, 143
Arme 75, 80, 122, 129
Arme, Po und Beine 122
Arme und Oberschenkel vorn 85
Arme und Schultern 82
Aroma-Körperöl 70
Aromacreme 70

Balance und Oberschenkel vorn 214
Ballaststoffe 28f., 30, 32, 171
Basilikum 107
Bauch (oberer, unterer, seitlicher Muskel) 97
Bauch 135, 216
Bauch, Schultern und Rücken 130
Bauch, seitlich 169, 195
Bauch, vorn 194
Bauch und Rücken 198
Bauch und unterer Rücken 137f., 197
Bauch und Wirbelsäule 212
Bauchmuskulatur, seitliche 140
Beilagen 103
Body-Mass-Index 34
Bodycooler 146
Boxen 156
Brennessel 107
Brust 74
Brust, Arme, oberer Rücken und Schultern 128
Brust, Arme, Schultern 84
Brust, Schultern und Arme 210
Brust, Schulter und oberer Rücken 77
Brust, Schultern und Trizeps (Arme) 192
Brust und Arme 120, 123
Brust und Rücken 83
Brust und Schultern 81, 125

Calcium 60, 65
Carnitin 44

Durstlöscher 142

Eiweiß 32
Energie 33f.
Entwässern 103
Entwässerung 47
Ernährungscheck 57
Eßrhythmus 47
Eßstörungen 27

Fettbilanzierung 37
Fette 29f., 32, 37f., 40f., 44
Fettsäuren 29
Fettsäuren, mehrfach ungesättigte 28, 59, 61, 65, 171
Fettverbrennung 20
Fisch 54f., 201
Fitmacher 48, 53f., 100, 103
Fitneß-Boxen 19
Fitneß-Gehen 17, 152
Fitneß-Utensilien 217
Fleisch 54f.
Früchte 53
Frühjahrskur 106
Frühjahrsmüdigkeit 100f.
Fuß und Wade 215

Gemüsesäfte 172
Geranie 107
Gewürze 52
Gigantset 98, 118, 196
GymBand 12f.

Hände, Schultern und Arme 210
Hals und Nacken 209
Hanteltraining 21
Haut 58
Hautlexikon 70
Herz-Kreislauf-Training 16, 20
Herzfrequenz 20
High-Impact-Kicks 18
Hüfte, Po und Oberschenkel 96
Hüfte, Po und Oberschenkel außen 190
Hüfte, Po und Oberschenkel hinten 192
Hüfte und Oberschenkel 92, 94
Hunger-Sättigungs-Regulation 26

Immunsystem 171
Insulinausschüttung 36, 39

Jod 38, 101
Jogging 154

Kalium-Natrium-Verhältnis 103
Kalorien 33, 40
Kohlenhydrate 29f., 32, 35, 37f.
Küchenkräuter 51f.

Laufen 154
Lavendel 174

Melisse 147
Milchprodukte 54
Mineralstoffe 28f., 32
Musik 24
Muskelaufbau-Training 8, 12
Muskeltraining mit Hanteln 22

Nacken, Schultern, Rücken 112
Nährstoffdichte 33, 50, 103
Nährstoffe 28, 30ff., 48
Nährstoffe, essentielle 28
Nährstoffmangel 59, 61
Nahrungsergänzung 63

Oberkörper und Taille 211
Oberschenkel 117, 119
Oberschenkel, außen 88
Oberschenkel, hinten 86
Oberschenkel, innen 87, 89, 91, 93, 135
Oberschenkel, innen und vorne 87
Oberschenkel, Taille und Oberkörper 115
Oberschenkel, vorn 85, 91
Öle, ätherische, Aufbewahrung 68
Öle, ätherische, Geschichte 66
Öle, ätherische, Herstellung 67
Orangenblüten 175
Osteoporose 60, 65

Pfefferminz 146
Pflanzenstoffe, bioaktive, sekundäre 49, 64
Po, Oberschenkel und unterer Rücken 139, 169
Po und Beine 167
Po und Oberschenkel 89f., 93, 95, 116, 118f., 129, 187, 213
Po und Oberschenkel hinten 189
Po und unterer Rücken 215
Power-Walking 152
Problemzonen 12
Pulsmessung 19

Radikale, freie 61
Relaxtime 204
Rose 174
Rosmarin 205
Rücken 75, 77
Rücken, Po und Beine 188
Rücken, Schultern, Arme und Taille 124
Rücken, Schultern und Arme sowie Wadendehnung 131
Rücken und Arme 113, 127
Ruhepuls 153

Salbei 204
Sättigung 40
Schlankheitsdiät 34, 59
Schönheitsnährstoffe 59
Schulter 74
Schultern, Arme und oberer Rücken 126, 180
Schultern und Arme 125
Schutznährstoffe 143
schwitzen 142
Seilspringen 17, 160
Serotoningehalt 35
Serotonin 36, 101, 170
Soja 54
Sommer-Workout 15
Sportarten (aerobe) 16
Sprinten 155
Spurenelemente 28f., 32
Stärke 48f.
Step & Kick 166
Stimmungsmacher 174
Streß, oxidativer 62
Stretch & Co. 208
Stretching 23f.
Stufensteigen (Step) 18
Stufensteigen (Step), frontal 162
Stufensteigen (Step), seitlich 164
Südfrüchte 200
Superset 98, 118, 190, 193, 196
Süßwaren 39

Taekwondo 19, 157
Taille und Rücken 115
Thymian 205
Trainingspuls 153
Trizeps 129
Trinken 47

Unterer Rücken 133
Unterer Rücken, Arme, Po und Oberschenkel hinten 191
Unterer Rückenbereich, Bauch und Po 132

Vegetarier 29, 54
vegetarisch 40
Vitamine 28f., 32
Vitamin C 200
Vitamin D 201

Wacholder 106
Walking 17, 152
Wasser 29f., 32, 56, 58f.
Wettkampf-Gehen 152
Wirkung ätherischer Öle 66
Wirkung, diuretische 56
Wohlfühl-Ernährung 25

Zitrone 146

Konditions-Paß*

Aerobe Sportart	Trainings-dauer	Ruhepuls	Trainings-puls	Min./ Erhol.-Puls	Tag	Sonstiges
Fitneß-Gehen	30 Min	60	130	2/60	1	

Gewichts-Paß*

Ist-Gewicht: _______ kg   Wunsch-Gewicht: _______ kg   Übergewicht: _______ kg

Woche	Gewicht							Gewichts-verlust pro Woche	Gewicht am Ende der Woche
	Mo	Di	Mi	Do	Fr	Sa	So		

* Bitte kopieren, ausschneiden und regelmäßig verwenden.

Workout-Paß*

Übung	Buch/ Seite	Stufe/Set/ Whlg.	Kilo	GymBand I/II/III–XL	Dehnung	Tag
Po	90	I: 1x 15	–	GB-I	ja	Montag

* Bitte kopieren, ausschneiden und regelmäßig verwenden.

Weitere Titel aus dem humboldt-Programm

Walking easy

I am walking . . .

Walking (vom engl. *to walk* = zu Fuß gehen), eine relativ junge Sportart aus den USA, bietet sich als physiologisch sinnvolles Fitneßtraining für jung und alt an – bei jedem Wetter und zu jeder Jahreszeit.

Der Nutzen für die Gesundheit ist hoch, denn immer werden der Kreislauf ohne Streß angeregt und die Gelenke – im Gegensatz zu Jogging – geschont.

Ron A. Johnson
Originalausgabe
96 Seiten, farbig illustriert
ISBN 3-581-66971-4

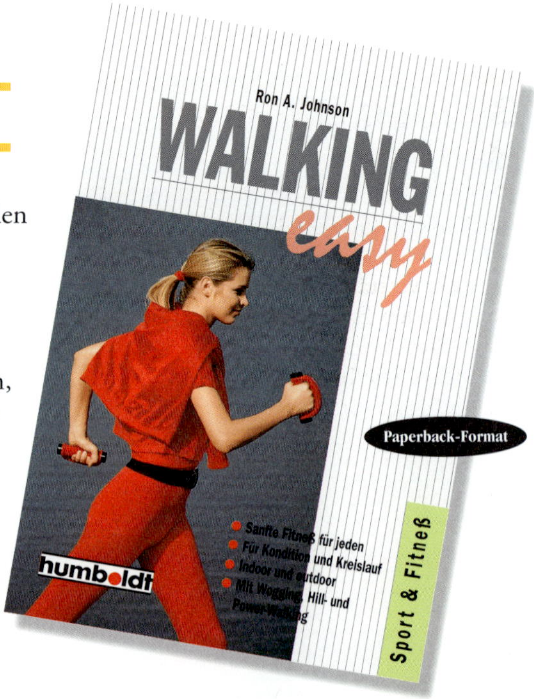

Inline-Skating/Rollerblading easy

Lässig, schrill und kultig!

Rollerblading – die megastarke Fortbewegung auf Inline-Skates, einer speziellen Art Rollschuhe – ist *der* Trendsport für Junge und Junggebliebene.

Vorgestellt werden jeweils in Text und Bild die besten Aufwärmübungen, die wichtigsten Grundtechniken des Fahrens bis zum ersten Achter in der Halfpipe und alle Extremsituationen (z. B. Notbremsung, kontrolliertes Fallen).

Ron A. Johnson
Originalausgabe
96 Seiten, farbig illustriert
ISBN 3-581-66972-2

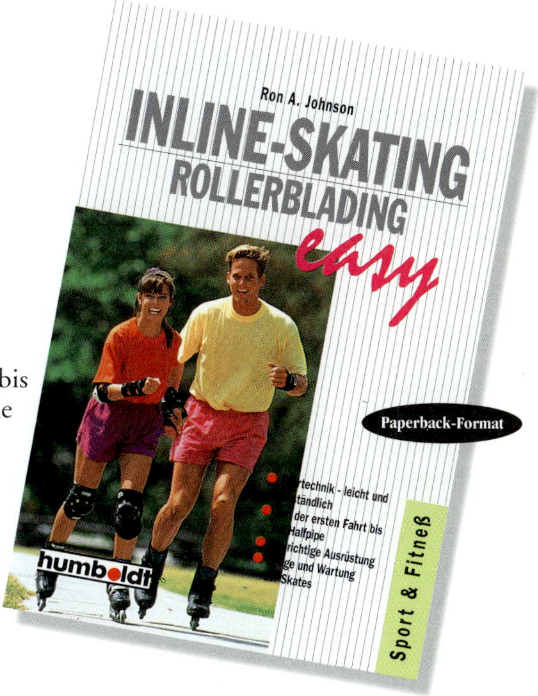

Gymnastikball easy

Bleiben Sie am Ball!

Die Autorin, eine erfahrene Gymnastiklehrerin, bietet in diesem Ratgeber eine für jeden verständliche Einführung rund um den Ball und zeigt anhand zahlreicher Anleitungen und Abbildungen, wie breit einsetzbar das weiche Fitneßgerät sein kann.

Zora Storm-Kull
Originalausgabe
96 Seiten, farbig illustriert
ISBN 3-581-66973-0

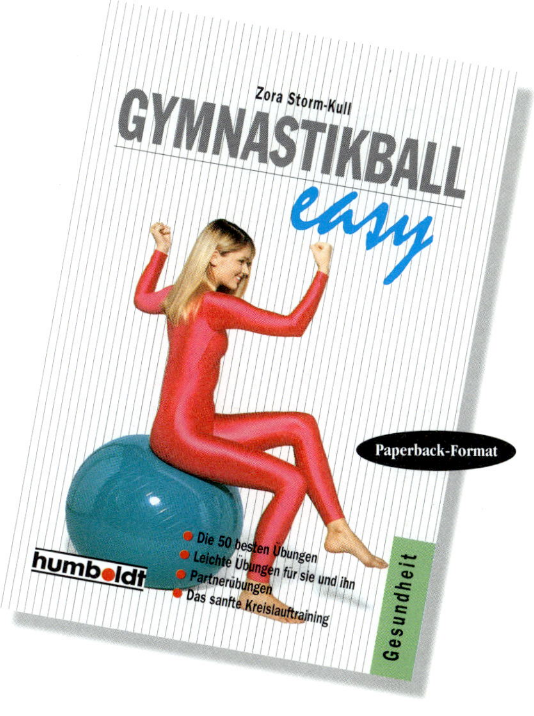

Rückenschule easy

Stärken Sie sich den Rücken!

In diesem Ratgeber erfährt der Leser, wie er den Beschwerden vorbeugen kann, welche »Schonhaltungen« es gibt und wie er mit einem Schritt-für-Schritt-Programm gegen Rückenschmerzen vorgehen kann.

Hannelore Pilss-Samek
Originalausgabe
96 Seiten, farbig illustriert
ISBN 3-581-66975-7

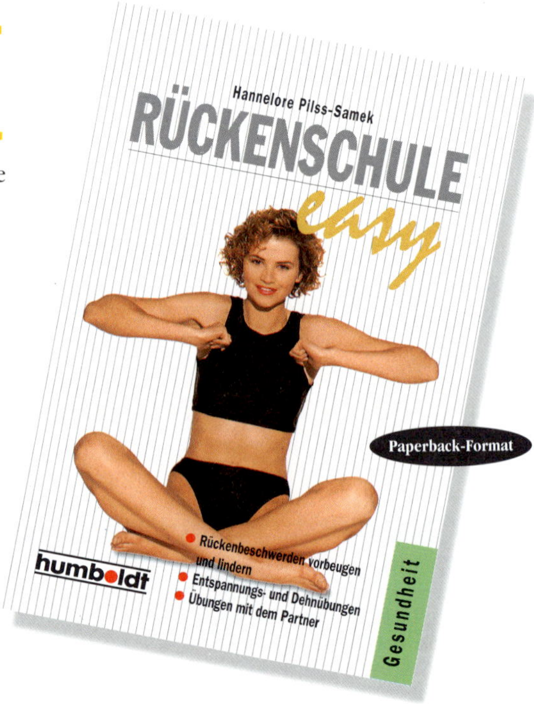

Gesichtsgymnastik easy

Fitneß fürs Gesicht

Attraktiv und vital aussehen – kein Problem mit Gesichtsgymnastik! Regelmäßig angewendet verhilft es zu einem gesunden Teint und einer natürlichen Ausdruckskraft.

Hildegard Geiger
Originalausgabe
96 Seiten, farbig illustriert
ISBN 3-581-66974-9

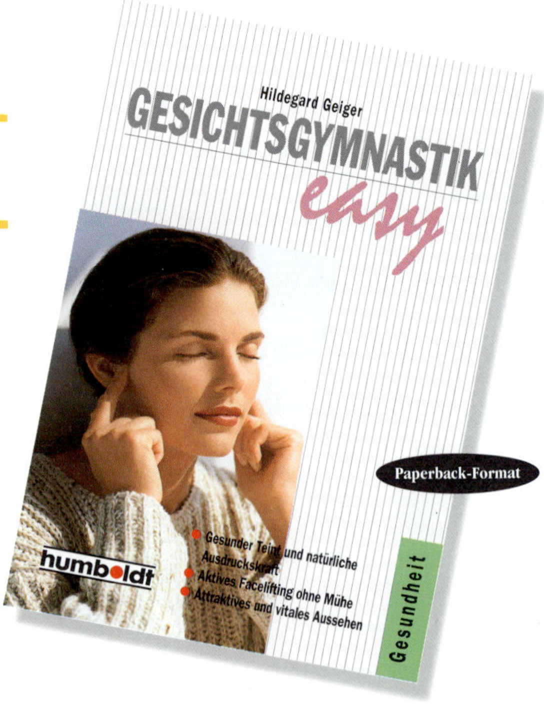